学び始めに最適!!

栄養学がわかる・つかえるゆるっと事典

監修　濱裕宣　東京慈恵会医科大学附属病院栄養部

イラスト　徳永明子　食材イラスト　フクイサチヨ

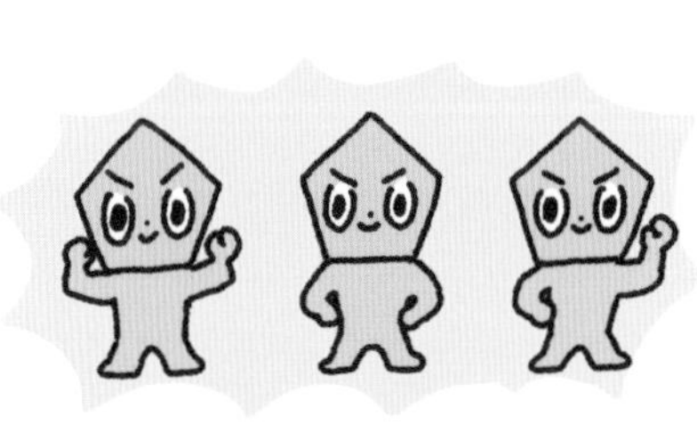

永岡書店

EIYOUGAKU JITEN

はじめに

私たちは、お母さんのお腹にいるときから栄養を摂っています。そして、生まれてからは、食事をすることで栄養を摂ります。

食事はただ単に空腹を満たすためではなく、それぞれの食材に含まれる栄養素を、無駄なく効率よく摂ることが必要です。調理方法や食べ方、保存方法によって栄養をロスすることがあることも知って欲しいと思います。また、栄養が不足することはもちろん避けなければなりませんし、バランスを考えず、偏った食事や、過剰に栄養を摂取してしまうと健康どころか病気になってしまいます。

栄養学とは、栄養と健康との関わりや調理・加工方法などについて研究する学問とされ、食を通じて人々の健康維持や医療分野に役立てることを主な目的としています。研究と言うと難しい感じがしてしまいますが、各栄養素の色々な役割や機能を知るだけでも、毎日の献立や食事のチョイスに役立ちます。

学校に通うと、解剖学や病理学などの「医学・科学分野」、医療現場での栄養指導などの「臨床栄養学分野」、公衆衛生学など社会と栄養との関わりの「社会環境分野」、材料化学や調理学、加工学などの「食品品質分野」などを学ぶことができます。

この本は、毎日の食生活に大切だということは分かっているけれど、案外知らない「栄養学」を、難しく考えず身近に感じて頂きたいと思って作っています。私たちは生きていくために栄養が必要です！

ほんの少し、栄養を意識する生活を送っていただき、皆さんの健康寿命を延ばす手助けになることを願っています。

2021年4月

濱　裕宣

栄養について教えてくれる先生＆助手

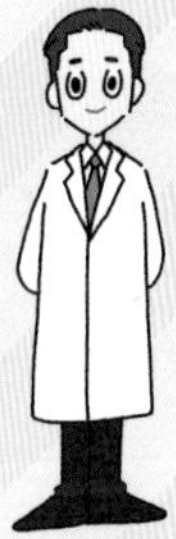

濱 裕宣 先生

東京慈恵会医科大学附属病院栄養部課長。栄養部管理栄養士。『慈恵大学病院のおいしい大麦レシピ』など、多数の健康レシピ本に関わる。普段は、日本で一番歴史のある大学病院で入院患者さんのために美味しくて元気になれる食生活を提案している、栄養のことならなんでもお任せの優しい先生。

カロ・リー

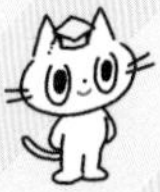

濱先生の助手。「猫なのか猫じゃないのか」といった謎を一蹴する知識量がウリ。おやつに「ちゅ〜る」を食べていたという噂アリ

本書の特徴と使い方

本書を“お値段以上に効率良く役立てて”もらうためのコツを紹介します。

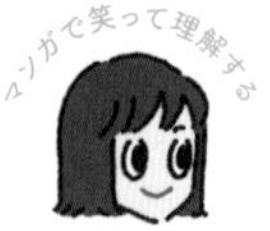
マンガで笑って理解する

マンガを読むだけでも栄養素の特徴が押さえられるの。教科書は嫌いでもマンガなら読みたくなるでしょ？

本当にこれだけでイイの？って思った？ 本当にこれだけでイイの。大事なポイントはココに書いてあるわ

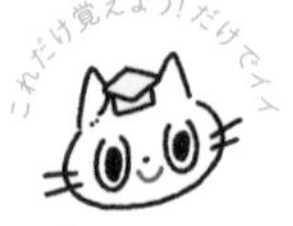
これだけ覚えよう！だけでイイ

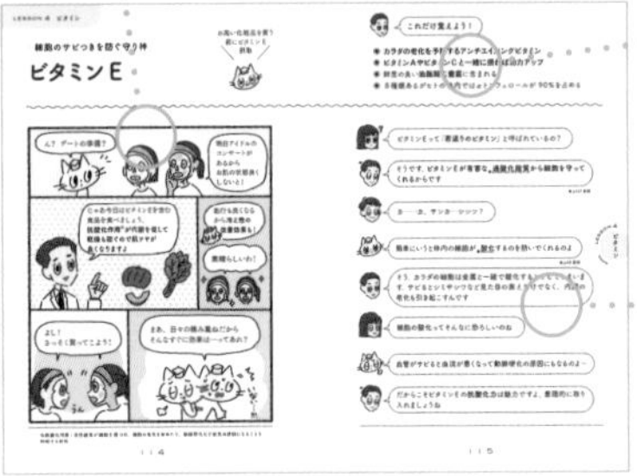
ビタミンE
これだけ覚えよう！

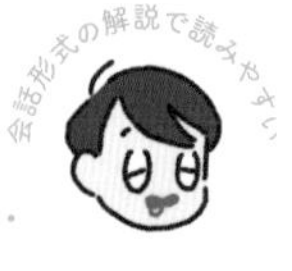
会話形式の解説で読みやすい

なが～い文章を読んでるとすぐ眠くなっちゃうよね。でも会話形式で解説が進むと不思議とのめりこんじゃうよ

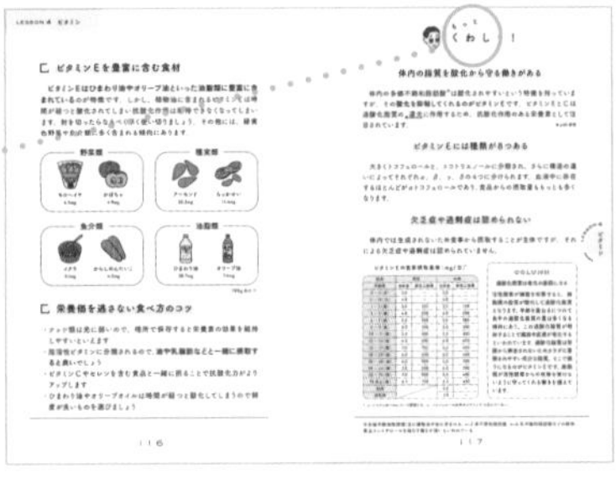

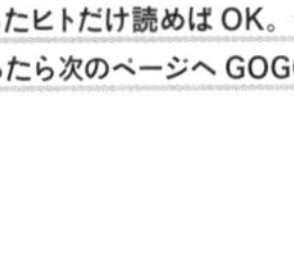
難しいことはスルーでOK！

もっとくわしく栄養素について知りたくなったヒトだけ読めばOK。十分だと思ったら次のページへ GOGO～

一緒に勉強する“濱ゼミの仲間”たち

えいこ

管理栄養士を目指す誰よりも勉強熱心なゼミメンバーのまとめ役。時々失敗しながらも夢を叶えるため日々邁進中

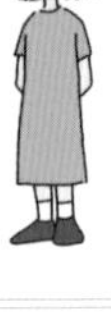

こめた

手料理を仲間にふるまうことが生きがいの男の子。貯金が趣味だが貯めたお金は日々の食材代に消えているとかいないとか

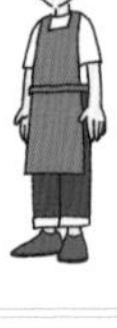

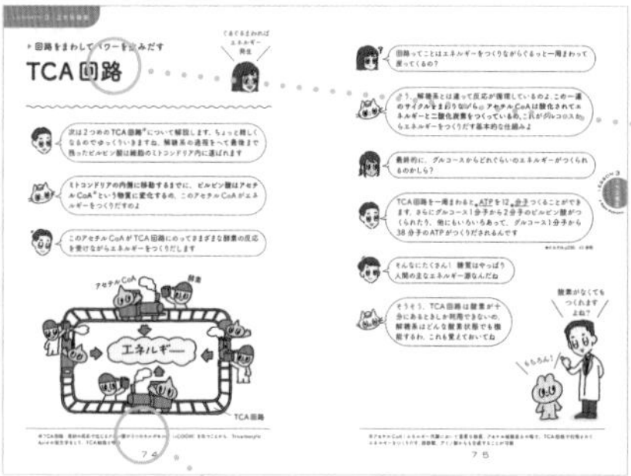
回路をまわしてパワーを生みだす
TCA回路
ぐるぐるまわれば エネルギー 発生
次は2つめのTCA回路*について解説します。ちょっと難しくなるのでゆっくりいきますね。解糖系の過程をへて最後まで残ったピルビン酸は細胞のミトコンドリア内に運ばれます
ミトコンドリアの内側に移動するまでに、ピルビン酸はアセチルCoA*という物質に変化するの。このアセチルCoAがエネルギーをつくりだすのよ
このアセチルCoAがTCA回路にのってさまざまな酵素の反応を受けながらエネルギーをつくりだします
アセチルCoA
酵素
エネルギー
TCA回路
74
回路ってことはエネルギーをつくりながらぐるっと一周まわって戻ってくるの?
そう。解糖系とは違って反応が循環しているのよ。この一連のサイクルをまわりながら、アセチルCoAは酸化されてエネルギーと二酸化炭素をつくっているの。これがグルコースからエネルギーをつくりだす基本的な仕組みよ
最終的に、グルコースからどれぐらいのエネルギーがつくられるのかしら?
TCA回路を一周まわると、ATPを12分子つくることができます。さらにグルコース1分子から2分子のピルビン酸がつくられたり、他にもいろいろあって、グルコース1分子から38分子のATPがつくりだされるんです
そんなにたくさん! 糖質はやっぱり人間の主なエネルギー源なんだね
そうそう。TCA回路は酸素が十分にあるときしか利用できないの。解糖系はどんな酸素状態でも機能するわ。これも覚えておいてね
酸素がなくてもつくれますよね?
もちろん!
75

ムズい消化・吸収・代謝がわかる

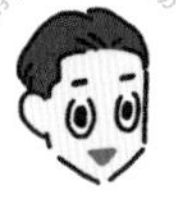

とても奥深くて難しい消化・吸収・代謝の世界も、つまずかないようにゆっくり解説していきますからご安心を

専門用語は注釈で手厚くサポート

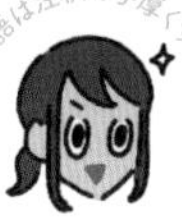

知らない専門用語がでてきたからってあきらめないの！ すぐそばに注釈があるわ。困ったらページ下をチェックよ

ライフステージごとに学べる!

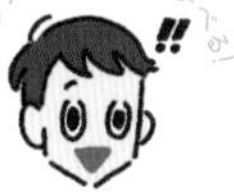

世代や環境によって必要となる栄養素は異なるって知ってた？ 家族の専属栄養アドバイザーになれちゃうかも！

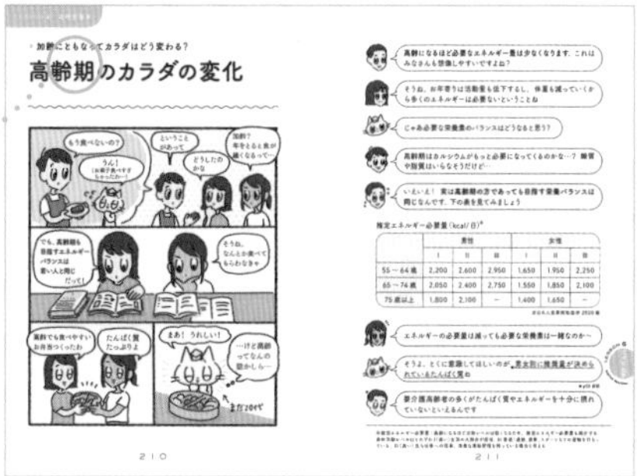
加齢にともなってカラダはどう変わる?
高齢期のカラダの変化
もう食べないの?
うん! お菓子食べすぎちゃったから…
ということがあって
どうしたのかな
加齢? 年をとると食が細くなるって…
でも、高齢期も目指すエネルギーバランスは若い人と同じだって!
そうね、なんとか食べてもらわなきゃ
高齢でも食べやすいお弁当つくったわ
たんぱく質たっぷりよ
まあ! うれしい!
…けど高齢ってなんの話かしら…
まだ20代
210
高齢になるほど必要なエネルギー量は少なくなります。これはみなさんも想像しやすいですよね?
そうね。お年寄りは活動量も低下するし、体重も減っていくから多くのエネルギーは必要ないということね
じゃあ必要な栄養素のバランスはどうなると思う?
高齢期はカルシウムがもっと必要になってくるのかな…? 糖質や脂質はいらなそうだけど…
いえいえ! 実は高齢期の方であっても目指す栄養バランスは同じなんです。下の表を見てみましょう
推定エネルギー必要量(kcal/日)*

	男性			女性		
	I	II	III	I	II	III
55~64歳	2,200	2,600	2,950	1,650	1,950	2,250
65~74歳	2,050	2,400	2,750	1,550	1,850	2,100
75歳以上	1,800	2,100	–	1,400	1,650	–

日本人の食事摂取基準 2020年版
エネルギーの必要量は減っても必要な栄養素は一緒なのか～
そうよ。とくに意識してほしいのが、男女別に推奨量が決められているたんぱく質ね
要介護高齢者の多くがたんぱく質やエネルギーを十分に摂れていないといえるんです
211

りんこ

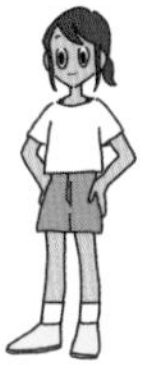

カラダづくりのために栄養学を学ぶアスリート。美白ブームもなんのその、座右の銘は「こんがり焼けた肌が努力の証」

ふとし

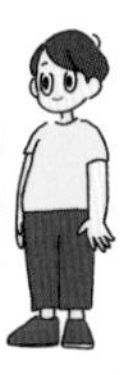

趣味・特技・長所「いっぱい食べること」。調理実習目当てだったため座学は苦手。おにぎりを握らせれば右に出るものはいない

栄養学がわかる・つかえるゆるっと事典
CONTENTS

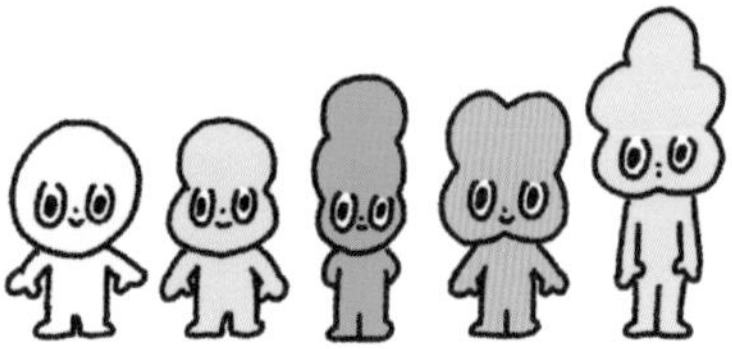

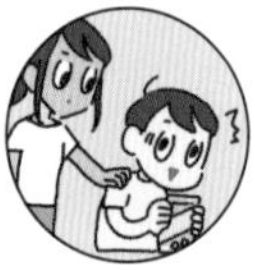

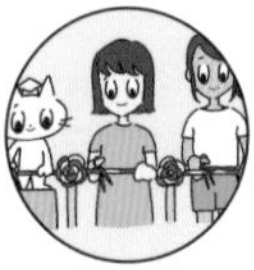

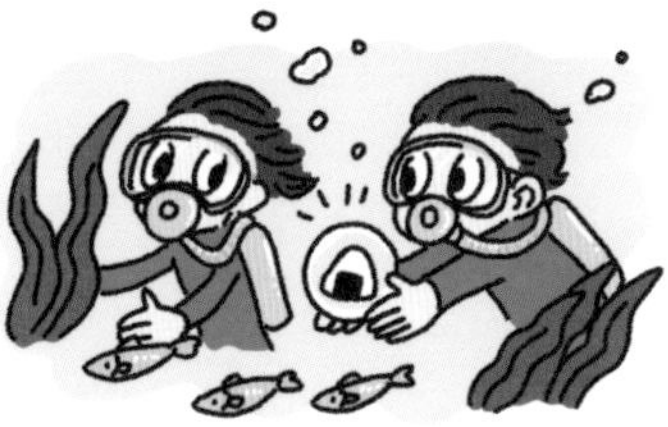

LESSON 3　三大栄養素　45

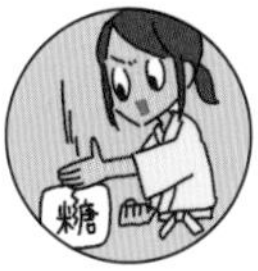

LESSON 4　ビタミン　103

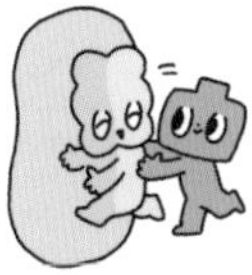

LESSON 5　ミネラル　153

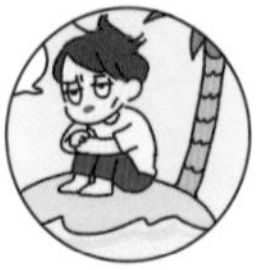

LESSON 6　応用栄養学　191

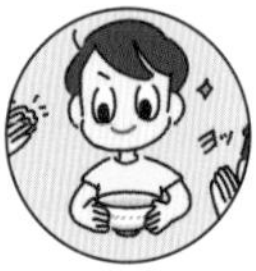

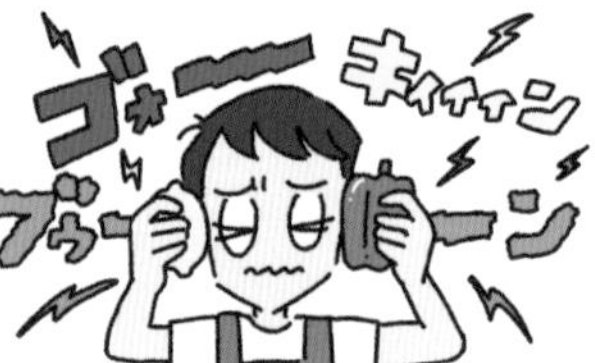

参考文献一覧

・日本人の食事摂取基準 2020 年版（厚生労働省）
・七訂　食品成分表 2020 本表編（女子栄養大学出版部）
・栄養士管・理栄養士のための なぜ？どうして？基礎栄養学（メディックメディア）
・栄養士管・理栄養士のための なぜ？どうして？応用栄養学（メディックメディア）
・レビューブック 管理栄養士 2020 第2版（メディックメディア）
・管理栄養士国家試験 合格のためのワークシート反復チャレンジ（女子栄養大学出版部）
・栄養素の通になる 第4版（女子栄養大学出版部）
・その調理、9割の栄養捨ててます！（世界文化社）
・世界一やさしい！ 栄養素図鑑（新星出版社）
・からだにおいしい あたらしい栄養学（高橋書店）

栄養学
はじめの一歩

LESSON 1

はじめに

〔Introduction〕

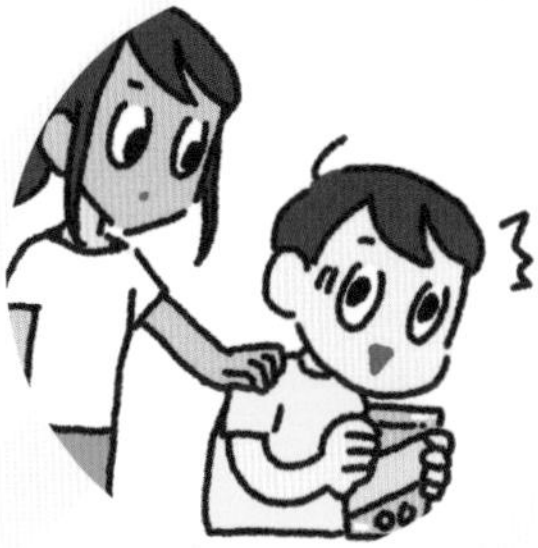

栄養学とは

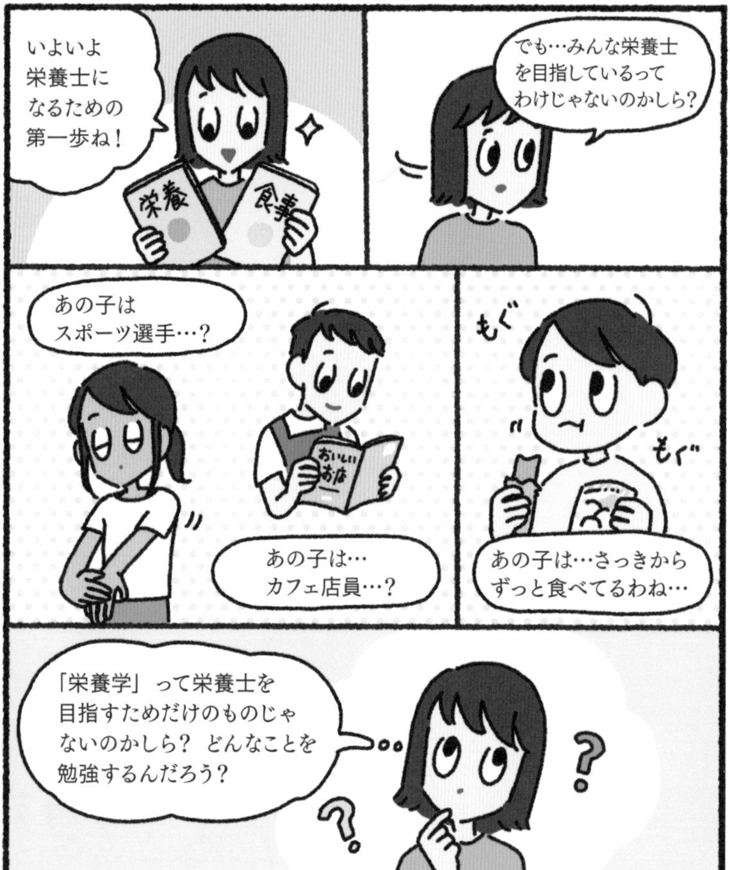
いよいよ栄養士になるための第一歩ね！
栄養
でも…みんな栄養士を目指しているってわけじゃないのかしら？
あの子はスポーツ選手…？
おいしいお店
あの子は…カフェ店員…？
もぐ
もぐ
あの子は…さっきからずっと食べてるわね…
「栄養学」って栄養士を目指すためだけのものじゃないのかしら？ どんなことを勉強するんだろう？

みなさん、人が生きるためには「食」が必要不可欠なことは、もちろん知っていますよね？

でも好きなものを好きなだけ食べると…どうなると思う？

う〜ん…病気になったり…あまり良くはないわよね…？

そうですね。
健康的に生活するためには「栄養」も不可欠なんです

その大事な「栄養」について学ぶのが栄養学なのよ

栄養学を学びながら、食べてはいけない物を知るのではなく、**その頻度や量（過不足）を判断できるようになること**を目指しましょう。そうすれば、自然とバランスのとれた食事ができるようになります

バランスの良い食事ができれば、必然的に栄養バランスも良くなるしね

つまり、栄養士や料理人を目指す人も、カラダづくりをしたい人も、ダイエットをしたい人も、みんなに必要な知識、それが「栄養学」なんです

バランス型の食事

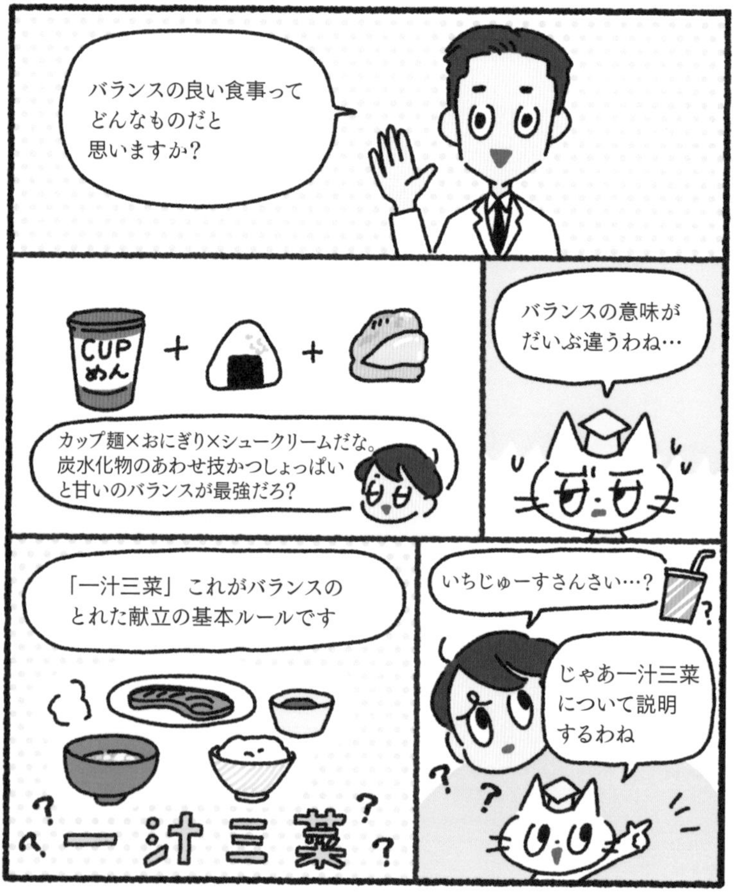
バランスの良い食事って
どんなものだと
思いますか？
CUP
めん
カップ麺×おにぎり×シュークリームだな。
炭水化物のあわせ技かつしょっぱい
と甘いのバランスが最強だろ？
バランスの意味が
だいぶ違うわね…
「一汁三菜」 これがバランスの
とれた献立の基本ルールです
一汁三菜
いちじゅーすさんさい…？
じゃあ一汁三菜
について説明
するわね

バランスの良い食事の基本は「一汁三菜《いちじゅうさんさい》」を基本にさまざまな食材を取り入れることです

それ、聞いたことはあるけど、具体的にどういう献立なの？

「**一汁三菜**」は**主食、汁物、主菜、副菜、副副菜**で組み合わせたものよ

ご飯と、味噌汁、それからおかずが3つか…焼肉、焼き魚、ハンバーグって感じかな（ニヤリ）

バランス偏ってるわね…と、言いたいところだけど、私もバランスの良い食事ってあまりわかってないかも…

そんなときは「**食事バランスガイド**」（P.14参照）を使ってみましょう。栄養の知識がなくても食事バランスがチェックできます

これはね、5つの料理グループの中から何をどれだけ食べるか、何が不足しているのか、一目で把握できる優れものよ

次のページで簡単に見方を解説しましょう！

食事バランスガイド

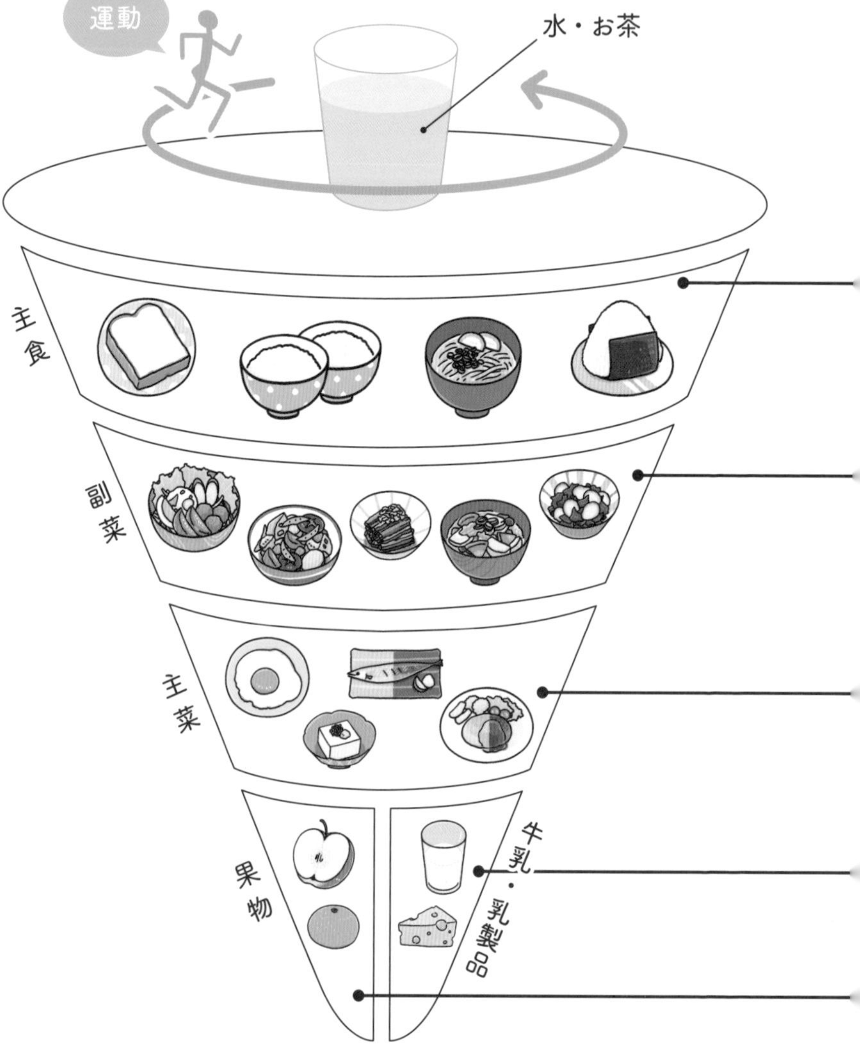

農林水産省HPの情報をもとに作成

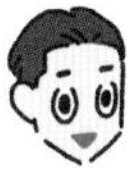

実はこれ、コマの形をしているんです。バランスが崩れるとコマは倒れてしまいますよね

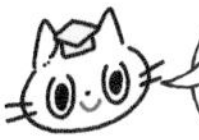

上を走っている人がコマを回転させているのよ。つまり、コマを回すためには、**食事のバランスと運動の両方が大切**ということなの

1日分　　**量・料理例**

主食
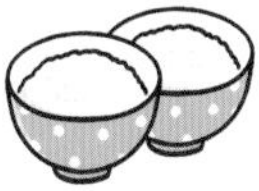

（ごはん、パン、麺）

5～7つ（SV）

1つ分
- ごはん 小盛り1杯
- おにぎり1個
- 食パン1枚
- ロールパン2個

1.5つ分
- ごはん 中盛り1杯

2つ分
- うどん1杯
- もりそば1枚
- スパゲッティー

副菜
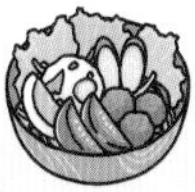

（野菜、きのこ、いも、海藻料理）

5～6つ（SV）

1つ分
- 野菜サラダ
- きゅうりとわかめの酢の物
- 具沢山味噌汁
- ほうれん草のおひたし
- ひじきの煮物
- 煮豆 ・きのこのソテー

2つ分
- 野菜の煮物
- 野菜炒め
- いもの煮っころがし

主菜
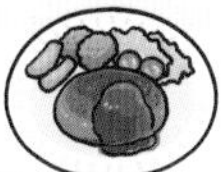

（肉、魚、卵、大豆料理）

3～5つ（SV）

1つ分
- 冷奴
- 納豆
- 目玉焼き1皿

2つ分
- 焼き魚
- 魚の天ぷら
- まぐろとイカの刺身

3つ分
- ハンバーグステーキ
- 豚肉のしょうが焼き
- 鶏肉のからあげ

牛乳・乳製品 2つ（SV）
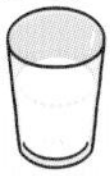

1つ分
- 牛乳コップ半分 ・チーズ1かけ
- スライスチーズ1枚 ・ヨーグルト1パック

2つ分
- 牛乳瓶1本分

果物
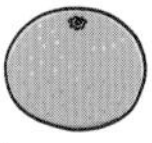

2つ（SV）

1つ分
- みかん1個 ・りんご半分 ・柿1個 ・梨半分
- ぶどう半房 ・桃1個

※料理の分量を「～つ（SV）」として数え、料理区分ごとに1日にとりたい数を示している。SVとはサービングのことであり、各料理について1回あたりの標準的な量を大まかに示している

栄養素の種類

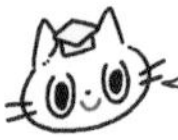

食事バランスが良くなれば栄養のバランスも良くなるって言ったけれど、そもそも栄養素ってどんなものがあるか知ってる？

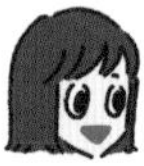

私「**三大栄養素**」っていうのは聞いたことがあるわ！
炭水化物（糖質）、たんぱく質、脂質よね？

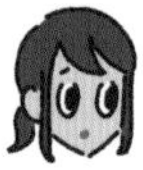

あとはビタミンとかかしら？

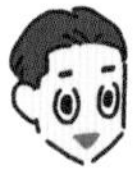

そうですね。**一般的に栄養素は5つに分けられます**。おふたりが答えてくれた、**炭水化物**（**糖質**）、**脂質**、**たんぱく質**、**ビタミン**の他に**ミネラル**があります

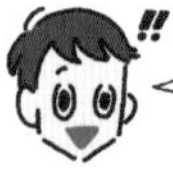

その5つをバランス良く摂らないとダメなんだね

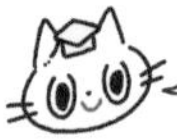

そうよ。
なぜかというと栄養素が持つ働きがそれぞれ異なるからなの

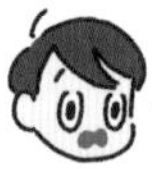

栄養素ってみんな同じ「カラダに良いもの」って思ってたけど違いがあるのか！

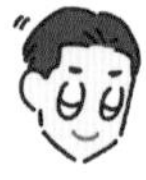

そうなんです。それぞれの栄養素がどんな役目を担っているか右ページの図でチェックしてみましょう

主な5つの栄養素

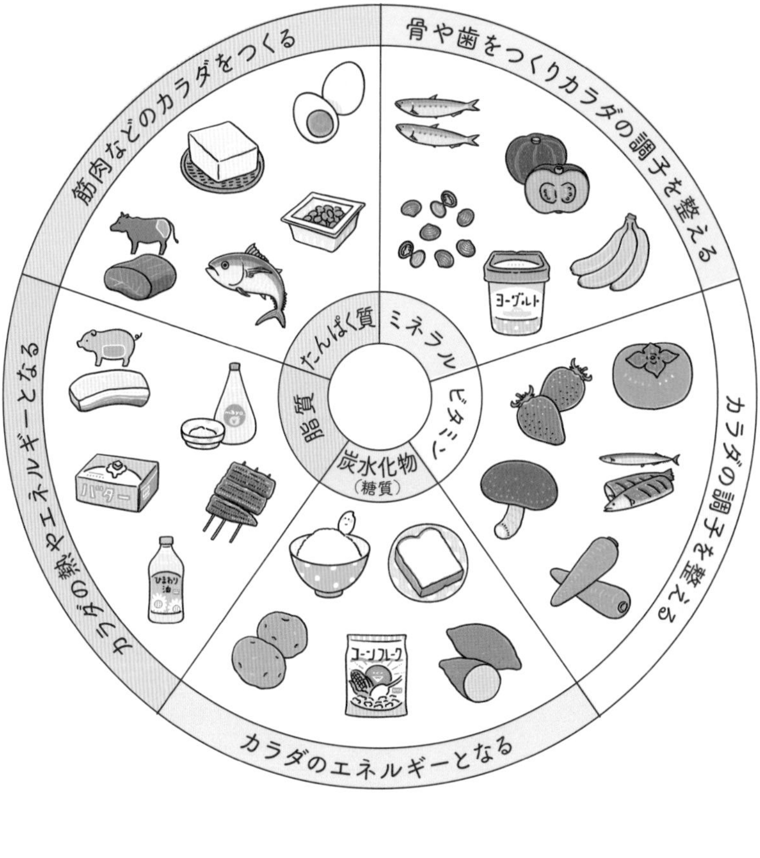
筋肉などのカラダをつくる
骨や歯をつくりカラダの調子を整える
カラダの調子を整える
カラダのエネルギーとなる
カラダの熱やエネルギーとなる
たんぱく質
ミネラル
ビタミン
炭水化物
（糖質）
脂質
ヨーグルト
バター
ひまわり油
コーンフレーク

栄養素の働きについてもう少し解説しましょう

栄養素には大きく分けて3つの役目があるの

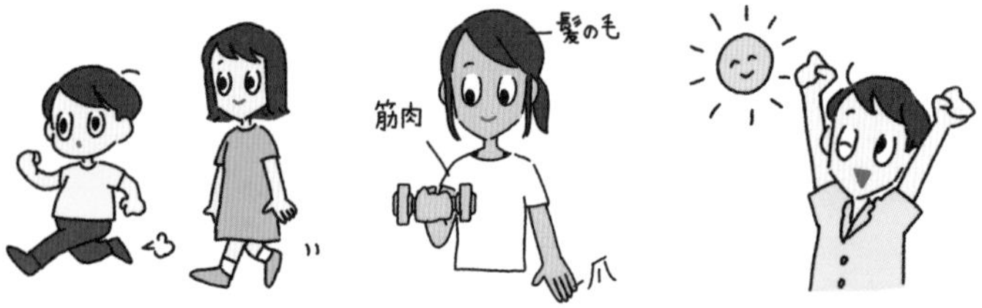

エネルギー源	カラダの組織をつくる	カラダの調子を整える
たんぱく質 脂質 炭水化物	たんぱく質 ミネラル	ビタミン ミネラル

へ～こんな働きがあるのか…！

本当ね。栄養素を摂らなかったら…生きていけないわね

その通りです。健康的に生活するためには「栄養」が必要不可欠だということがわかってもらえましたか？

わかったわ！ それにもっと栄養素に興味がわいてきた～

そう？ じゃあ次のページでもう少しだけ……！
それぞれの栄養素についてはP.103から 解説するわ

たんぱく質

筋肉、血、骨、爪、髪の毛などの材料となる。ヒトのカラダを構成する中で重要な役割を持ち、とくに高齢者は不足しがち

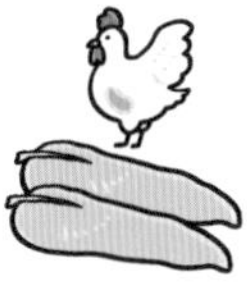

脂質

他の栄養素と比べて**少量でもエネルギー源となる**のが特徴。カラダの組織をつくるために働く役目も持つ

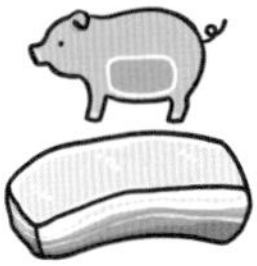

炭水化物（糖質）

食物繊維と糖質に分けられ、**糖質は筋肉やカラダを動かす際に使われるエネルギー源となる。**脳への唯一のエネルギー源でもある

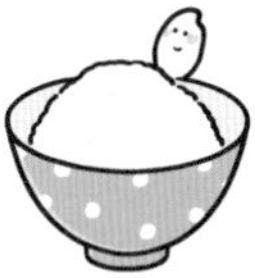

ビタミン

たんぱく質、脂質、炭水化物の3つの栄養素が体内で円滑に機能するためにサポートをする働きを持つ

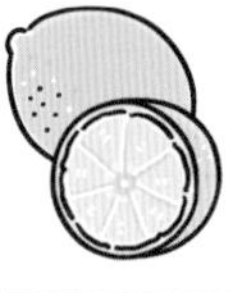

ミネラル

三大栄養素がエネルギーをつくりだすときに補助的な役割を担う。それだけでなく、歯や骨などをつくる際の「素材」にもなる

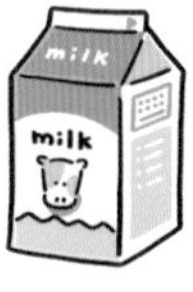

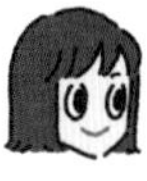

ビタミンとミネラルは三大栄養素をサポートしているのね

現代型栄養失調

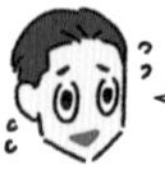

食事のバランスが崩れると
栄養失調を引き起こすことがあります

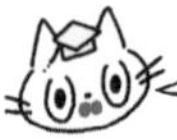

「**現代型栄養失調**」と呼ばれて、今問題になっているのよ

現代型栄養失調とは

エネルギー（カロリー）は
十分だが栄養素が足りない

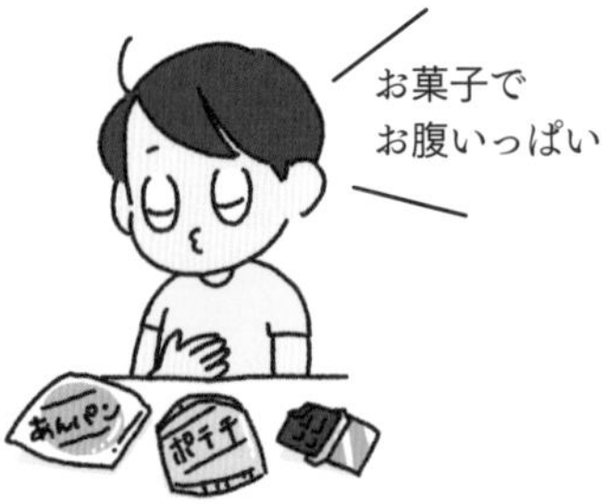
お菓子で
お腹いっぱい
あんぱん
ポテチ

三大栄養素は摂れているが
ビタミン、ミネラルが不足している

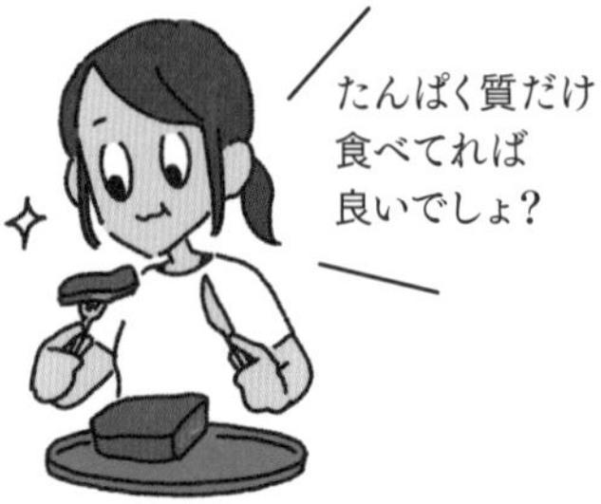
たんぱく質だけ
食べてれば
良いでしょ？

エネルギー（カロリー）は十分摂取しているにもかかわらず栄養素が足りていなかったり、三大栄養素は摂れていても、ビタミンやミネラルが不足している状態を「**現代型栄養失調**」と呼びます。毎食をコンビニやファーストフードで済ませていたり、おにぎり、麺類、菓子パン、お菓子で食事をまかなうといった「**偏った食事**」が原因で起こるため、飽食の時代と言われる現代でも起こりうる栄養失調なのです。また「◎◎ダイエット」といった極端な食生活も栄養不足を起こします。バランスの悪い食事はさまざまな栄養障害を引き起こすリスクを高めるといえるでしょう。

食事で免疫機能を整える

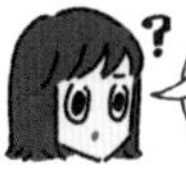

最近テレビや雑誌で「食事で免疫力を整える」っていう特集をよく見るんだけど… あれって本当？

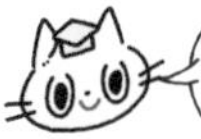

そうね。**免疫機能を整えるためには栄養バランスの良い食事をとることも**ポイントのひとつよ

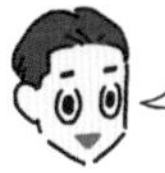

それに免疫細胞は腸内に多いので、**腸内環境を整えること**も大切ですね

免疫機能は腸内環境で整える！

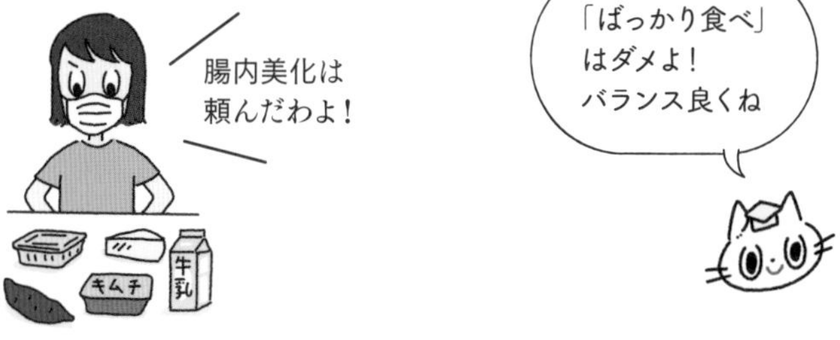
腸内美化は頼んだわよ！
キムチ
牛乳
「ばっかり食べ」はダメよ！バランス良くね

免疫機能を整えるためには、交感神経と副交感神経のバランスを見直すことが大切です。ストレスを受ける機会の多い現代社会では交感神経の働きが優位になりやすいので、副交感神経が働きやすい生活を心がけましょう。**十分な睡眠、栄養バランスの良い食事、腸内環境を整える、適度な運動**などが効果的です。また、**免疫細胞は腸内に多いため、乳製品、発酵食品、食物繊維、オリゴ糖を摂取して腸内環境を整えること**も有効です。バランスの良い食習慣を身につければ、健康維持はもちろん、免疫機能を整えて感染症などの病気も予防することができます。

栄養士を目指すなら

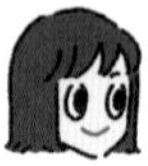
栄養学ってすごくいろんなことを勉強するみたいだけど、資格取得を目指すためには、どうやって勉強すれば良いの？

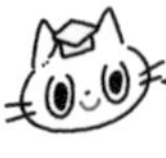
自分にあった勉強法で良いのよ。毎日コツコツ型、短期集中型、どちらでも問題ないわ

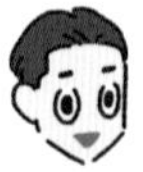
ひとつアドバイスをすると、**管理栄養士などの資格取得を目指す方は、過去問題を何回も繰り返し行なうことも大切ですね**

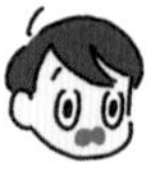
栄養士の試験ってすごく範囲広いらしいぞ？！…えいこ…大丈夫かよ…

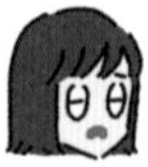
……自信は……あ、あるわよ…。ちなみに、どんなことから学ぶべきなのかな？

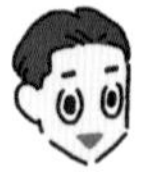
それはズバリ興味を持ったことからが良いですね。栄養学の根本はつながっていますから、勉強していくうちに範囲が自然と広がっていきますよ

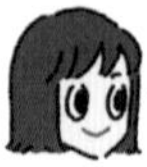
なるほど。興味があることか…やっぱり栄養素については気になるな！

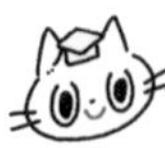
じゃあ五大栄養素の特徴から学んでいくのも良いわね。効率の良し悪しは人それぞれ違うからマイペースで勉強していけば良いわ

食べ物は口から入って
どうなる？

LESSON 2

消化と吸収

〔Digestion & Absorption〕

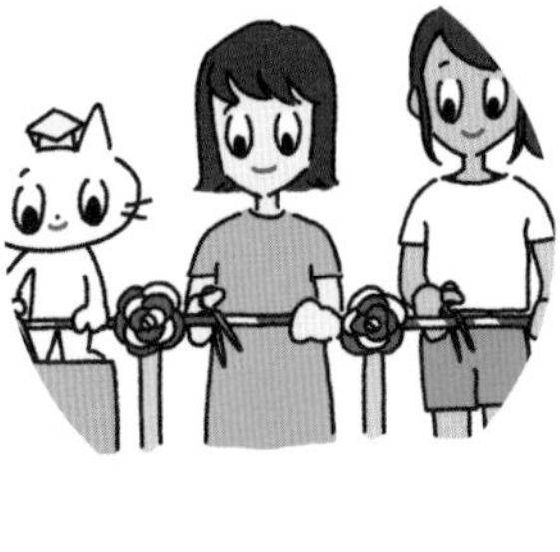

▶「お腹が空く」と「アレ食べたい」は別物

空腹と食欲

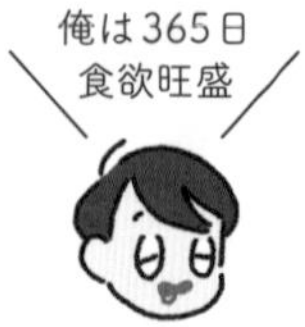
俺は365日
食欲旺盛

あ～腹へった。なんでも良いから食べたい～

ふとしくんのように、飢餓状態※で感じる欲求を「**空腹感**」と言います。胃が空っぽになると脳の摂食中枢※が刺激されて感じるんです

今めちゃくちゃ刺激されてる…ツライ

そう、空腹感は不快でしょ。「ご飯を食べなさい」って脳からカラダへ促す役割を担っているのよ

だから「空腹感」と「食欲」は別物なんです

空腹

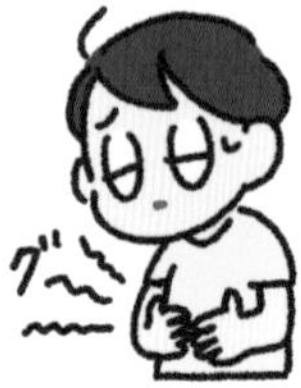
グ～

どういうこと？

えいこさんが今食べたいものはなんですか？

そうね…甘いケーキが食べたいかな！

食欲

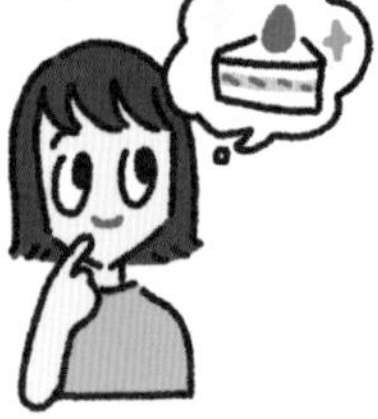

※飢餓状態：体内のエネルギーが消費され血糖値が低下した状態。体内の脂肪が分解されて遊離脂肪酸がつくられる

そのように**特定のものを食べたい欲求が食欲**なの。空腹でなくても食欲はわくでしょ？

なるほど。逆に空腹でも食欲がわかないときあるわよね。試合やテストの前とか…

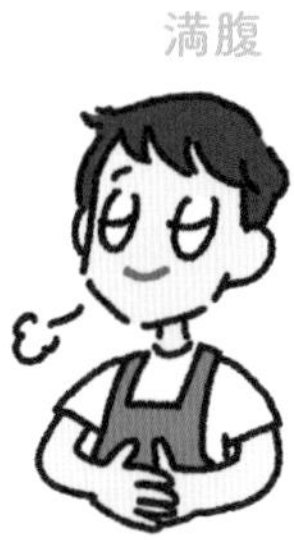

そう、食欲は心理的な要因に大きく影響を受けるんです

じゃあ「**満腹感**」っていうのはどういうもの？

胃で食べ物が広がったり血糖値が上がると満腹中枢が刺激されて、摂食行動を抑制するために感じるの

俺、満腹中枢が壊れてるのかな…いつも食べすぎちゃうんだよ

満腹感を感じるまでに時間差があるので、急いで食べると刺激を受ける前に無意識に食べすぎてしまうんですよ

だからダイエットするならゆっくり噛んで食べなさいって言われるのね

あと、不規則な食生活も★ホルモンや★消化酵素などの分泌リズムが乱れやすくなるので気をつけましょうね

食べる物や量だけじゃなく、食べる回数や時間も意識しないといけないんだね

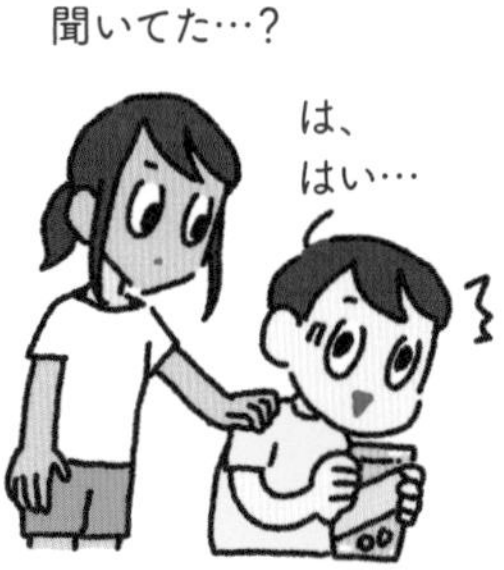

★p252、251参照

※摂食中枢：摂食行動を促進する脳の視床下部外側野のこと。食事を行ない血糖値が上昇すると視床下部にある満腹中枢が食欲を抑制する指令をだす

▶ 食べたものはどこへ行く？

消化と吸収の流れ①

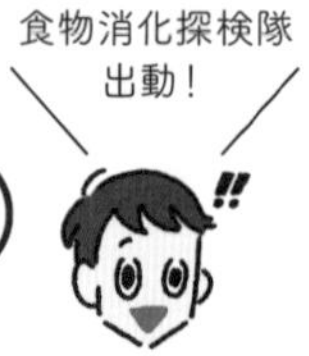
食物消化探検隊
出動！

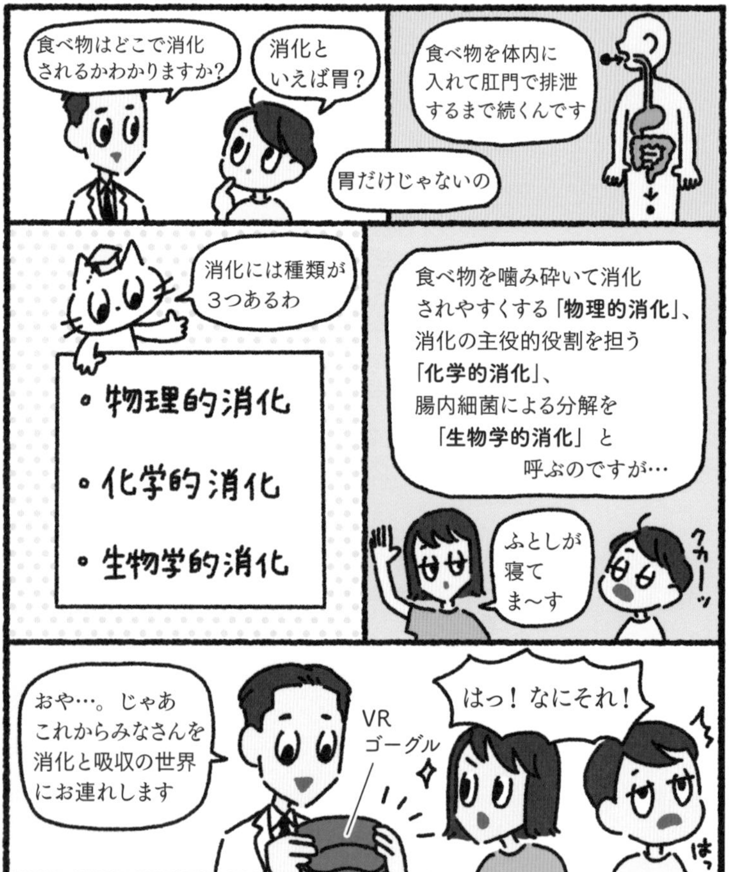
食べ物はどこで消化されるかわかりますか？
消化といえば胃？
胃だけじゃないの
食べ物を体内に入れて肛門で排泄するまで続くんです
消化には種類が3つあるわ
・物理的消化
・化学的消化
・生物学的消化
食べ物を噛み砕いて消化されやすくする「物理的消化」、消化の主役的役割を担う「化学的消化」、腸内細菌による分解を「生物学的消化」と呼ぶのですが…
ふとしが寝てま～す
クカーッ
おや…。じゃあこれからみなさんを消化と吸収の世界にお連れします
VR ゴーグル
はっ！ なにそれ！
はっ

これだけ覚えよう！

- ◉ **消化は食べ物を口に入れてから排泄するまで続く**
- ◉ 食べ物を噛み砕くのが「**物理的消化**」
- ◉ 消化の主役は「**化学的消化**」
- ◉ 腸内細菌による分解は「**生物学的消化**」

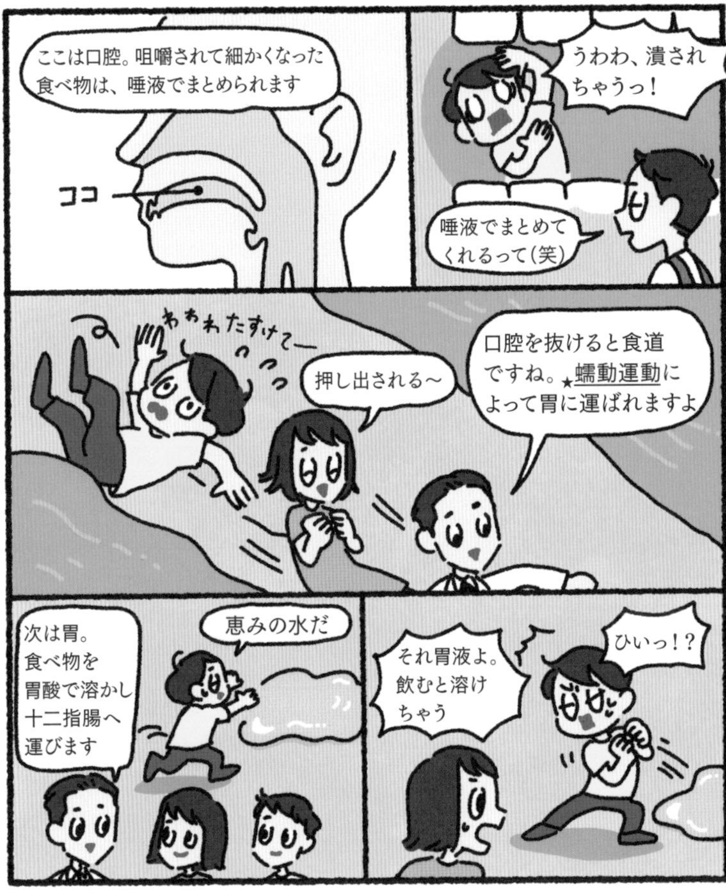
ここは口腔。咀嚼されて細かくなった食べ物は、唾液でまとめられます
ココ
うわわ、潰されちゃうっ！
唾液でまとめてくれるって（笑）
わわわたすけて—
押し出される～
口腔を抜けると食道ですね。★蠕動運動によって胃に運ばれますよ
次は胃。食べ物を胃酸で溶かし十二指腸へ運びます
恵みの水だ
それ胃液よ。飲むと溶けちゃう
ひいっ！？

★p42 参照

▶小腸＆大腸で栄養素が吸収される

消化と吸収の流れ②

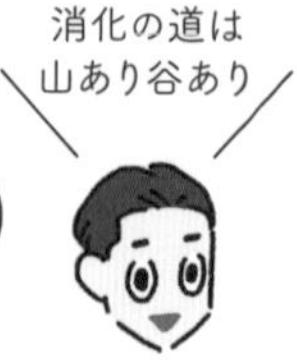
消化の道は
山あり谷あり

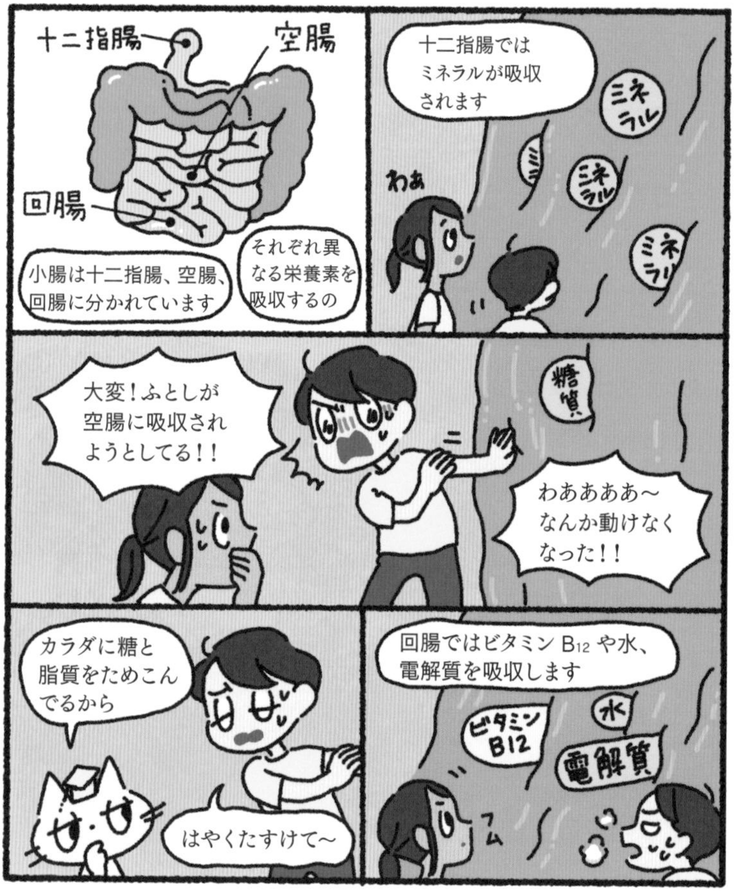
十二指腸
空腸
回腸
小腸は十二指腸、空腸、回腸に分かれています
それぞれ異なる栄養素を吸収するの
十二指腸ではミネラルが吸収されます
ミネラル
わあ
大変！ふとしが空腸に吸収されようとしてる！！
糖質
わあああああ〜なんか動けなくなった！！
カラダに糖と脂質をためこんでるから
はやくたすけて〜
回腸ではビタミンB_{12}や水、電解質を吸収します
ビタミンB12
水
電解質
フム

これだけ覚えよう！

- ◉ **十二指腸ではミネラル**が吸収される
- ◉ **空腸では糖質、脂質、たんぱく質、ビタミン**が吸収される
- ◉ **回腸ではビタミンB_{12}や電解質**が吸収される
- ◉ **大腸では食物繊維の発酵**が行なわれる

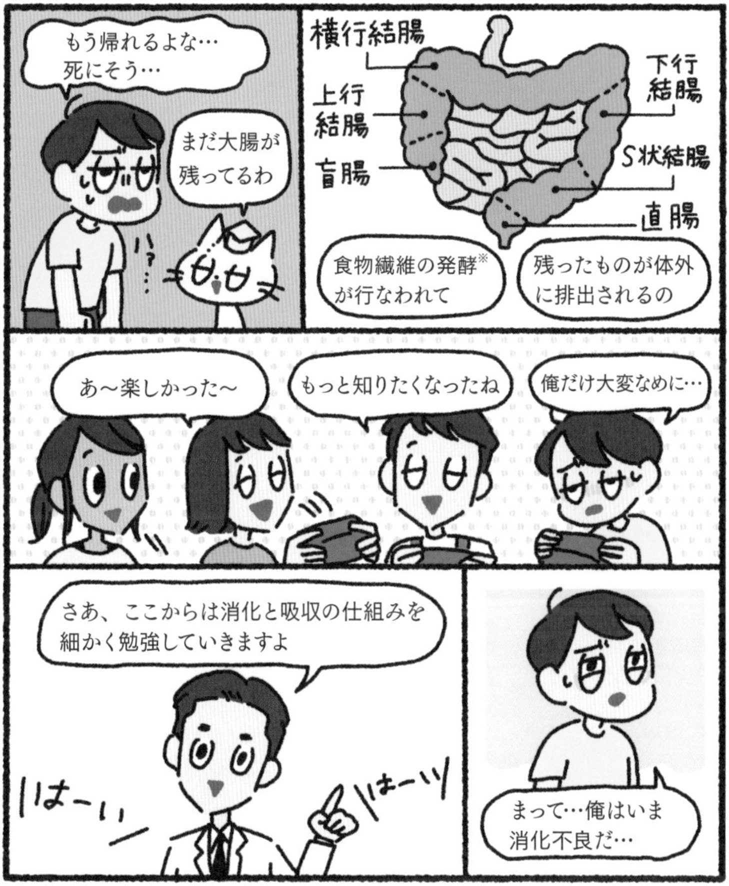
もう帰れるよな…死にそう…
まだ大腸が残ってるわ
ハァ…
横行結腸
上行結腸
盲腸
下行結腸
S状結腸
直腸
食物繊維の発酵※が行なわれて
残ったものが体外に排出されるの
あ〜楽しかった〜
もっと知りたくなったね
俺だけ大変なめに…
さあ、ここからは消化と吸収の仕組みを細かく勉強していきますよ
はーい
はーい
まって…俺はいま消化不良だ…

※食物繊維の発酵：大腸では食物繊維の発酵以外にも、残った水分や電解質の吸収が行なわれる

▶消化のはじまり！　細かく砕いて胃腸へ

口腔から食道

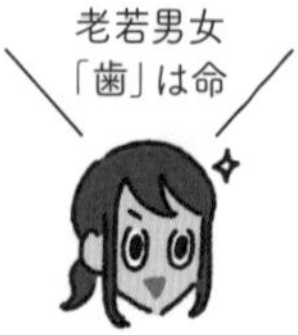
老若男女
「歯」は命

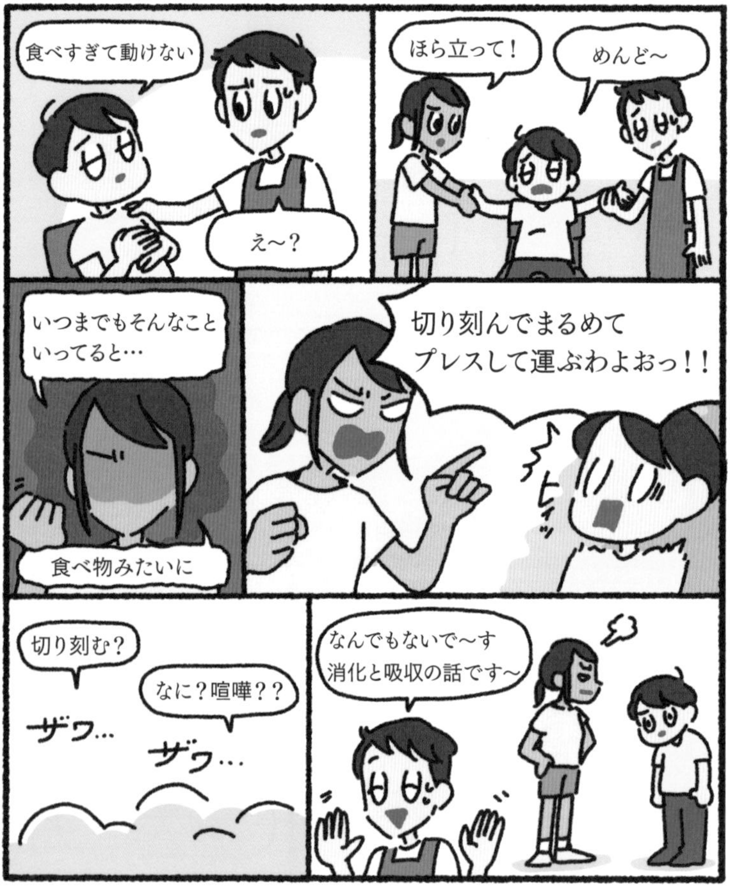
食べすぎて動けない
え～？
ほら立って！
めんど～
いつまでもそんなこと
いってると…
食べ物みたいに
切り刻んでまるめて
プレスして運ぶわよおっ！！
ヒィッ
切り刻む？
ザワ…
なに？喧嘩？？
ザワ…
なんでもないで～す
消化と吸収の話です～

口の中では**物理的消化**が行なわれるのよね

そう。口腔では咀嚼して食べ物を細かくし、唾液で細かくなった食べ物をまとめるの

咀嚼には唾液の分泌を促進する働きもあります。**唾液に含まれる消化酵素のアミラーゼ**※**が糖質を分解する**んです。これは**化学的消化**に分類されます

咀嚼されて細かくなった食べ物が、食道を通って胃に運ばれるんだよね

はい。食道の筋肉が★収縮と弛緩を繰り返し、食べ物に上から圧力をかけて運びます

その食道の動きを★**蠕《ぜん》動《どう》運《うん》動《どう》**と言うの

なるほどね～。細かくなって胃に運ばれたら食べ物はどうなるのかしら?

次のページで胃の働きを解説するわね

★p42 参照

※消化酵素のアミラーゼ：糖質（でんぷん）を分解して糖にするための酵素。膵臓や唾液腺から分泌される

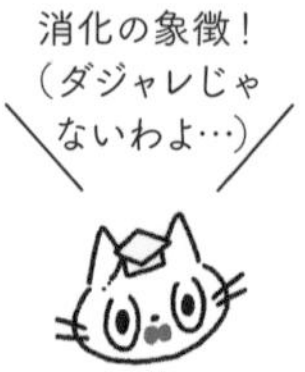

▶ 内臓を傷つけずに食物を消化する

胃

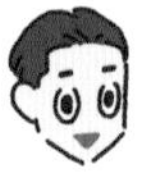

まずは胃の構造をチェックしてみましょう

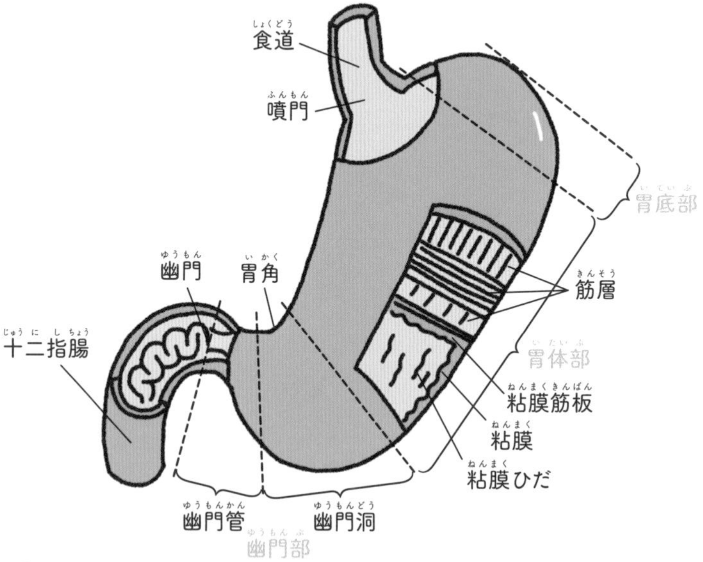

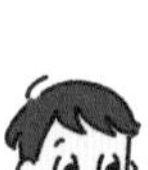

入り口を**噴門《ふんもん》**、出口を**幽門《ゆうもん》**と呼ぶんだね

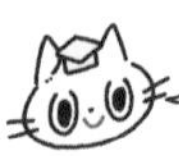

そう。蠕動運動と胃液で食べ物を細かく砕きながら少しずつ十二指腸へ送るのよ

※粘液：胃の頸部にある副細胞から分泌される。胃の保護が目的

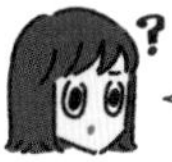

胃液って食べ物を溶かすことができるのよね？

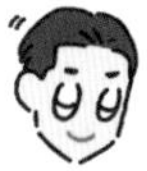

はい。胃液とは、胃の粘膜から分泌される、粘液※、胃酸（塩酸）※、★ペプシノーゲンの混合物のことを指します

★p252 参照

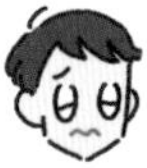

塩酸！？ 胃が傷ついたりしないのか？

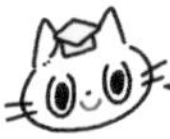

粘液が胃を保護するから大丈夫！ 食べ物は強い酸とペプシンによって溶かされて、たんぱく質が消化されやすくなるの

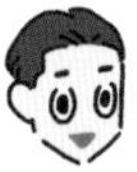

そうなんです。そして、胃酸の分泌は消化管ホルモンで調節されています。代表的な消化管ホルモンは「ガストリン」、「セクレチン」、「コレシストキニン」ですね。下の表を確認しておきましょう

	ガストリン	セクレチン	コレシストキニン
役割	胃液分泌向上／胃の入り口を収縮し出口を弛緩する	胃液分泌減少／胃の出口を収縮する	膵酵素分泌向上／セクレチンの作用増強／胆のう収縮、胆汁排泄
分泌場所	胃の幽門前庭部G細胞	十二指腸のS細胞	十二指腸のI細胞

ガストリンは胃酸分泌を促進、セクレチンは胃酸分泌を抑制、コレシストキニンは膵酵素分泌を促進する働きを持つ

※胃酸（塩酸）：胃の腺全体に散在する壁細胞から分泌される。たんぱく質を消化させやすくしたり胃内の殺菌などを行なう

▶ 水分と栄養を吸収しながら消化の仕上げ

小腸（十二指腸）

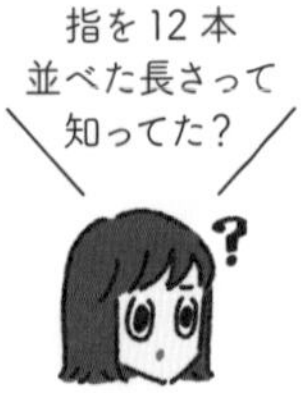

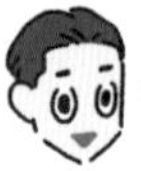

消化の仕上げを行なうのが小腸です。小腸は十二指腸、空腸、回腸の3つに分かれていて、栄養素や水分を吸収します

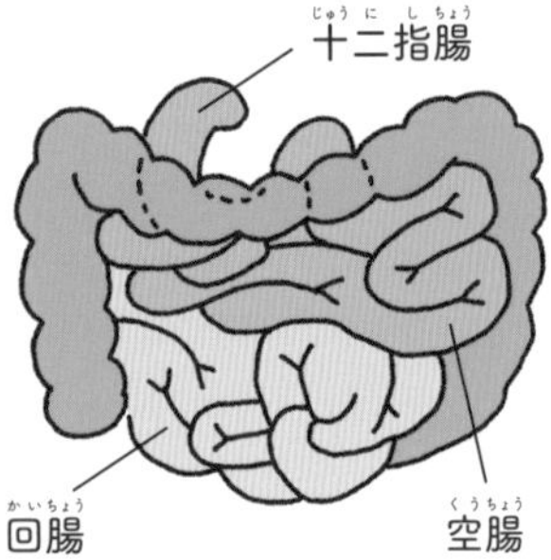

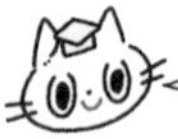

それぞれの場所で働きが異なるの。まずは十二指腸を見てみて

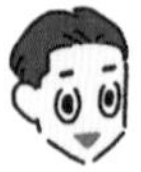

十二指腸は膵臓※や胆のう※とつながっているため、膵液や胆汁が分泌されるのが特徴です

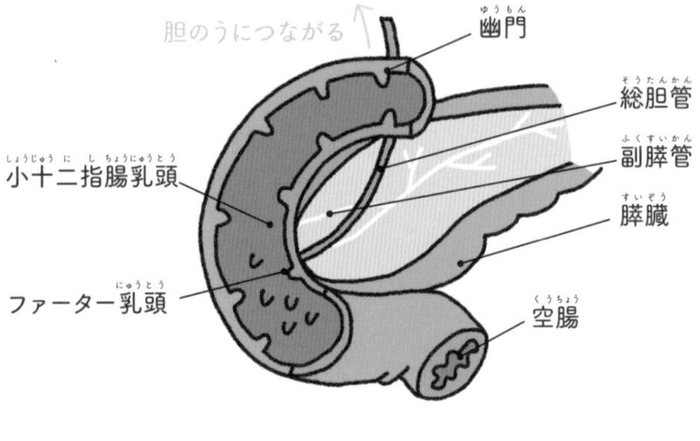

※膵臓：胃の裏側にある小さな臓器。食べ物の消化を助ける膵液（消化液）をつくって分泌したり、血糖値を一定濃度に調整する働きを持つ

その分泌される液体はいったい何をしてくれるんだ？

膵液は胃酸によって酸性になってしまった食べ物を中和します。そのままだと小腸が損傷してしまうからです

それに消化酵素もいくつか含まれているから、栄養素を消化する働きもあるわ

いちばん短いのにやるわね〜十二指腸！

そうですね。でも、空腸と回腸も働き者。まずはそれぞれの内壁の違いを確認してみましょう

小腸壁の構造

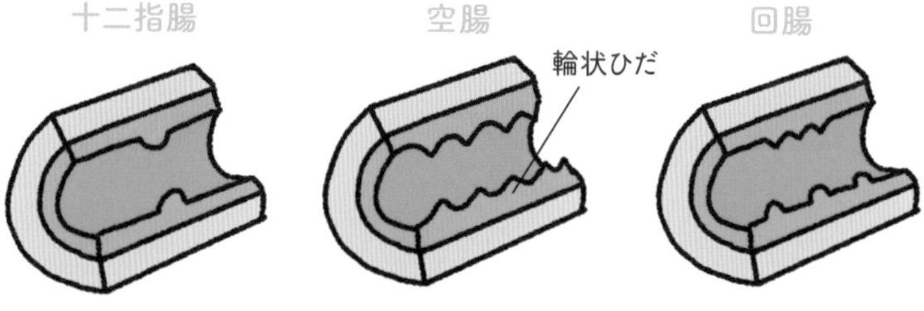

十二指腸と空腸、回腸は内壁の構造が異なり、この構造によって栄養素がより吸収されやすくなる

※胆のう：肝臓でつくられた胆汁（消化を助ける液）をためておく小さな袋の形をした臓器。肝臓と十二指腸をつなぐ管の途中にあり、胆汁は総胆管を通じて十二指腸へ届けられる

▶ひだを広げてモレなく栄養を吸収

小腸（空腸・回腸）

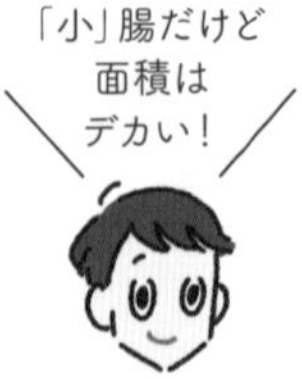
「小」腸だけど
面積は
デカい！

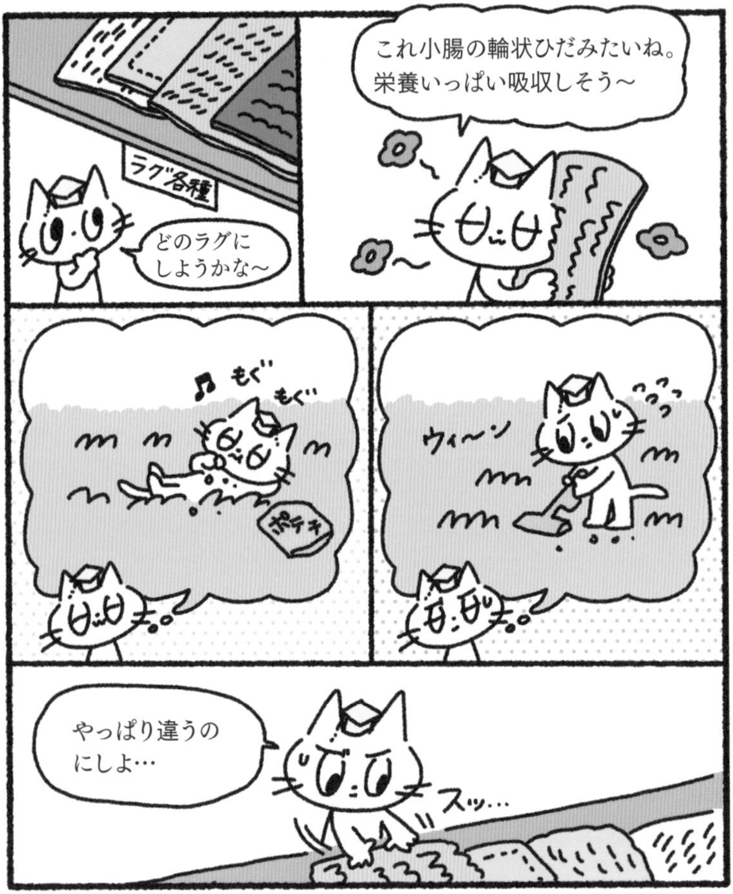
ラグ各種
どのラグにしようかな〜
これ小腸の輪状ひだみたいね。栄養いっぱい吸収しそう〜
もぐもぐ
ポテチ
ウィ〜ン
やっぱり違うのにしよ…
スッ…

※絨毛：小腸のうち壁にある輪状ひだの表面に無数にある突起

空腸と回腸は十二指腸の後ろにつながっていて、下の図のように、内壁に輪状ひだがたくさんあるの。このひだが栄養素の吸収に欠かせないのよ

ひだの表面には**絨毛《じゅうもう》**※と呼ばれる突起が、さらにその表面には★**吸収上皮細胞**があり、さらに細胞の表面には**微絨毛《びじゅうもう》**と呼ばれる突起があります……。ついてきていますか？

★p251 参照

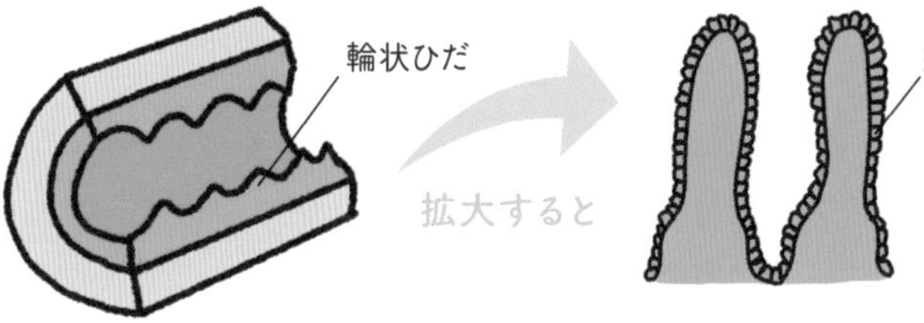

ちょっ…ちょっと まって…混乱……

簡単に言うと、とっても細かい突起がひだの表面に無数にあって、そこで最終的な消化「**膜消化《まくしょうか》**※」を行なっているんです。この構造のおかげで**小腸の表面積はテニスコート一面分**もあるといわれていますよ

す、すごい！

空腸では、糖質、脂質、たんぱく質、ビタミンの吸収が行なわれ、**回腸では、水、電解質、ビタミン**B_{12}が吸収されます

やっと栄養素が吸収された～長かった～

※膜消化：小腸までに分解された栄養素は微絨毛の間に入り、膜消化酵素と接触して消化される。消化された栄養素はそのまま吸収される

▶消化の生き残り「食物繊維」を回収！

大腸

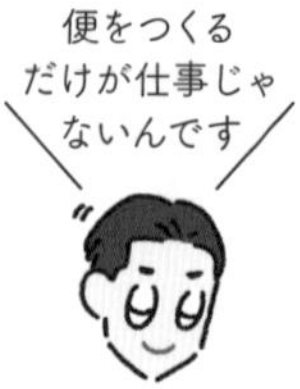

まずは構造をチェック！ 食べ物が運ばれていく方向へ、上、横、下、と名前がついてるわ

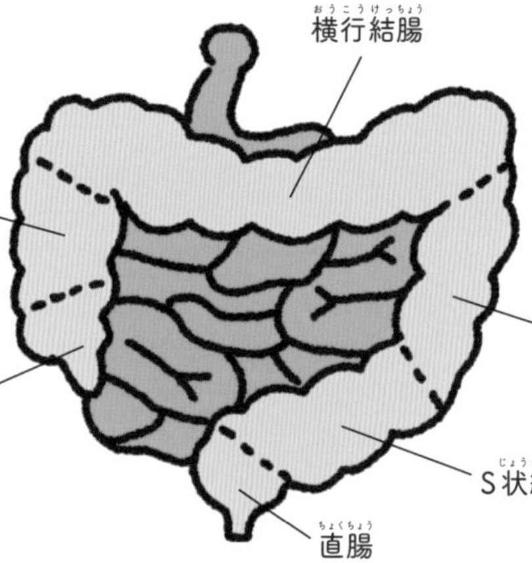

ほとんどの栄養素は小腸で吸収されたわよね。大腸にはどんな役割があるの？

食べ物にはまだ水分や電解質※が残っています。大腸で時間をかけて吸収を行なうんです

※電解質：別名「イオン」。水に溶けると電気を通す物質のこと。ミネラルに分類される、ナトリウム、カルシウム、マグネシウムなどがあげられる

ここで水分の吸収が不十分だったり、蠕動運動が起こりすぎると…どうなると思う？

水分が残ったまま…下痢か！ …ということは、水分が吸収されすぎたり蠕動運動が低下すると便秘が起こるのかな？

正解！ 大腸の役目はそれだけではなく、唯一ここまでに吸収されずに残っている栄養素「**食物繊維**」を吸収します。食物繊維は消化酵素では消化されないので、大腸の腸内細菌によって発酵され、★短鎖脂肪酸として大腸のエネルギーに利用されるんです

★p252 参照

ここまできっちり吸収されたら食べ物の栄養はさすがにスッカラカンね〜

そうなの。これでも残ったものが糞便になって体外に排出されるのよ

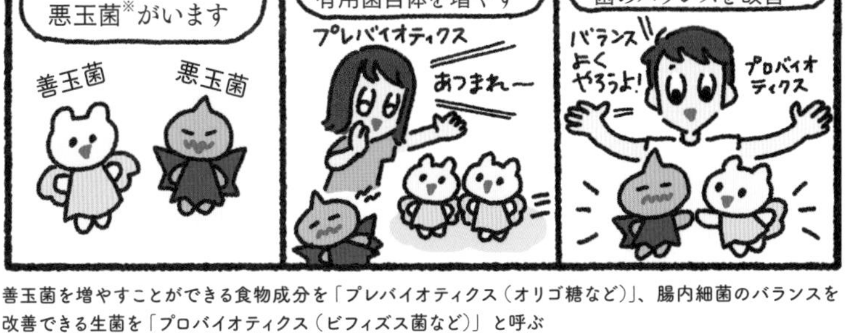
大腸には善玉菌と悪玉菌※がいます
善玉菌
悪玉菌
プレバイオティクスは有用菌自体を増やす
プレバイオティクス
あつまれ〜
プロバイオティクスは菌のバランスを改善
バランスよくやろうよ！
プロバイオティクス

善玉菌を増やすことができる食物成分を「プレバイオティクス（オリゴ糖など）」、腸内細菌のバランスを改善できる生菌を「プロバイオティクス（ビフィズス菌など）」と呼ぶ

※善玉菌と悪玉菌：腸内には免疫力を高める働きを持つ有用菌と食中毒の原因になる有害菌がいる

"ググる"前に
ココを見よ!

超訳!
栄養学基本用語講座

知ってる人もおさらい
栄養学キホン用語

消化《しょうか》

食べ物の栄養素が
吸収されやすい形に
変化することだと
考えましょう

吸収《きゅうしゅう》

食べ物に含まれる
栄養素が体内に
取り込まれる
ことよ

代謝《たいしゃ》

栄養素をもとに
エネルギーを
つくりだす作業の
ことをいうわ

分解《ぶんかい》

栄養素はいろんな
成分で構成されていて、
消化の過程でそれらが
細かく分かれて
いくことね

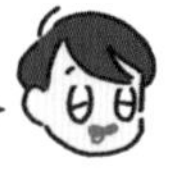
代謝って汗かくことだと思ってたぜ…

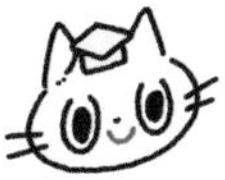

ここまでに、イマイチわかりづらい用語や表現があったと思うの。それらをカロちゃん流に超訳してあ・げ・る♡。説明をする上でどうしてもでてくる言葉だから、なんとなくでも良いから理解しておいてね

とにかくよく見る！
頻出用語

活性型《かっせいがた》

活性＝元気な状態
ということ！
力を発揮できる
状態を指すわ

恒常性《こうじょうせい》

カラダの中の
ある状態を一定の
状態で維持し続け
ようとすることね

酸化《さんか》

サビるイメージね。
ざっくりいうと老化。
細胞の老化が
早まるの……

酵素《こうそ》

カラダの中で起こる
化学反応（消化や吸収
など）を起こすために
働く物質よ

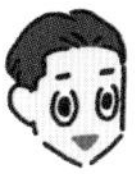

わからない言葉はp250の用語解説も併用すると良いですよ

カラダにまつわる
基礎用語

蠕動《ぜんどう》

伸びたり
縮んだりして動くこと。
ほら、いもむしが動く
あの感じよ〜

収縮《しゅうしゅく》

弛緩とは反対の
意味を持つ言葉ね。
引き締まって
縮まること！

弛緩《しかん》

たるんでゆるむことよ。
筋肉がゆるむことを
弛緩って
いうでしょ？

門脈《もんみゃく》

胃や小腸といった
お腹にある臓器から
肝臓へつながる
静脈のことよ

分泌《ぶんぴつ》

細胞から代謝によって
つくられた物質を
排出すること。
ホルモンとか消化酵素
とかね

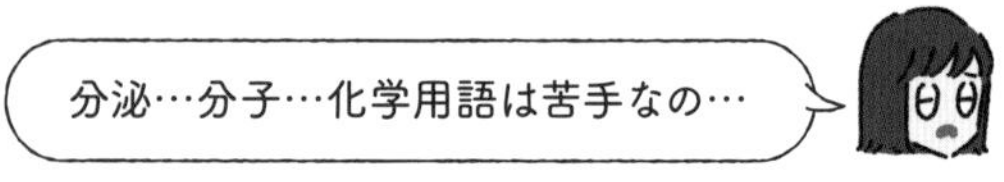
分泌…分子…化学用語は苦手なの…

物質に関する 頻出用語

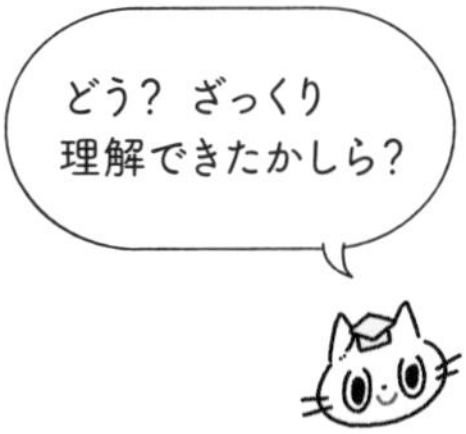
どう？ ざっくり
理解できたかしら？

分化《ぶんか》

細胞がそれぞれの
役割を持つことね。
単一だったものが
複雑化することよ

新生《しんせい》

読んで字の如く新しく
生まれ変わることよ。
細胞は新生を
繰り返しているの

分子《ぶんし》

物質をつくりだす
基本の粒子のこと。
原子がいくつか結合
して分子ができるの

粘液《ねんえき》

胃の中で胃酸から
胃内を守るために分泌
される、ネバッとした
液体のこと

乳化《にゅうか》

本来混ざり合わない
ものが、別の物質が
作用することで混ざり
やすくなることを
指すの

乳酸《にゅうさん》

体内でエネルギーが
つくられるとできる
物質のことよ。
だから運動をすると
乳酸がでるわ

濱先生の「それダメ」クイズ

～調理法編～

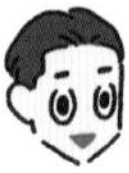

4つのうち「できれば避けたい食材の調理法」はどれでしょう？

①ジャガイモを皮ごと茹でた

②カリフラワーを生でサラダにした

③きゅうりをぬか漬けにした

④大根をおでんにした

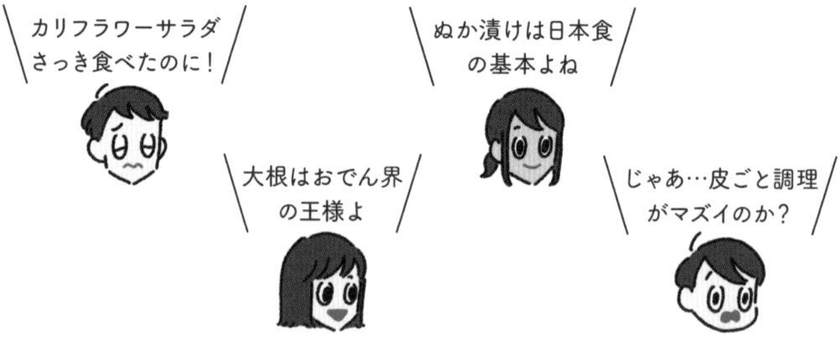
カリフラワーサラダさっき食べたのに！
ぬか漬けは日本食の基本よね
大根はおでん界の王様よ
じゃあ…皮ごと調理がマズイのか？

正解は「④大根をおでんにした」。大根に含まれるビタミンCが加熱にとても弱いので、栄要素の流出が多くなってしまうからです。また、おでんにするときは皮を剥いて茹でますよね。ビタミンCは皮付近にもっとも存在しているので、さらに栄養価を逃してしまいます。ですが！大根の栄養は失われるものの、他の具材の栄養は染み込んでいます。おでんで食べること自体は問題ありませんよ。

熱に負けるなんて弱っちい～（とか言ってますが、成分の溶け出す目安は50～70℃。ふとしも溶けるぞ！）

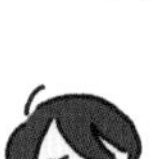

エネルギーは
どうつくられる？

LESSON 3

三大栄養素

〔3 Major Nutrients〕

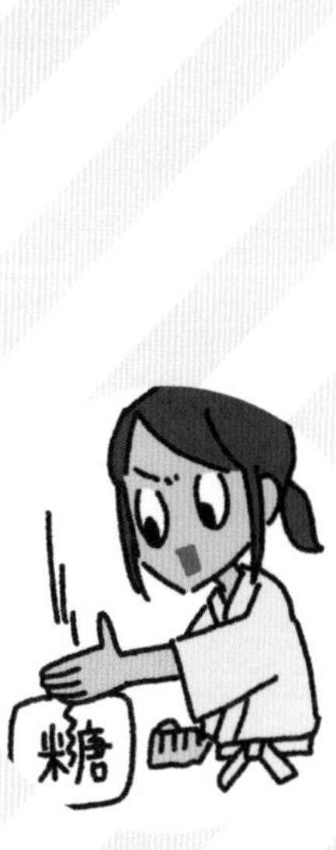

▶摂取した食べ物はエネルギーに変わる

代謝（同化と異化）

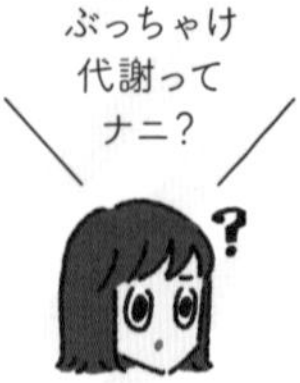
ぶっちゃけ
代謝って
ナニ？

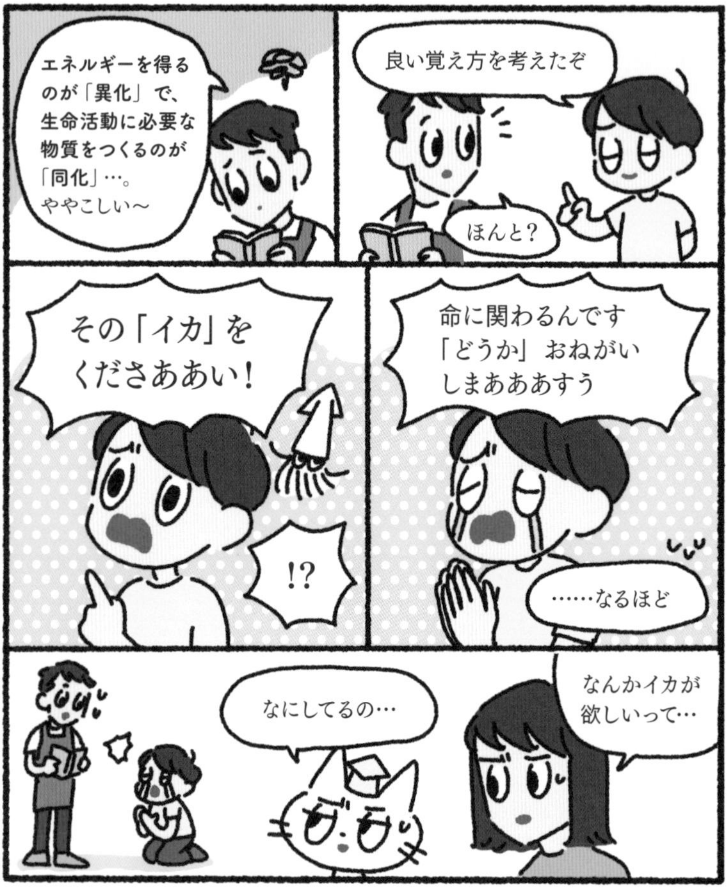
エネルギーを得るのが「異化」で、生命活動に必要な物質をつくるのが「同化」…。ややこしい～
良い覚え方を考えたぞ
ほんと？
その「イカ」をくださああい！
!?
命に関わるんです「どうか」おねがいしまああああすう
……なるほど
なにしてるの…
なんかイカが欲しいって…

体内に取り込まれた栄養素はエネルギーに変わる…これはなんとなく想像できますよね？

そうね！ そのエネルギーによって脳や心臓が動くのよね

食べ物など外部からの物質を分解してエネルギーを得ることを「**異化**」、そのエネルギーを使って生命活動に必要な物質をつくることを「**同化**」と呼びます

異化によってエネルギーがつくられて、同化によってエネルギーが消費されるわ。**これらをセットで「代謝」**と呼ぶのよ

なるほどね〜。でも、そもそもエネルギーってどうやってつくられるの？

エネルギー産生について解説する前に、**エネルギーはアデノシン三リン酸（ATP）という物質の形で蓄えられている**ことを覚えておきましょう

さ、さんりんしゃ…？

三リン酸！ 名前の通り、3つのリン酸基※を持つ構造が特徴なのよ

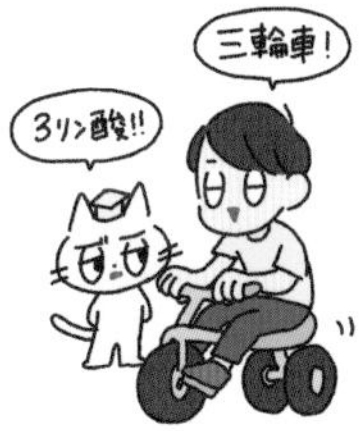

★ATPのほかにも★ADPや★AMPと呼ばれるエネルギーがあるのですが、それぞれ結合の仕方が異なります。くわしくは次のページから解説していきましょう

★p250 参照

※リン酸基：カラダ、脳、臓器を働かせるためのエネルギー（ATP）をたくわえるのに重要な役割を担っている物質

▶ 摂取した食べ物がエネルギーに変わるまで

エネルギー産生

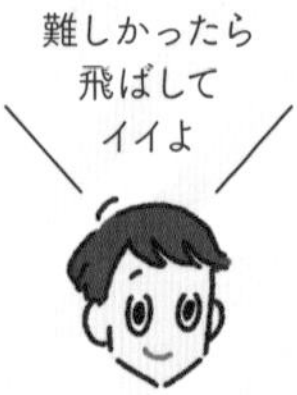

エネルギーは体内で★ATP、★ADP、★AMPといった物質の形で蓄えられるんだけど、それぞれリン酸基の構造が異なっているの

★p250 参照

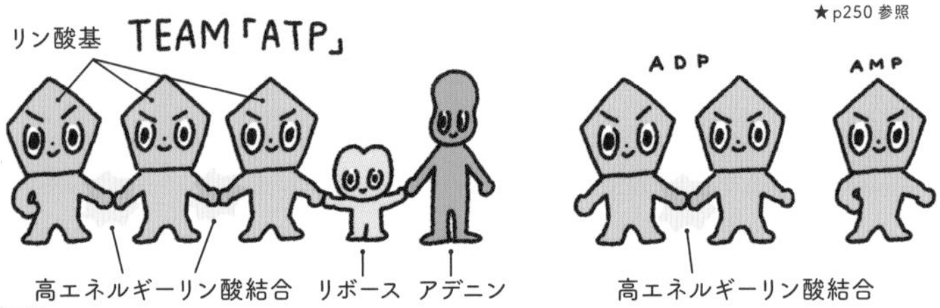

いくつのリン酸から成り立っているかの違いってことか

そう。でも**ポイントは結合部分**にあります。リン酸基とリン酸基の結合部分を見てみましょう。**結合部分を高エネルギーリン酸結合**と呼びます

この結合が切り離されるときに大きなエネルギーが放出されるの

リン酸基が3つあるATPは結合部分が2つ。リン酸基が2つあるADPは結合部分が1つ。AMPには結合部分がありません

だから、AMPはATPほどエネルギーを持っていないということになるわ

そんな違いがあるんだ！

カラダの中にはさまざまなところでATPを分解する酵素が働いているので、ATPさえあればエネルギーを同じように利用可能です。それにATPは一度利用されるとすぐに再生されます

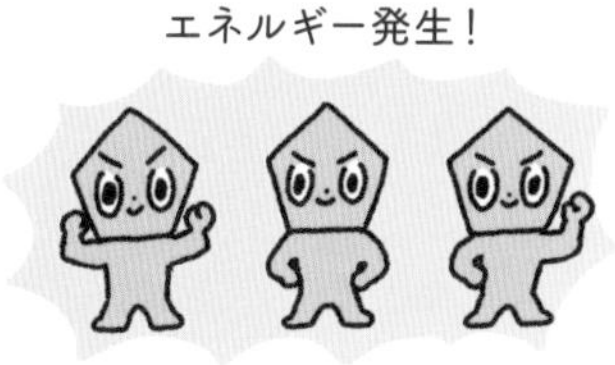
エネルギー発生！

へえ！　どうやって再生されるの？

ATPを利用する、つまり、結合部分が１つ切られると、ADPとリン酸基に分かれますよね

この残ったADPを、もう一度ATPにするためには、どうすれば良いと思う？

うーん…リン酸基がひとり別れちゃったから、もうひとりどこかから呼んでくる？

正解です！　ADPにリン酸基がさらに結合することでATPになります。これを**リン酸化**※というんです

ADPをリン酸化させる方法は大きく２つあるの。次のページでくわしく紹介するわ

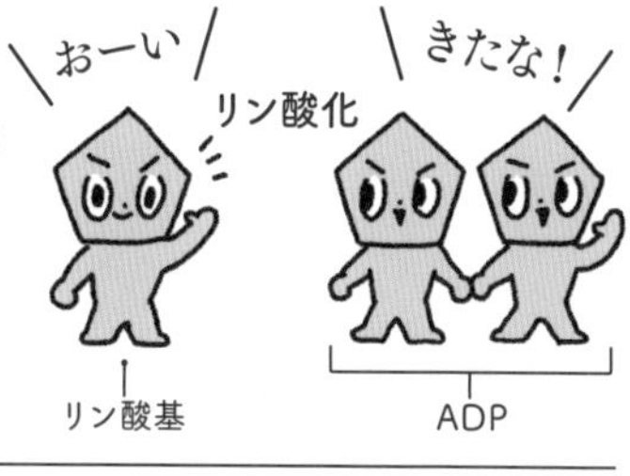
おーい
リン酸化
きたな！
リン酸基
ADP

※リン酸化：ATPを産生するための仕組みのひとつ。ADPにリン酸基が結合してATPになることを指す

もっとくわしく！

基質レベルのリン酸化

ADPをリン酸化させる方法のひとつめは、「**基質レベルのリン酸化**」といいます。基質とは、酵素の力で変化する物質のこと。栄養素の代謝物が持つリン酸基がADPに移転することでATPになることを指します。p49 で簡単に説明したエネルギー産生の仕組みがコレです。

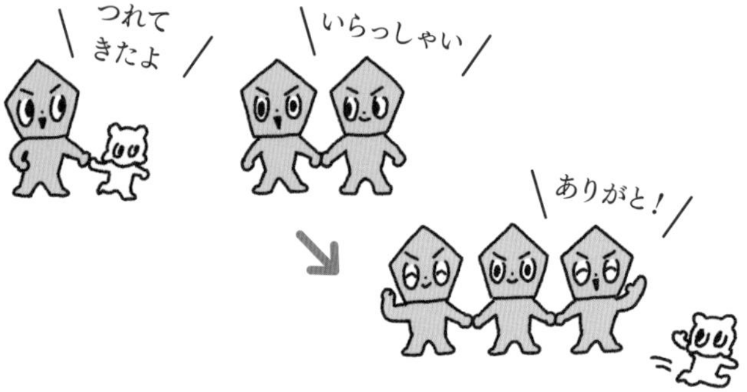

酸化的リン酸化

2つめの方法は「**酸化的リン酸化**」と呼ばれる仕組みです。**これはミトコンドリア内で水素イオンの濃度差を起こしてリン酸化を促すものです。**ミトコンドリアとは細胞内にある小器官のことで、食べ物からエネルギーを取り出す仕事を行なっています。

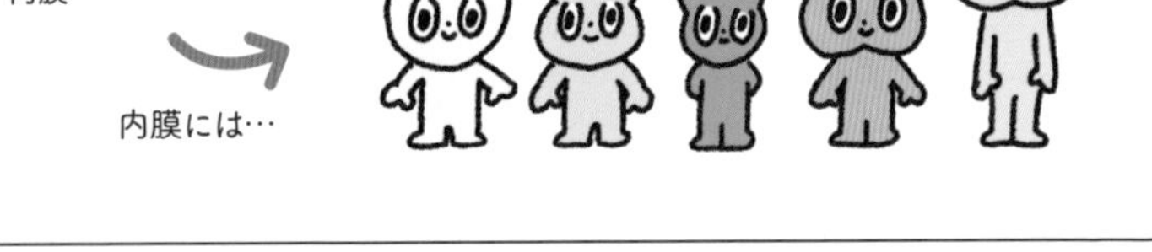

※ミトコンドリアのマトリックス：ミトコンドリア（細胞内小器官）の膜には外膜と内膜の2つがあり、内膜に囲まれた部分をマトリックスと呼ぶ

ミトコンドリアの内膜では、電子伝達系である複合体（ⅠからⅣ）と、ATP合成酵素である複合体（Ⅴ）が順番に反応して酸化的リン酸化が起こります。まずNADH※やFADH₂※と呼ばれる物質が、電子伝達系の複合体Ⅰへ電子を渡します。電子はⅢからⅣへ渡り、最後にATP合成酵素（Ⅴ）が受け取るとⅤは水になります。

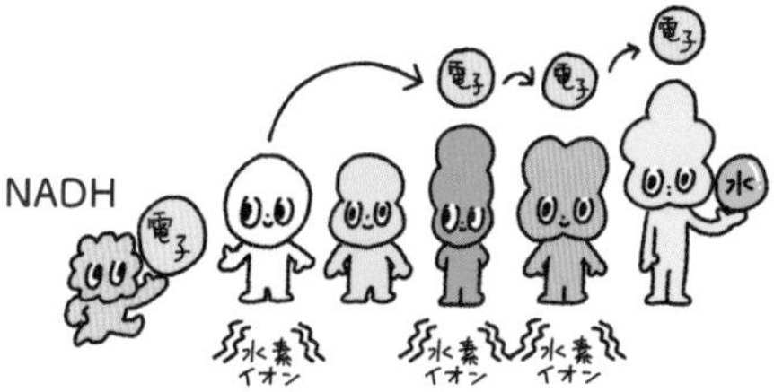

NADHのエネルギー産生はここからはじまります。電子が移動すると同時に、水素イオンが複合体を通って、ミトコンドリアのマトリックス※側から膜間腔側へ移動します。つまりⅤが電子を受け取ったときは、水素イオンの濃度に違いが生じている状態になります。

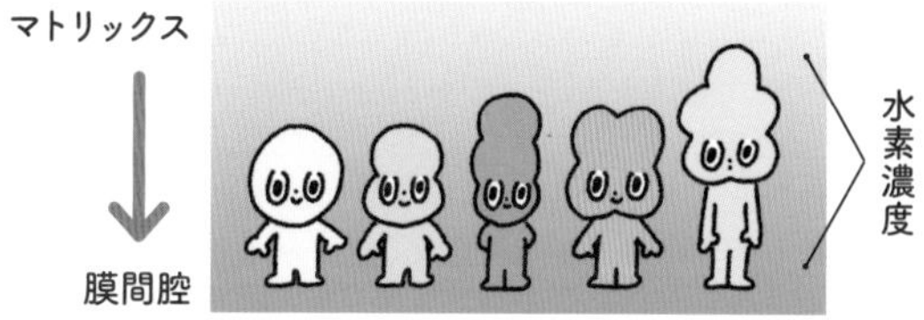

そこで、濃度を均等にしようとする力が働き、濃度の高い膜間腔側からマトリックス側に水素イオンが再度移動しようとします。この「移動しようとするエネルギー」を利用してⅤがADPをリン酸化します。複合体ⅤがATP合成酵素と呼ばれるのは、水素イオンの通り道になっているからです。

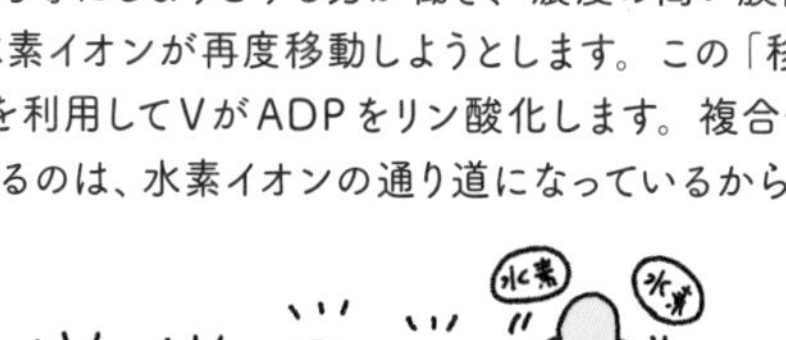

※NADHやFADH₂とは、生体内の電子伝達系で栄養素の代謝でもつくられる。NADHはATPを3個、FADH₂はATPを2個つくることが可能。くわしくはp250、251へ

▶“カラダ”はすべてたんぱく質でできている！

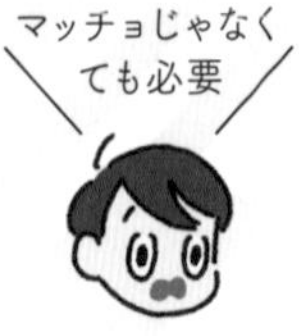
マッチョじゃなくても必要

たんぱく質

糖質と脂質は摂りすぎ注意だけど、たんぱく質はたくさん摂った方が良い栄養素だよね？

たしかにカラダにとって重要な栄養素だけど、摂りすぎはおすすめできないわね

はい。たんぱく質には貯蔵庫がないので、余ったら尿として対外へ排出されるのですが……

余分なものがでていっちゃうなら問題ないんじゃない？

いえいえ。これが肝臓に大きな負担になってしまうんです。食欲不振、嚥下障害、体力の低下などが起こることもありますよ

ほら、こめた、よく特売だからって買いすぎて使い切れずにダメにしちゃうことあるじゃない？　それよ！

そうだったね（苦笑）。気をつけま〜す

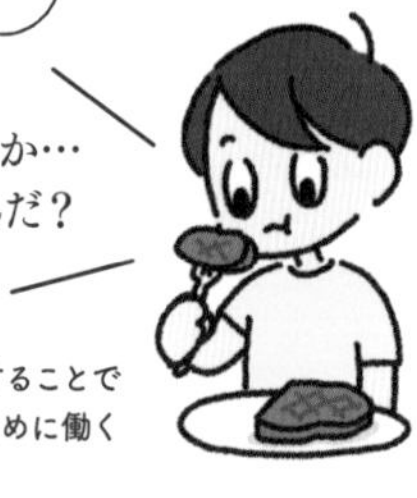
これが筋肉になるのか…
なんで俺はマッチョになれないんだ？

質の良いたんぱく質を適切に摂取することで
カラダをつくりだすために働く

たんぱく質ってこんな栄養素

- 筋肉、皮膚、髪の毛、ホルモンまで。**カラダをつくりだす栄養素**
- **アミノ酸**がさまざまな形で組み合わさっている
- カラダに貯蔵庫がないので**毎日摂取する必要アリ**
- 吸収率アップのカギは**ビタミンB群と適度な運動**

筋肉、内臓、皮膚、髪の毛、それから、体内の酵素やホルモンまで。これらはすべてたんぱく質からできています

さらに！ 神経伝達物質や免疫機能に関わる成分をつくったり、**糖質や脂質が不足しているときのエネルギー源**にもなっているの

だから、ダイエットや筋トレをするなら必ず摂りなさいって言われるのね

俺、普段からステーキいっぱい食べてるのに、お腹プヨプヨなんだけど…

ふふ（笑）。**肉類でたんぱく質を摂ろうとすると脂質も多く摂取しがち**なんです。だから、**大豆や野菜の植物性たんぱく質も摂る**といいですね

そっか。良質なたんぱく質を多く含む食品を選ぶことが大事なんだね。でもその良し悪しってどうやって決められてるの？

実は必須アミノ酸のバランスで決まっているんです。一般的には、**アミノ酸スコア**が用いられていますね。くわしくはp55、64で学習しましょう

たんぱく質を豊富に含む食材

肉や魚に豊富に含まれるイメージが強いといえますが、大豆をはじめとした豆類や野菜、卵、芋類にも豊富です。**たんぱく質が豊富な食品は比較的カロリーが高め**とも言えるため、植物性食品からの摂取を優先しがちですが、動物性食品の方が★アミノ酸スコアは高め。良質なたんぱく質を選ぶことが大切です。

★p64 参照

肉類

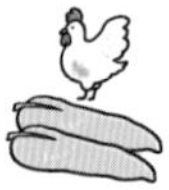

鶏ささ身
23.9g

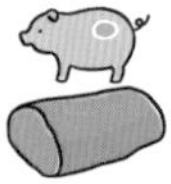

豚ヒレ肉
22.2g

魚介類

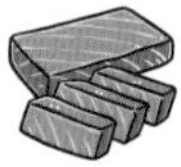

くろまぐろ赤身
26.4g

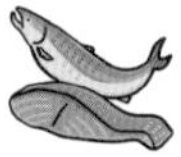

べにざけ
22.5g

豆類

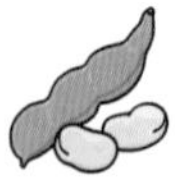

そらまめ
26.0g

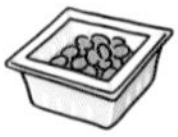

納豆
16.5g

乳類

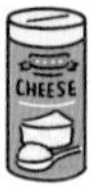

パルメザンチーズ
44.0g

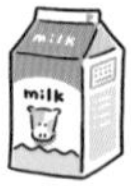

牛乳
3.3g

（100gあたり）

栄養価を逃さない食べ方のコツ

・大豆は別名「畑の肉」。脂質も少なく植物性食品の中でもとくにたんぱく質が豊富です
・たんぱく質の代謝にはビタミンB群※が不可欠。とくに**ビタミンB_6を多く含むマグロやカツオ、にんにくと一緒に摂りましょう**
・動物性食品からたんぱく質を摂取するときは、油を控えた調理法で。低カロリー高たんぱく質の食事を目指しましょう
・**毎日の食事で摂取するのがオススメ**。食事だけでなく、適度な運動を行なうことで利用効率を高められます

※ビタミンB群：あらゆる酵素の補酵素として働く。カラダのエネルギーを生成するのに必須。ビタミンB_1、ビタミンB_2、ビタミンB_6、ナイアシン、パントテン酸、ビオチン、ビタミンB_{12}、葉酸など

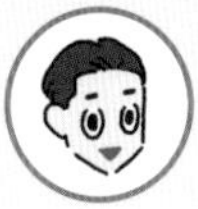

もっと くわしく!

アミノ酸が組み合わさってたんぱく質が完成

たんぱく質は人間の約20%を占めているほどとても重要な栄養素。その種類は**10万種類以上**存在し、それぞれ**約20種類のアミノ酸がさまざまな形で組み合わさってできています。**そのうち、体内で合成されない9つのアミノ酸を「**必須アミノ酸**」、アミノ酸、脂肪、糖を使って体内で合成できるアミノ酸を「**非必須アミノ酸**」と呼びます。つまり、体内で合成できない必須アミノ酸は食事から摂る必要があるわけです。

良質なたんぱく質はアミノ酸スコアで見分ける

アミノ酸スコアとは必須アミノ酸のバランスを評価したものです。良質なたんぱく質を見分けるために用いられ（計算の仕方はp65）、**このスコアが100に近いほど良質なたんぱく質を含む食品**だといえます。牛肉や卵、魚といった動物性食品は100をマークしており、積極的に食卓に取り入れたい食材だといえるでしょう。

たんぱく質の食事摂取基準（推定平均必要量、推奨量、目安量:g/日、目標量:%エネルギー）

性別	男性				女性			
年齢等	推定平均必要量	推奨量	目安量	目標量[1]	推定平均必要量	推奨量	目安量	目標量[1]
0～5(月)	—	—	10	—	—	—	10	—
6～8(月)	—	—	15	—	—	—	15	—
9～11(月)	—	—	25	—	—	—	25	—
1～2(歳)	15	20	—	13～20	15	20	—	13～20
3～5(歳)	20	25	—	13～20	20	25	—	13～20
6～7(歳)	25	30	—	13～20	25	30	—	13～20
8～9(歳)	30	40	—	13～20	30	40	—	13～20
10～11(歳)	40	45	—	13～20	40	50	—	13～20
12～14(歳)	50	60	—	13～20	45	55	—	13～20
15～17(歳)	50	65	—	13～20	45	55	—	13～20
18～29(歳)	50	65	—	13～20	40	50	—	13～20
30～49(歳)	50	65	—	13～20	40	50	—	13～20
50～64(歳)[2]	50	65	—	14～20	40	50	—	14～20
65～74(歳)[2]	50	60	—	15～20	40	50	—	15～20
75以上(歳)	50	60	—	15～20	40	50	—	15～20
妊婦(付加量)初期					+0	+0	—	—[3]
中期					+5	+5	—	—[3]
末期					+20	+25	—	—[4]
授乳婦(付加量)					+15	+20	—	—[4]

1 範囲に関しては、おおむねの値を示したものであり、弾力的に運用すること。
2 65歳以上の高齢者について、フレイル予防を目的とした量を定めることは難しいが、身長・体重が参照体位に比べて小さい者や、特に75歳以上であって加齢に伴い身体活動量が大きく低下した者など、必要エネルギー摂取量が低い者では、下限が推奨量を下回る場合があり得る。この場合でも、下限は推奨量以上とすることが望ましい。
3 妊婦(初期・中期)の目標量は、13～20%エネルギーとした。
4 妊婦(後期)及び授乳婦の目標量は、15～20%エネルギーとした。

▶たんぱく質はアミノ酸として吸収される

たんぱく質の消化・吸収

たんぱく質はアミノ酸の形で小腸から取り込まれます

「たんぱく質＝アミノ酸」っていうのがよくわかんないんだけど…

では、もうすこし細かく説明しましょう。まず、**たんぱく質は多数のアミノ酸が鎖状になった構造**をしています。この鎖を切っていくとアミノ酸になるんです

切る…！ お腹の中にハサミが…？！

いえいえ、その鎖を切るのが「★酵素」なんです。たんぱく質は、まず胃でペプシンと呼ばれる酵素によってプロテオースやペプトンというものに変換されます

★p41 参照

変換されるってことは、酵素の力で鎖が切られたってことね

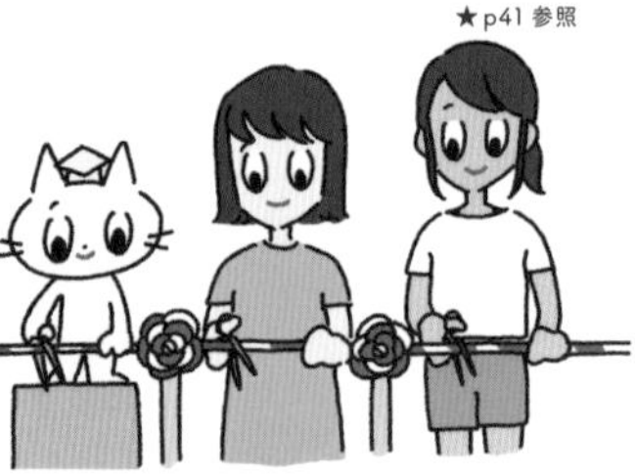

糖質と同様に、たんぱく質も酵素の力でアミノ酸の鎖が細かく切られながら消化されていく

そうよ。さらに小腸では膵液に含まれるトリプシンなどによってオリゴペプチドになるわ

まだアミノ酸にはならないの？

アミノ酸に分解されるのは**膜消化**までたどり着いたとき。さらにそこから★門脈を通って血中に運ばれます

★p42 参照

ほえ〜そのハサミ…じゃなかった酵素がたくさん関わってるんだなあ

そうなんです。ここでひとつポイント。**胃液や膵液中に含まれるたんぱく質の消化酵素はたんぱく質からできているんです**

酵素もたんぱく質でできているの？？

ええ、なので自己消化※を防ぐために★前駆体（プロ酵素）として分泌されます

★p251 参照

前駆体として分泌された酵素は、さらに分解されることで消化酵素に変わるの。そうして栄養素の消化が行なわれるのよ

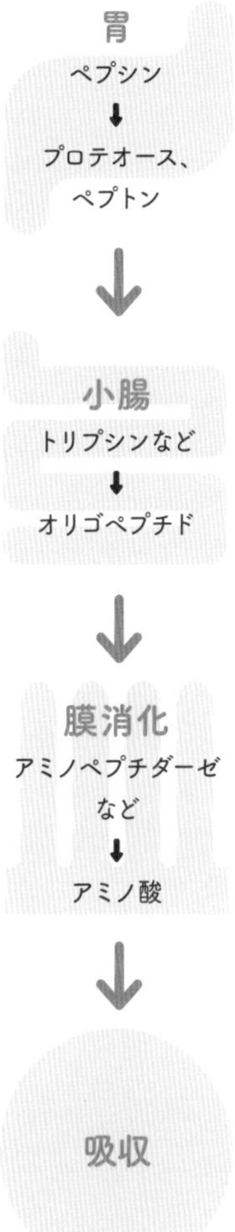

※自己消化：カラダの中にある酵素がカラダの成分を分解してしまうことを指す。胃液や膵液に含まれるたんぱく質の消化酵素は、たんぱく質からできているので、前駆体（不活性型）の状態で分泌される

▶たんぱく質は分解されて“プール”にたまる！

アミノ酸プール

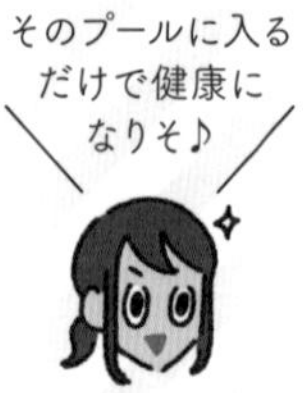

ここからは、たんぱく質の代謝について勉強します。まずは食事で摂取したたんぱく質が体内でどのように吸収されるかのおさらいです

たんぱく質は小腸で吸収されるんだったわよね

そうですね。小腸で分解されてアミノ酸に変化し、その後、血中に運ばれます。そして門脈を通って肝臓に運ばれたあとがポイント。なんと**アミノ酸はプールにためこまれるんです**

プール!?　ハサミの次はカラダの中にプールがあるのか？

いわゆる概念的なもので、みんなが想像しているプールとはちょっと違うんだけど。体内には一定量のアミノ酸がそのプールに蓄えられているの

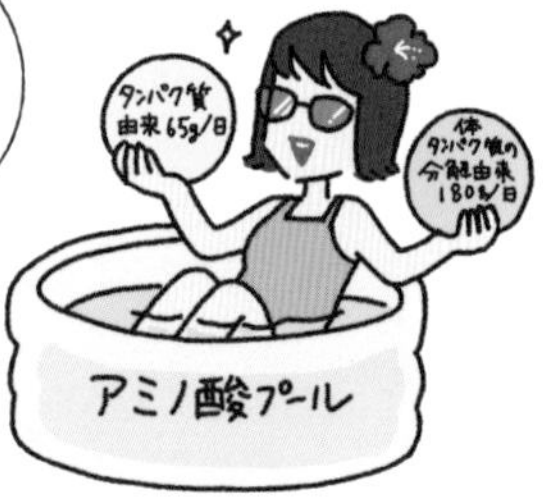

そのプールから必要な分だけを使っているってことか！

※体たんぱく質①：小腸で吸収されたあと、肝臓に運ばれ、カラダを構成しているたんぱく質のこと

そうなんです。**プールにためられるアミノ酸は食事由来のものだけでなく、筋肉や内臓をつくりだすたんぱく質（体たんぱく質※）を分解してつくられるアミノ酸もあります。**プールが空っぽにならないように体内で調整しているんですよ

じゃあ、食事からたんぱく質を摂取しないと、体たんぱく質がより多く分解されちゃうんじゃ…

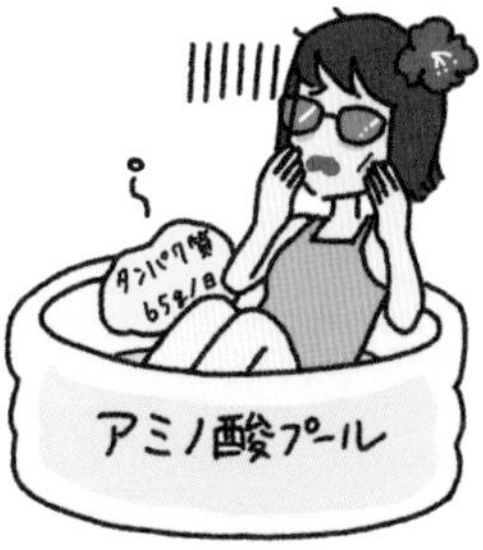

食事からのアミノ酸が不足すると、体たんぱく質が余分に分解されてしまい、肌や髪などカラダのさまざまな部分に不調をきたす

そうなのよ〜。だから常にたんぱく質は食事から摂取する必要があるわ。たんぱく質が不足するとどんなことが起きると思う？

たんぱく質ってカラダの筋肉や内臓、皮膚、髪の毛、ホルモンまでいろんなものをつくっていたよね

そう！ つまりカラダのさまざまな部分に不調をきたすの

じゃあたくさん摂らないとダメだね！

でもさ…摂りすぎるとプールが溢れちゃうんじゃない…？

いいところに気づくわね！ じゃあたんぱく質を摂りすぎるとどんなことが起こるのか次のページで解説するわね

※体たんぱく質②：ヒトの体内では1日に200～300gの体たんぱく質が分解され、同量のたんぱく質が合成されることで一定の状態を維持している

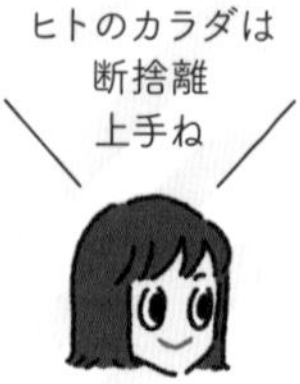

▶溢れたアミノ酸はどこへ行く？

アミノ酸の代謝

たんぱく質を過剰に摂取して、アミノ酸プールの許容量を超えたアミノ酸は代謝されます。プールから溢れたアミノ酸は、★**アミノ基転移反応**と★**酸化的脱アミノ反応**によってアミノ酸とアミノ基※がバラバラになるんです

アミノ基が取り外される？　どういうこと？

アミノ酸がさらに分解されるってことよ。アミノ基が取り外されると、★**2-オキソ酸**と★**α-グルタミン酸**に分かれるの

さらにα-グルタミン酸からはアミノ基が★アンモニアとして取り外されます

どんどん細かくなって吸収しやすい形に変化していく感じ？

そうですね。取り外されたアミノ基由来のアンモニアは毒性のある物質なんです。だから、**肝臓の尿素回路で尿素に代謝されて尿中に排出されます**

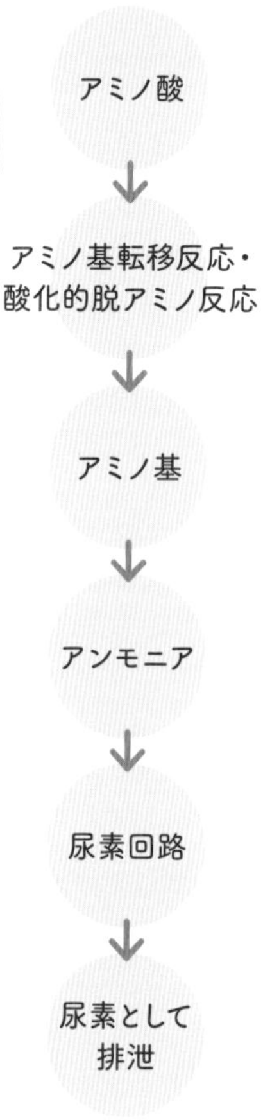

★p250～251参照

※アミノ基：アンモニアから水素原子をひとつ取り除いたもの。アミノ酸の中に必ず含まれている物質

つまり、いらないアミノ酸は肝臓で代謝されて排出されるんだ！でも2-オキソ酸の方はどこへ行くの？

2-オキソ酸は★TCA回路でエネルギー生成に使われます。ただし、エネルギーが不足しているか充足しているかで利用のされ方も変わるんです

★p74参照

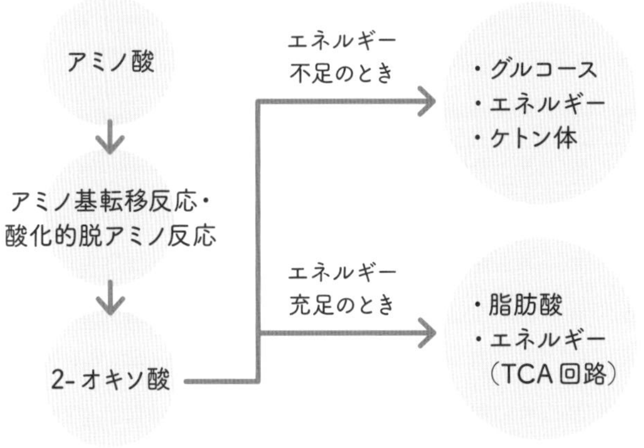

エネルギーが不足しているときは脂質や糖質に変換されて、充足しているときは脂肪酸に変換されて体内に蓄積されるの

え！ 糖質や脂質に変換できるんだ！

はい。でもどのアミノ酸も変換できるわけではありません。**アミノ酸には、グルコース（糖質）になれる糖原性アミノ酸※、脂肪酸やケトン体（脂質）になれるケトン原性アミノ酸、そのどちらにもなれるアミノ酸があります**。だから、アミノ酸の代謝は種類によってそれぞれ異なるんですよ

※糖原性アミノ酸：糖原性アミノ酸はオキサロ酢酸を経由してグルコースになるため、糖新生の原料といえる

▶窒素を含むアミノ基の出入り

窒素出納

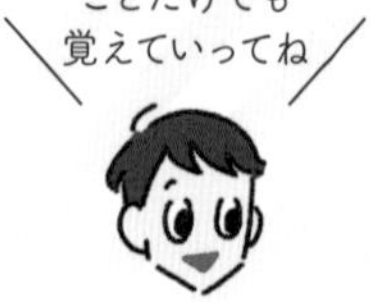
仕組みがあるってことだけでも覚えていってね

余分なアミノ酸はエネルギーに変換できるなんてヒトのカラダって優秀ね

ホント。しかもカラダに必要ないものは尿素（窒素）として排出できる仕組みもあるんだもんね

そうですよね。その窒素の摂取と排出の仕組みを「窒素出納」と呼びます。**健康なヒトは窒素出納が±0になるように保たれているんです**

摂取量と排泄量が一緒ってこと？

そうです。ただ、プラスになったりマイナスになったりすることもあるんです。プラスになるのはどんなケースだと思います？

摂取した量が排泄量を上回っているということは…体内の窒素が多くなっているってことよね

そうそう。それは、体たんぱく質が増えている状態と考えられるわ。それってどんなとき？

カラダを構成するたんぱく質が必要な時期ってことは…成長期や妊娠期？

正解！ 体たんぱく質が蓄積するので排泄量が少なくなるというわけ。では、窒素出納がマイナスになるときは？

体たんぱく質が減ってしまう…つまり、食事から摂取するたんぱく質が足りないってことか。…となると絶食をしたときとか？

素晴らしいわ～。飢餓時や大きな手術をしたときはエネルギー源にたんぱく質が使われるから、窒素出納もマイナスになるのよ

▶成人

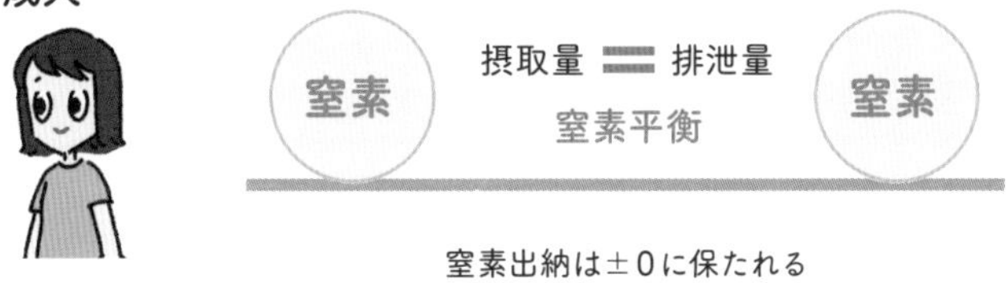

窒素出納は±0に保たれる

▶子ども
▶妊婦

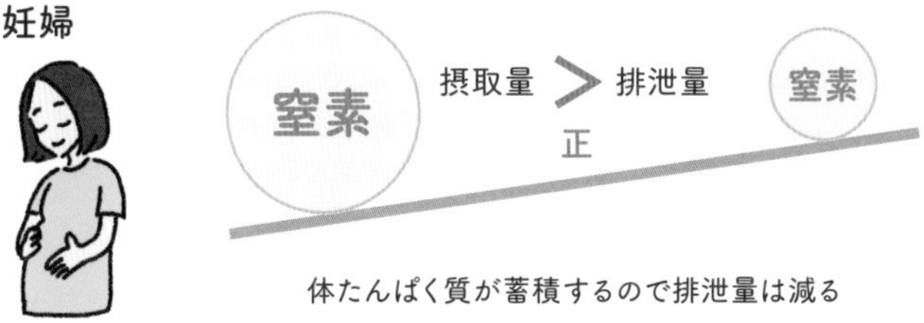

体たんぱく質が蓄積するので排泄量は減る

▶飢餓状態
▶高齢者

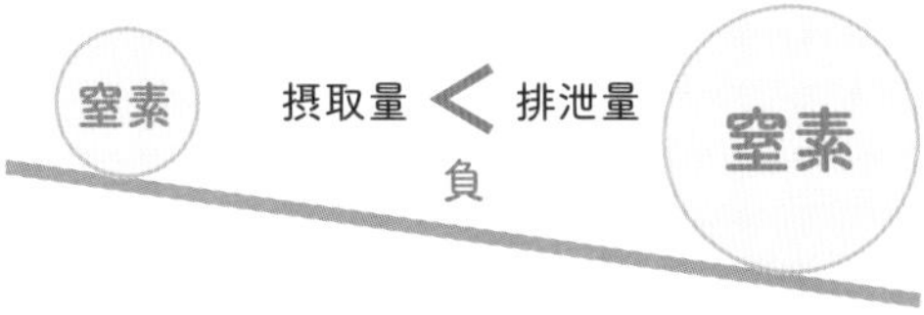

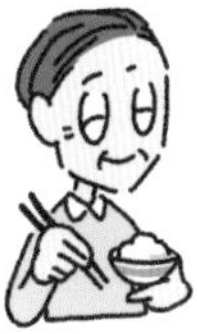

エネルギー摂取不足により窒素摂取量は減り、エネルギー源に体たんぱく質が使用されるため排泄量が多くなる

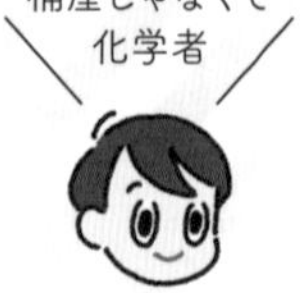
リービッヒさんは
桶屋じゃなくて
化学者

▶質の良いたんぱく質の見分け方

アミノ酸スコア

たんぱく質の質は、必須アミノ酸のバランスで決まるんだよね

そうよ。一般的に**アミノ酸スコア**を用いて評価するの。ちなみに、**必須アミノ酸とは体内で合成されないアミノ酸**よ

必須アミノ酸は食品ごとに含有量や、体たんぱく質合成に必要な量がそれぞれ異なるので、それぞれの食品中の必須アミノ酸のバランスを評価したものが、アミノ酸スコアなんです。さらに、体たんぱく質合成に必要なアミノ酸の量をアミノ酸評点※パターンと呼びます。この2つをもとにしてアミノ酸スコアを求めるんです

??? ナニガナンダカワカラナイヨ…

では、リービッヒの桶で説明しましょう。たんぱく質合成に必要な必須アミノ酸の量を桶の板だと考えます。どの板も高さがしっかりあれば桶にしっかり水が入りますよね（図1）

つまり、アミノ酸をバランス良く摂取すれば十分なたんぱく質が合成されるってこと

なるほど！

※アミノ酸評点：国際機関（FAO、WHO、UNU）によって定義された、必須アミノ酸の中で、何が第一制限アミノ酸であるか、いくつ必要なのかを表したもの

では、必須アミノ酸の摂取バランスが悪いとき。つまり、板の高さがバラバラだとどうなります？（図2）

図1

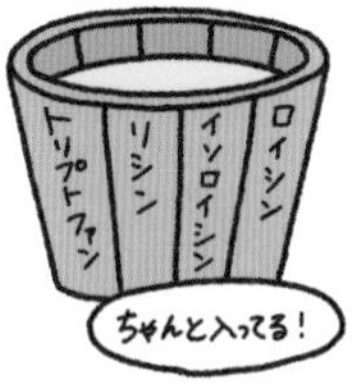

水はこぼれるし板がいちばん低いラインまでしか水は入らないから、たんぱく質合成が十分にできないってことね

図2

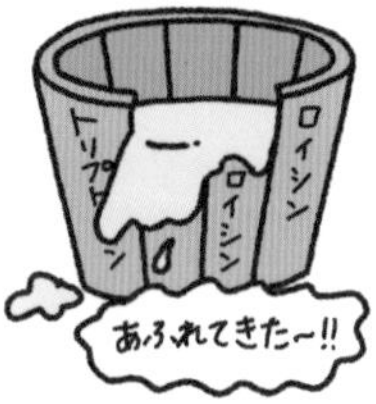

その通り！ **いちばん低い板のアミノ酸を、第一制限アミノ酸と呼ぶんです**。たんぱく質の合成値は第一制限アミノ酸の量によって決まってしまうというわけですね

アミノ酸スコアは、この食品中の第一制限アミノ酸の量と、そのアミノ酸のアミノ酸評点パターンを比較するのよ

アミノ酸スコアの計算式を見てみましょう

アミノ酸スコアの計算式

アミノ酸スコア＝

$$\frac{\text{食品のたんぱく質中の第一制限アミノ酸含有量（mg/g 基準窒素）}}{\text{アミノ酸評点パターン（mg/g 基準窒素）}} \times 100$$

たとえば食パンの第一制限アミノ酸はリジンで 23mg/g 基準窒素※、リジンのアミノ酸評点パターンは 45mg/g 基準窒素なんだけど、この場合のアミノ酸スコアはわかる？

ええと…わかった！ アミノ酸スコアは 51 だね

※基準窒素：改良ケルダール法によって定量された窒素量から、カフェイン、カフェイン及びテオブロミン、硝酸イオンをそれぞれ別途定量し、これらに由来する窒素量を差し引いたものを基準窒素としている（文部科学省HP参照）

▶カラダの原動力となる「神」的存在

糖質

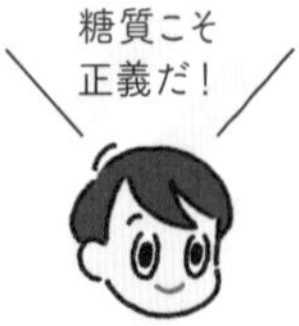
糖質こそ
正義だ！

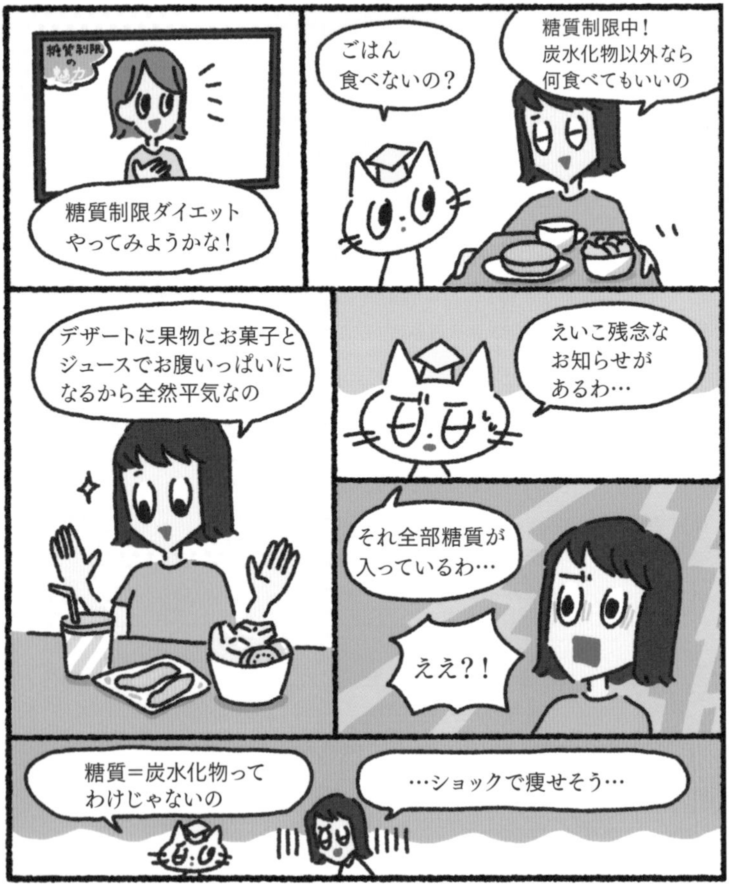
糖質制限の魅力
糖質制限ダイエット
やってみようかな！
ごはん
食べないの？
糖質制限中！
炭水化物以外なら
何食べてもいいの
デザートに果物とお菓子と
ジュースでお腹いっぱいに
なるから全然平気なの
えいこ残念な
お知らせが
あるわ…
それ全部糖質が
入っているわ…
ええ?!
糖質＝炭水化物って
わけじゃないの
…ショックで痩せそう…

糖質ってこんな栄養素

- **脳やカラダを動かすためのエネルギー源**
- どんな栄養素よりも**素早くエネルギーをつくりだす**
- 糖質とは炭水化物から食物繊維を抜いたものを指す
- 余分な糖質は内臓脂肪に変わるため食べすぎに注意

糖質が含まれるのって炭水化物だけだと思っていたから驚き

勘違いしている人も多いのよね。**糖質とは炭水化物から消化されない食物繊維を抜いたもの**を呼ぶの

でも、糖質を極端に制限するのはおすすめしませんよ。頭が働かなくなってしまったりカラダが疲れやすくなりますから

へ〜糖質ってそんなに大事なの？

ズバリ！ **カラダと脳を動かすためのエネルギー源**ですからね。しかも他の栄養素と比べて**もっともスピーディーにエネルギーに変わってくれるんです**

疲れてるときに甘いものを食べると元気になるのって「気のせい」じゃなかったのね

ということは！ ごはんを食べれば食べるほど頭が良くなるってことか!?

残念ながら糖質って**必要な容量を超えると脂肪に変わって蓄えられてしまう**のよ。だから食べすぎには注意よ、ふ・と・し！

へ〜い…

糖質を豊富に含む食材

糖質の主要な供給源はやはり穀類。ごはん、パン、麺類には豊富に糖質が含まれています。また、いも類や、かぼちゃ、とうもろこしなどの野菜類、バナナ、りんごといった果物にも豊富。もちろん砂糖を使ったお菓子やケーキ、一般的に市販されているジュースにもほぼ糖質は含まれているので、摂りすぎには注意が必要です。

野菜類

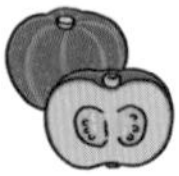

かぼちゃ
17.1g

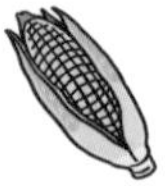

とうもろこし
13.8g

穀類

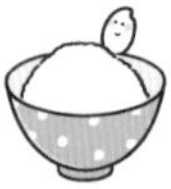

精白米
77.1g

コーンフレーク
81.2g

いも・でん粉類

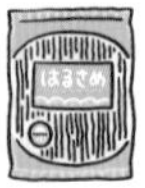

緑豆はるさめ
83.4g

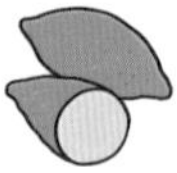

さつまいも
29.7g

果実類

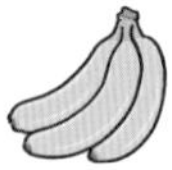

バナナ
21.4g

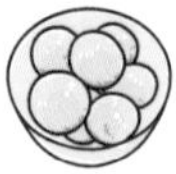

ぶどう（皮なし）
15.2g

（糖質＝炭水化物－食物繊維）（100gあたり）

栄養価を逃さない食べ方のコツ

- **ビタミンB群を含む食品を一緒に摂ると、糖質から効率良くエネルギーをつくりだすことができます**
- 過剰に摂取すると脂肪となってしまうため、自分の活動量に見合った量を、規則正しく摂ることが大切です
- 穀類で摂取するときは、**精白前の食品を選んだり、少量ずつ食べることで血糖値が上がりにくくなります**

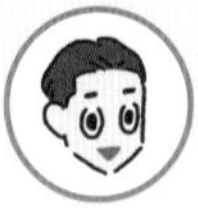

もっと
くわしく！

糖質は単糖類、少糖類、多糖類に区別される

単糖類はそれ以上分解されない糖類で、少糖類は単糖が2つ以上結びついたものです。少糖類は多糖類ほど分子量が大きくありません。また、多糖類は消化性多糖類と難消化性多糖類に分かれ、消化性多糖類にはでんぷん、グリコーゲンが含まれ、難消化性糖類は食物繊維の仲間となります。

脳のエネルギー源はブドウ糖

脳を働かせるエネルギーとなるのが単糖類に分類されるブドウ糖。ブドウ糖が不足すると記憶力の低下や、頭がボーっとするといった症状がでることがあります。

摂りすぎても摂らなすぎても不調に

一般的な食生活を送っていればもっとも摂取量が多い栄養素だといえます。摂りすぎたり、摂らなすぎたりしないように適切な摂取量を知ることが大切です。

炭水化物の食事摂取基準（g/日）

性別	男性	女性
年齢	目標量[1,2]	目標量[1,2]
0～5（月）	—	—
6～11（月）	—	—
1～2（歳）	119～154	113～146
3～5（歳）	163～211	156～203
6～7（歳）	188～244	181～236
8～9（歳）	231～301	213～276
10～11（歳）	281～366	263～341
12～14（歳）	325～423	300～390
15～17（歳）	350～455	288～374
18～29（歳）	331～431	250～325
30～49（歳）	338～439	256～333
50～64（歳）	325～423	244～317
65～74（歳）	300～390	231～301
75以上（歳）	263～341	206～268
妊婦		288～374
授乳婦		300～390

1 範囲に関しては、おおむねの値を示したものである。
2 アルコールを含む。ただし、アルコールの摂取を勧めるものではない。
食物繊維含む
食事摂取基準2020版に基づき、（g/日）として表記

COLUMN

糖質制限はカラダに良い？悪い？

「糖質制限ダイエット」は、糖質を摂取せずに、糖新生で血糖とエネルギーを確保します。短期間で体重を落とすことができたり、糖尿病の予防や改善に効果があるとして注目されていますが、それらを示す研究の多くは、★BMI30～35以上の人を研究対象者にしたものであったりと、いまだに十分なエビデンスが揃っているとは言えません。極端なダイエット方法に取り組むよりも、バランス型の食事を心がけることをおすすめします。

★p226参照

▶ グルコースに分解されて血糖となる

糖質の消化・吸収

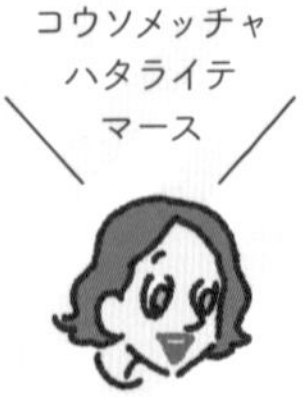
コウソメッチャ
ハタライテ
マース

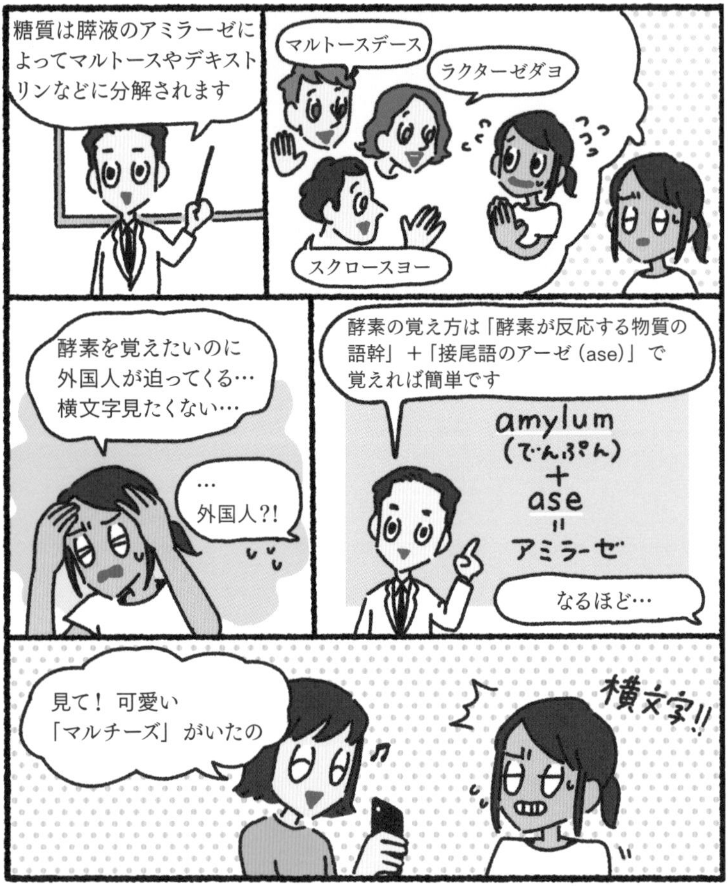
糖質は膵液のアミラーゼによってマルトースやデキストリンなどに分解されます
マルトースデース
ラクターゼダヨ
スクロースヨー
酵素を覚えたいのに外国人が迫ってくる…横文字見たくない…
…外国人?!
酵素の覚え方は「酵素が反応する物質の語幹」＋「接尾語のアーゼ（ase）」で覚えれば簡単です
amylum
(でんぷん)
+
ase
=
アミラーゼ
なるほど…
見て！ 可愛い「マルチーズ」がいたの
横文字!!

みなさんお米やパンは好きですか？　ご飯には糖質という栄養素が含まれていることで有名ですよね。**この糖質は消化の過程で、でんぷんからグルコースに分解されていきます**

糖質のことをでんぷんっていうのか？

はい。糖質にもいろいろ種類があって、お米やパンに含まれているのは「でんぷん」です。★「鎖」の話覚えていますか？　でんぷんは多糖と呼ばれて鎖がつながった状態。酵素がでんぷんを分解して（鎖を切り離して）単糖と呼ばれるグルコースに変化します

★p56 参照

ということは、**糖質はグルコースになって吸収される**ってこと？

その通り！　単糖の形で血中に吸収されたあとは、門脈をへて肝臓へ取り込まれて、さらに肝臓から血中へ放出されるのよ

この「血」中に放出された「糖」のことをなんと言うかわかりますか？　きっとみなさん聞いたことがあるはずです

あ！　もしかして**血糖**※？

正解です！　体内の組織はこの血糖を材料にしてエネルギーをつくりだしています。そのため血糖がなくなるとエネルギーがつくれません

だから血糖の維持はとても大事なのよ。とくに脳や神経、赤血球の働きにおいて糖質は主要なエネルギーだからね

※血糖：肝臓に取り込まれたグルコースが、血液中に放出されたもの。体内の組織は血糖を取り込み、脳、神経系、赤血球のエネルギーとして利用する

▶糖質がエネルギーになるまで

解糖系

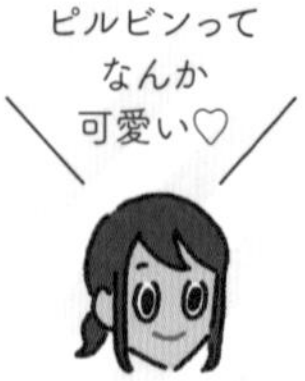

血糖が材料になってエネルギーがつくられるのはわかったけど…その甘いやつがどうやってエネルギーになるんだ？

甘いやつ…糖のことね（苦笑）。細胞内に入ったグルコースからは、大きく分けて2つの仕組みでエネルギーがつくられるの

ひとつめの仕組みを「**解糖系**」、2つめを★「**TCA回路**」と呼びます

★p74 参照

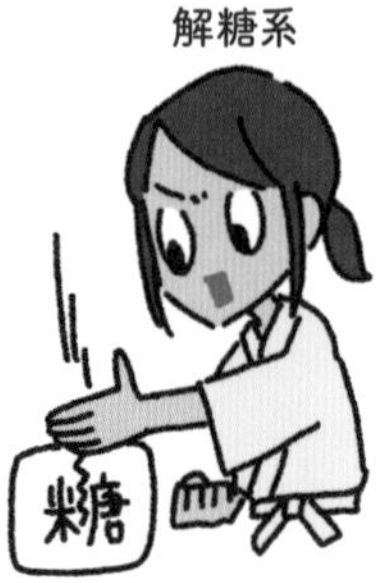

な〜んか難しそうな匂い……

解糖系はなんとなく想像つかない？「糖」を分「解」するってことじゃないの？

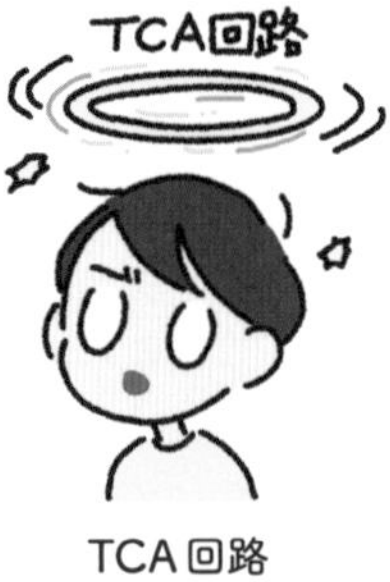

冴えてますね〜。そうです、解糖系ではグルコースが、2つの**ピルビン酸**※に分解されるんです

ほう…そのふたりのピルビンさんがどうなるんだ？

※ピルビン酸：グルコースが解糖されて生じた有機化合物。グルコースの炭素数は6だが、分解されて炭素数3のピルビン酸が2つ生まれる

ピルビン酸、ね。実はもうエネルギーができているのよ。分解される過程でエネルギーがつくられるの

え！ めちゃくちゃ簡単じゃない

実際はピルビン酸に分解されるまでにいくつもの過程を経ているのですが、ひとまずスルーで大丈夫ですよ

グルコースが2つの分子に分解されてエネルギーが生まれることだけ覚えておけばいいわ

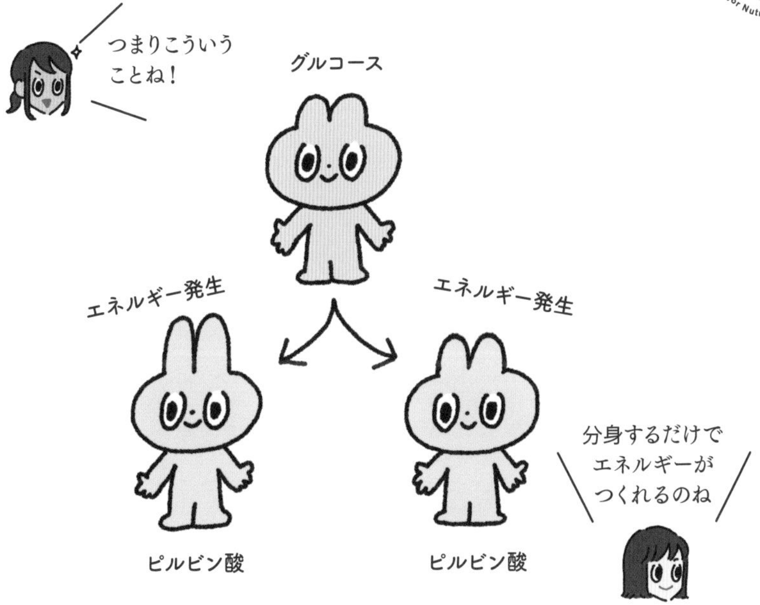
つまりこういうことね！
グルコース
エネルギー発生
エネルギー発生
ピルビン酸
ピルビン酸
分身するだけでエネルギーがつくれるのね

▶ 回路をまわしてパワーを生みだす

TCA回路

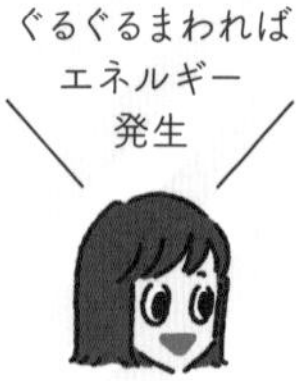

次は2つめの**TCA回路**※について解説します。ちょっと難しくなるのでゆっくりいきますね。解糖系の過程をへて最後まで残ったピルビン酸は細胞のミトコンドリア内に運ばれます

ミトコンドリアの内側に移動するまでに、ピルビン酸はアセチルCoA※という物質に変化するの。このアセチルCoAがエネルギーをつくりだすのよ

このアセチルCoAがTCA回路にのってさまざまな酵素の反応を受けながらエネルギーをつくりだします

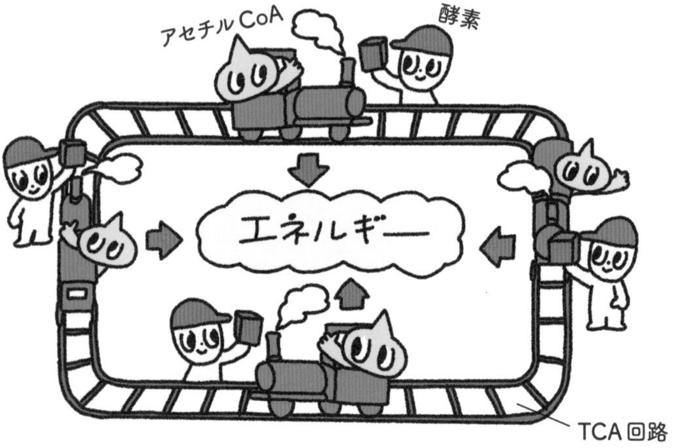

※TCA回路：最初の反応で生じるクエン酸が3つのカルボキシ基（-COOH）を持つことから、Tricarboxylic Acidの頭文字をとり、TCA回路と呼ぶ

回路ってことはエネルギーをつくりながらぐるっと一周まわって戻ってくるの？

そう、解糖系とは違って反応が循環しているのよ。**この一連のサイクルをまわりながら、アセチルCoAは酸化されてエネルギーと二酸化炭素をつくっているの。**これがグルコースからエネルギーをつくりだす基本的な仕組みよ

最終的に、グルコースからどれぐらいのエネルギーがつくられるのかしら？

TCA回路を一周まわると★ATPを12★分子つくることができます。さらにグルコース1分子から2分子のピルビン酸がつくられたり、他にもいろいろあって、グルコース1分子から38分子のATPがつくりだされるんです

★それぞれp250、43参照

そんなにたくさん！ 糖質はやっぱり人間の主なエネルギー源なんだね

そうそう、TCA回路は酸素が十分にあるときしか利用できないの。解糖系はどんな酸素状態でも機能するわ。これも覚えておいてね

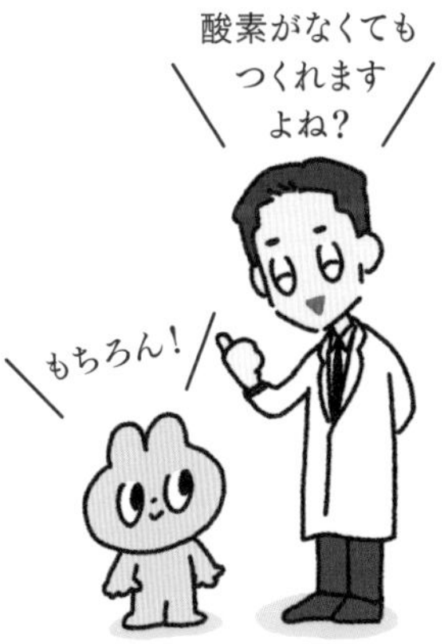
酸素がなくても
つくれます
よね？
もちろん！

※アセチルCoA：エネルギー代謝において重要な物質。アセチル補酵素Aの略で、TCA回路で利用されてエネルギーをつくりだす。脂肪酸、アミノ酸からも合成することが可能

▶糖質が不足しているときはどうする？

グリコーゲン分解

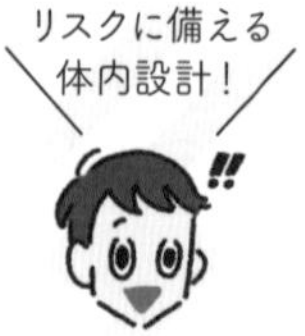
リスクに備える
体内設計！

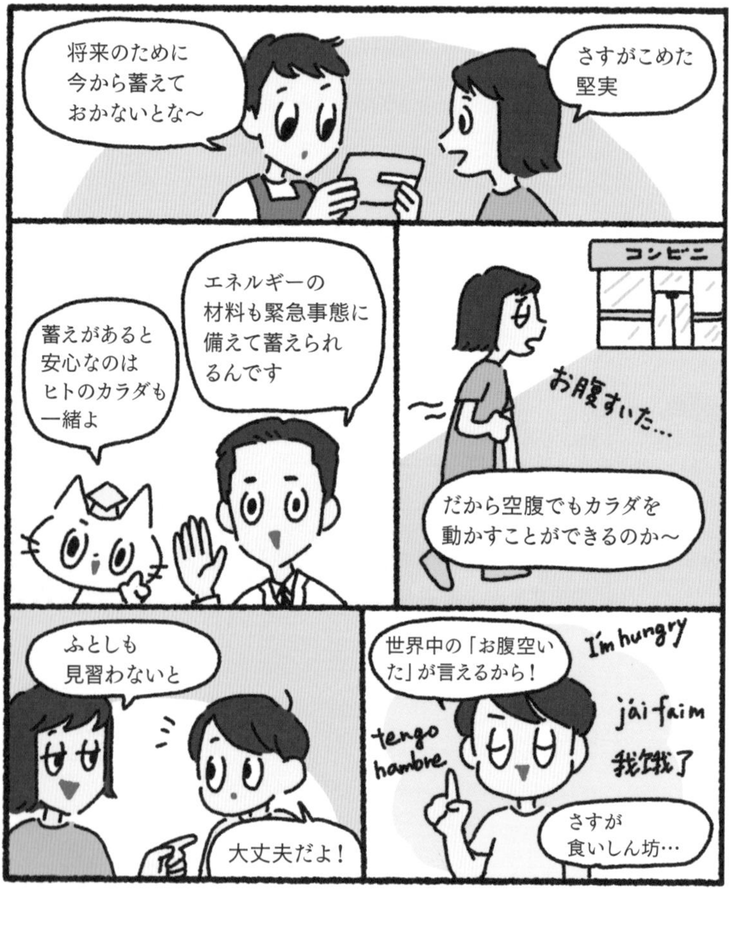
将来のために
今から蓄えて
おかないとな～
さすがこめた
堅実
蓄えがあると
安心なのは
ヒトのカラダも
一緒よ
エネルギーの
材料も緊急事態に
備えて蓄えられ
るんです
コンビニ
お腹すいた…
だから空腹でもカラダを
動かすことができるのか～
ふとしも
見習わないと
大丈夫だよ！
世界中の「お腹空いた」が言えるから！
I'm hungry
j'ai faim
tengo hambre
我饿了
さすが
食いしん坊…

エネルギーが必要になるたびに糖質を補給しなければいけないわけではないの。**グルコースが足りない場合に備えてカラダにはある程度のグルコースを蓄えられるからよ**

え…？ グルコースって貯蓄できるものなのか？

そうなんです。**必要以上の糖質を摂取すると、グルコースはグリコーゲンという物質に合成されて、肝臓や骨格筋に貯蔵されます**。そこから必要に応じてグルコースとして使用されているんですよ

そうなのね！ ふとしは相当蓄えがありそうだけど…

……いいんだよ！ これからバイトだし使いまくってやる！

ちなみに、骨格筋と肝臓に蓄えられたグリコーゲンは、使い道に違いがあります。**骨格筋に蓄えられたものは運動時のエネルギー源として、肝臓に蓄えられたものは他の臓器を働かせるためのエネルギーとして血糖に形を変えて放出されるんです**

カラダの臓器にも支障がでないように、「予備」をしっかり蓄えているのね

そうよ。お腹が空いている状態でも私たちって活動できるでしょ？ それはこの蓄えがあるからなの

▶体内の貯蓄がつきても大丈夫！

糖新生

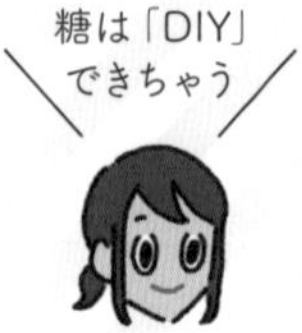
糖は「DIY」
できちゃう

あ～お腹が空いて倒れそう……もうダメかも…

あら、三食欠かさないえいこが珍しいわねえ

今日寝坊しちゃって朝ご飯が食べられなかったの。でもまっ、蓄えられたグルコースがあるからなんとか生きてるわぁ…

おや…えいこさん。残念ながらその蓄えはもう尽きている頃ですね…

えっ？！ 嘘でしょ？

空腹状態が半日以上続くと肝臓に貯蔵してあるグリコーゲンも尽きちゃうのよ

そ、そんな…えいこ…し、死んじゃうの？！

大丈夫ですよ（笑）。血糖値が下がらないように他の栄養素がグルコースをつくっていますから

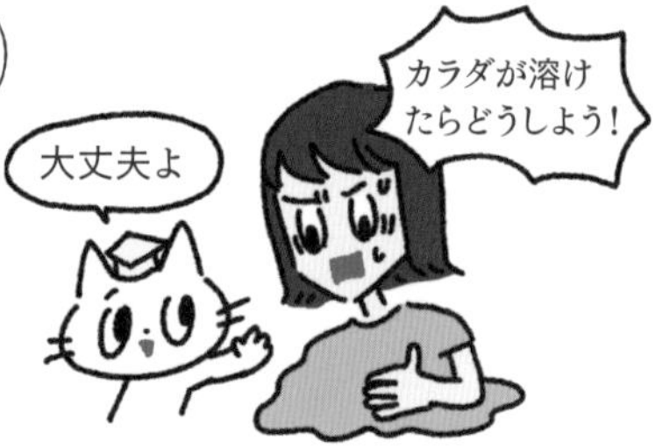
大丈夫よ
カラダが溶けたらどうしよう！

お？ 体内でグルコースってつくれちゃうのか？

はい。貯蓄が尽きると**糖新生**が行なわれます。簡単にいうと今、えいこさんの体内では、★**解糖系**とは逆転の反応が起こっています

★p72 参照

解糖系は糖を分解するのよね。その逆ということは…糖が合成されているの？

はい。体内の乳酸、アミノ酸、グリセロールといった物質が材料になって糖新生が行なわれてグルコースがつくられています。だから空腹状態が長く続いても、血糖を維持することができるんです。**体内でつくられるグルコースは緊急時のエネルギー源として使われていますよ**

とにかく死ななくてよかった……早く食事しなきゃ～

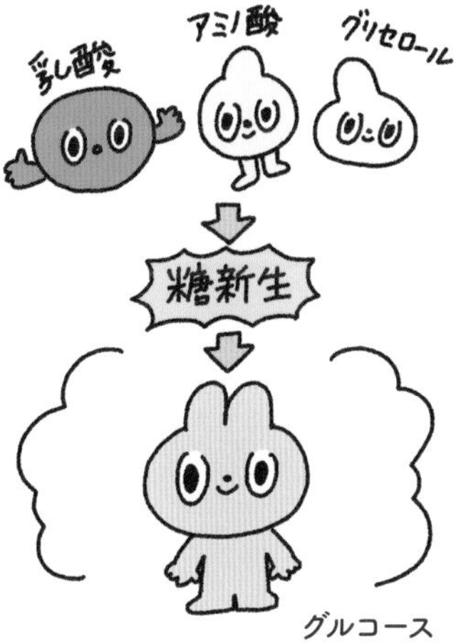

実はね、糖新生でもエネルギー補給が追いつかないときのエネルギー源もあるのよ。そのために、まずは脂質について勉強しましょうか

脂質が緊急時のエネルギーになるの…？　気になる！ 早く勉強しよう

▶意外と憎めないコスパ良しのエネルギー源

脂質

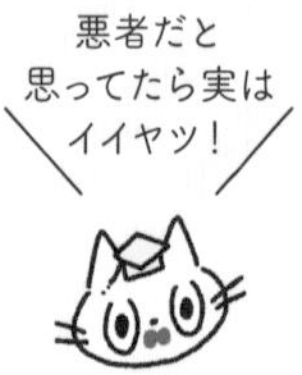
悪者だと
思ってたら実は
イイヤツ！

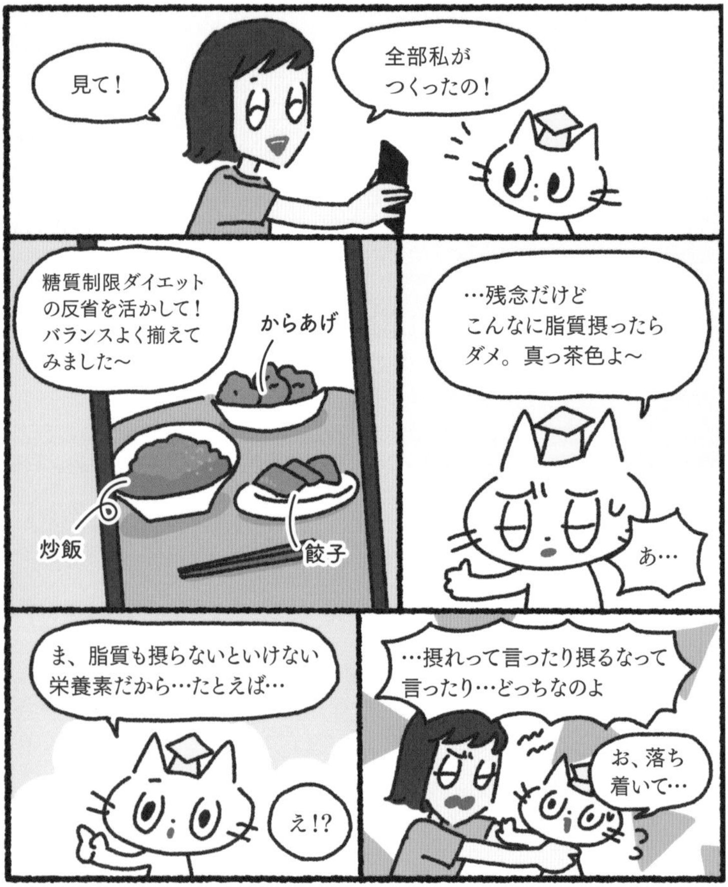
見て！
全部私が
つくったの！
糖質制限ダイエット
の反省を活かして！
バランスよく揃えて
みました～
からあげ
炒飯
餃子
…残念だけど
こんなに脂質摂ったら
ダメ。真っ茶色よ～
あ…
ま、脂質も摂らないといけない
栄養素だから…たとえば…
え!?
…摂れって言ったり摂るなって
言ったり…どっちなのよ
お、落ち
着いて…

脂質ってこんな栄養素

- ◉ **少量で大きなエネルギーをつくりだす**
- ◉ **消費されなかった分は脂肪になってしまう**
- ◉ **脂溶性ビタミンの吸収率を上げてくれる**
- ◉ 現代の食生活は摂りすぎ傾向にあるので注意

脂質って摂らない方が良い栄養素のイメージなんだけど、そんなことはないの？

もちろん摂りすぎはダメなんだけど、脂質もカラダのエネルギー源になるから「カラダに悪いもの」ではないわ

エネルギーは糖質に任せておけば良いんじゃないか～？

いえいえ。**脂質は三大栄養素の中でもっとも大きなエネルギー源**になるんです。摂取量は少なくてもたくさんのエネルギーをつくれるので効率が良いんですよ

へぇ！ エネルギー源になる以外はどんな働きがあるの？

ホルモンの材料になったり、脂溶性ビタミンの吸収率を上げたり、骨や内臓を守る働きもしています

あと脂質は**消化に時間がかかるから満腹感が続く**の。だからダイエット中に脂質をまったく摂らないと、すぐにお腹が空いてしまって、ダイエットも継続しづらいわよ～

なるほど～。摂取量に気をつけてうまく付き合っていくのが大事なんだね！

脂質を豊富に含む食材

ゴマ油やオリーブ油といった植物性油は、脂質の占める割合が100%です。また、マーガリンやバター、マヨネーズといった調味料、肉、魚、穀類、たまご、種実類にも脂質は含まれているので、普段食べているほとんどの食品が脂質の供給源になっているともいえるでしょう。そのため摂りすぎに注意が必要です。

肉類

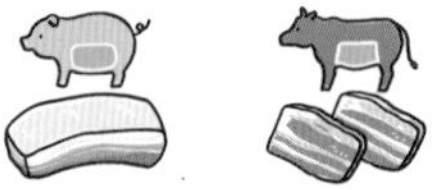

豚ばら肉（脂身つき） 35.4g
和牛ばら肉（脂身つき） 50.0g

魚介・乳類

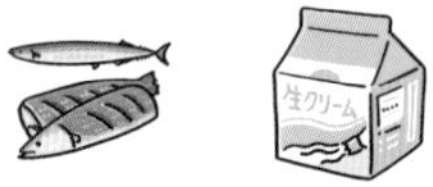

さんま 25.6g
クリーム（乳脂肪） 45.0g

種実類

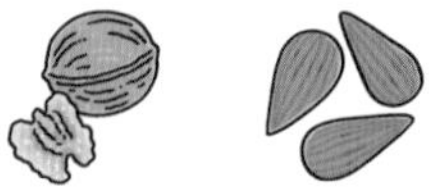

くるみ 68.8g
アーモンド 51.8g

油脂・調味料類

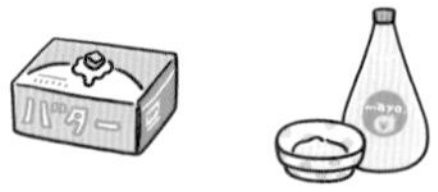

有塩バター 81.0g
マヨネーズ 76.0g

（100gあたり）

栄養価を逃さない食べ方のコツ

- **油を使った調理は一食のうち一品まで**にするなど、摂りすぎない工夫を心がけましょう
- 脂質を摂りすぎたくないときは、**お肉は脂身の少ない赤身肉を選ぶと良い**でしょう
- マヨネーズやドレッシングといった調味料も、できるだけ**低脂肪タイプを使用**すると過剰摂取を予防できます

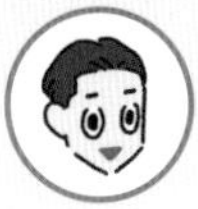

もっと

くわしく！

糖質の倍以上のエネルギーを生み出す

1gで4キロカロリーのエネルギーを生み出す糖質に対して、**脂質は1gで9キロカロリーのエネルギーをつくりだす**ことが可能です。コスパの良いエネルギー源だといえます。

摂取しすぎると生活習慣病を起こす

昨今は、食事の欧米化が進んだこともあり脂質を摂りすぎる傾向にあります。過剰に摂取すれば体脂肪が蓄積して肥満を起こし、脂質異常症や動脈硬化、糖尿病といった生活習慣病にかかりやすくなってしまいます。

不足するとお肌がガサガサに……

脂質を摂取しない生活を送っていると、**脂溶性ビタミンの吸収率が下がるため肌のハリやツヤが失われてしまいがち**です。また、**ホルモンバランスも崩れやすくなる**ので生理不順を招くことも考えられます。

脂質の食事摂取基準（推奨量、目安量：g/日）

性別	男性		女性	
年齢等	推奨量	目安量	推奨量	目安量
0～5（月）	50	—	50	—
6～11（月）	40	—	40	—
1～2（歳）	—	21～32	—	20～30
3～5（歳）	—	29～43	—	28～42
6～7（歳）	—	33～50	—	32～48
8～9（歳）	—	41～62	—	38～57
10～11（歳）	—	50～75	—	47～70
12～14（歳）	—	58～87	—	53～80
15～17（歳）	—	62～93	—	51～77
18～29（歳）	—	59～88	—	44～67
30～49（歳）	—	60～90	—	46～68
50～64（歳）	—	58～87	—	43～65
65～74（歳）	—	53～80	—	41～62
75以上（歳）	—	47～70	—	37～55
妊婦			—	51～77
授乳婦			—	53～80

1 範囲に関しては、おおむねの値を示したものである。
食事摂取基準2020版に基づき、（g/日）として表記

▶脂肪は蓄えられてエネルギーに変わる

脂質の消化・吸収

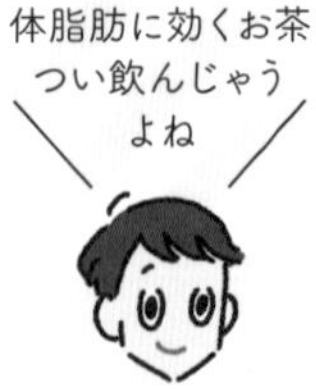
体脂肪に効くお茶
つい飲んじゃう
よね

最後は脂質の消化と吸収について学びましょう

脂質は脂肪酸という形で小腸から取り込まれるのよ

食べ物の中の脂質はトリグリセリドと呼ばれる成分が大部分を占めています。これが小腸で膵リパーゼという酵素の力で分解されて、脂肪酸とモノアシルグリセロールに変わります

このトリグリセリドは疎水性※だからそのままでは消化液になじみにくい特徴があるの

ええと…水に溶けにくいってこと?

そうなんです。だから小腸で胆汁酸によって乳化※されてからリパーゼによって分解されると覚えておきましょう

※疎水性:水に溶けにくい、あるいは水と混ざりにくい性質のこと。トリグリセリドは糖質やたんぱく質と異なり疎水性の特徴を持つ

食事を抜いてもカラダに蓄えられた材料を使ってエネルギーをつくれるって話をしたの覚えてる？

もちろん！ ★**糖新生**のことだよね？

★p78参照

そう！ 実は脂質からも直接エネルギーはつくれます。糖質が即効性のあるエネルギー源であるのに対して、**脂肪は貯蔵できるエネルギー源**だといえますね

脂質はためられるのね

たまる脂質……それってまさか体脂肪のこと……？

その通り。**脂質は体内の組織で体脂肪として蓄えられるの。そして空腹時に取り出されてエネルギー源になるのよ**

体脂肪のおかげで空腹でもエネルギーをつくれてたのか

いらない脂肪ってイメージだったけど、ちゃんと役に立ってたのねえ

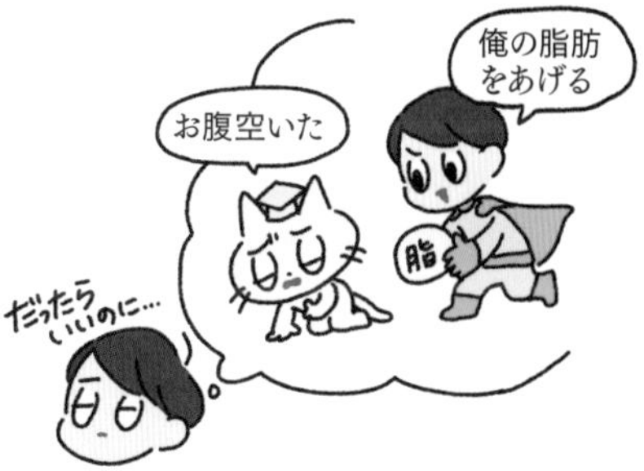

俺の脂肪をあげる
お腹空いた
脂
だったらいいのに…

そうですね。ただし、すぐにエネルギー源としては変換できません。というのも、脂質は肝臓を拠点に全身の細胞に運ばれて蓄えられているからなんです。次のページから代謝の仕組みを学んでいきましょう

※乳化：脂肪（トリグリセリド）は水に溶けにくい粒子表面を持っているが、十二指腸において胆汁酸が関与することで、水との親和性が高まる

▶脂質の代謝経路は3つもある！

リポたんぱく質

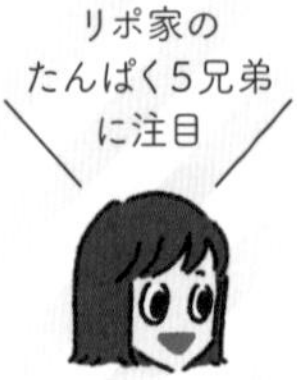
リポ家の
たんぱく5兄弟
に注目

脂質は消化されたあとどうやって代謝されるの？

さっきトリグリセリドは疎水性だって言ったでしょ？ だからそのままの形では運べないのよ

ですので、**たんぱく質など親水性※の物質と合体し「リポたんぱく質」という形になって、血中に溶け込んで体内に輸送される**んです

つまり脂質はたんぱく質と合体して代謝されるってこと？

そうなんです。脂質の代謝には①★食事由来ルート、②★組織由来ルート、③★コレステロール逆転送系ルートの3つのルートがあるんです

★それぞれp88、p90、p92参照

うへえ…3つも……ルートが…

そして、それぞれのルートで関与する「リポたんぱく質」の種類が異なるのよ

※親水性：水への親和性が高い（溶けやすい、混ざりやすい）性質のことを指す

ということはリポたんぱく質も3種類あるのかしら？

いいえ、実は5種類あるの！　どれも基本的な構造は一緒だけど構成成分※の割合と代謝における役割が異なるのよ

ひいい…そんなに！　覚えられるかな…

大丈夫ですよ。たんぱく質の比重が大きいほど全体も高比重、少ないほど低比重となるのですが、それぞれのリポたんぱく質の名前にもこのことが示されています

まずはリポたんぱく質の種類を覚えて、それぞれの代謝経路を見ていきましょう

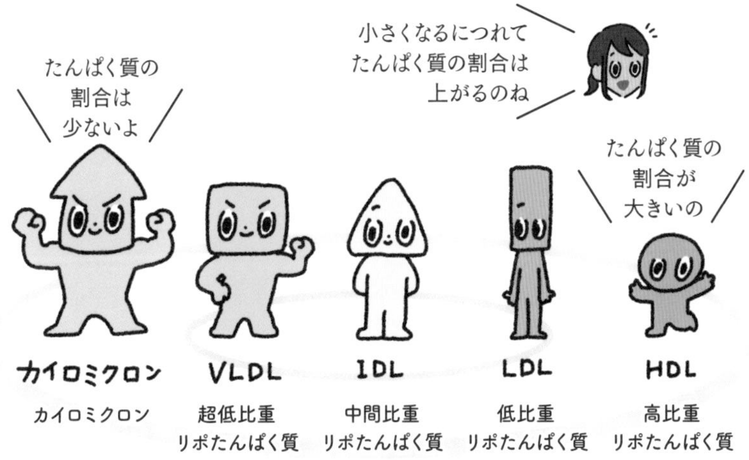

リポたんぱく質5種盛り

※リポたんぱく質の構成成分：トリグリセリド、コレステロール、アポたんぱく質で構成されている。リポたんぱく質は、トリグリセリドとコレステロールの割合によって種類が異なる

▶荷物を配ってミニサイズに変身

食事由来ルート

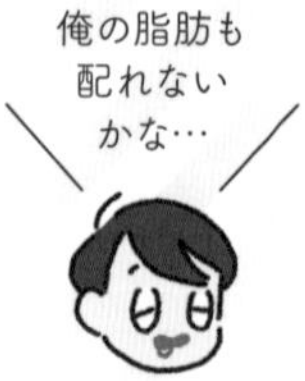
俺の脂肪も
配れない
かな…

食事由来の代謝ルートに関与するのは「★**カイロミクロン**」というの

★p87 参照

リポたんぱく質の中でもいちばん大きいヤツかぁ

そもそもだけど、吸収されたトリグリセリドがカイロミクロンになるってことよね？

そうです。**食事から取り込んだ脂質は脂肪酸とモノアシルグリセロールに分解されて小腸に吸収されたのち、トリグリセリドに再合成されます。そこで、リン脂質やコレステロールなどの脂質、★アポたんぱく質と合成されてカイロミクロンになります**

★p250 参照

さっきふとしも言ったけど、カイロミクロンはちょっと大きめでしょ？ だから小腸からいきなり血管に入っていけないの

サイズオーバー？ それは困ったわね…どうするの？

一度毛細血管よりも太いリンパ管に入って左鎖骨下静脈で血管に合流するんです

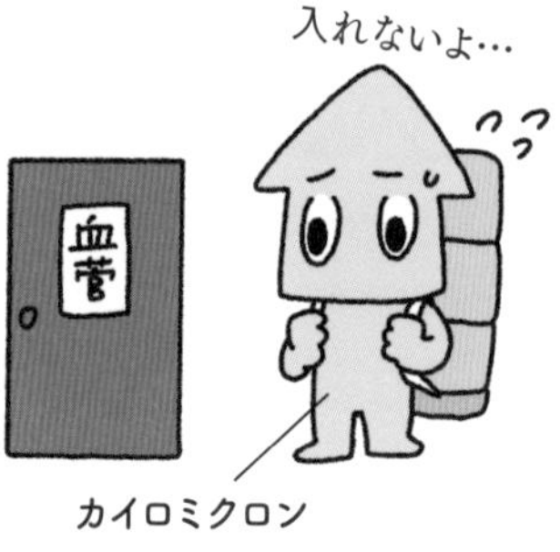
入れないよ…
血管
カイロミクロン

遠回りして血管に入っていくのね

そう。それでもカイロミクロンは大きいままだから、次は肝臓に取り込めないのよ。だから少しシェイプアップするわ

シェイプアップ……ジョギングでもするのかあ？

カイロミクロンはたくさん荷物を持っているから大きいんです。
だから、その荷物を体内の細胞に配って減らしていくんですよ

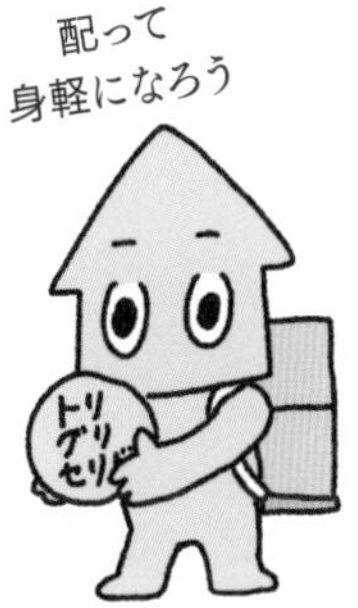

その荷物っていうのがトリグリセリドよ

カイロミクロンは血中を移動しながらトリグリセリドをリポたんぱく質リパーゼで分解して全身の細胞に配り、どんどん小さくなってカイロミクロンレムナントに変わります

小さくなったから肝臓に取り込めるのね！

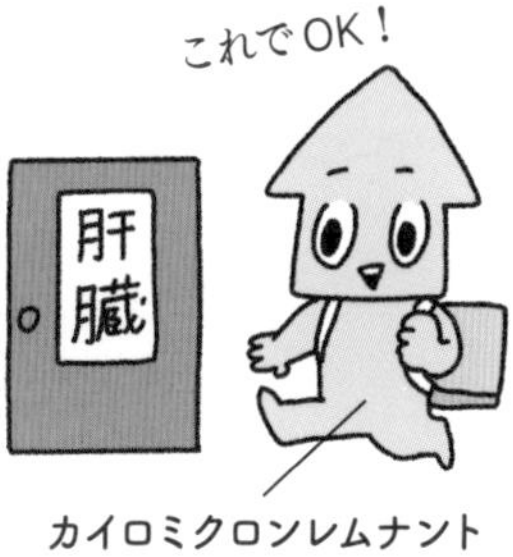

はい。そして、配られたトリグリセリドは細胞で貯蔵されて、必要に応じて代謝されてエネルギーに変わります

▶肝臓のパンクを防ぐ代謝ルート

組織由来ルート

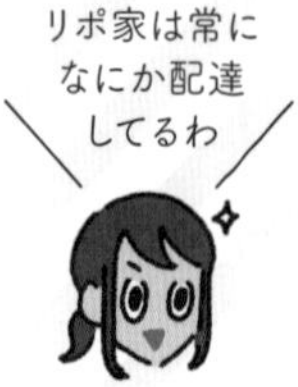
リポ家は常に
なにか配達
してるわ

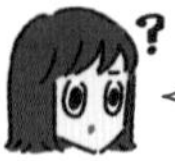

よく考えたらさ…カイロミクロンって食事をするたびに生まれて、最後は肝臓に取り込まれるんでしょ？そんなにいっぱい蓄えてたら肝臓がパンクしない？

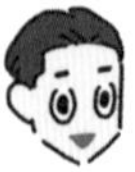

それを防ぐために、再度体内の細胞にトリグリセリドを配るシステムがあるんです。それが**組織由来の脂質代謝ルート**。もともと体内にある脂質の代謝経路のことですよ

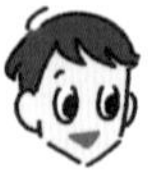

体内にある脂質も代謝できるんだ！

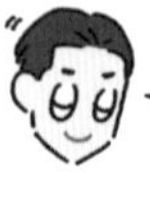

そうなんです。この経路では肝臓で合成された★VLDLが血中を移動しながらトリグリセリドを細胞に配ります。その過程で、★IDLや★LDLに変化していきます。カイロミクロンもVLDLもIDLもLDLも、全部リポたんぱく質で、この順に徐々にトリグリセリドが減っていきます

★p87 参照

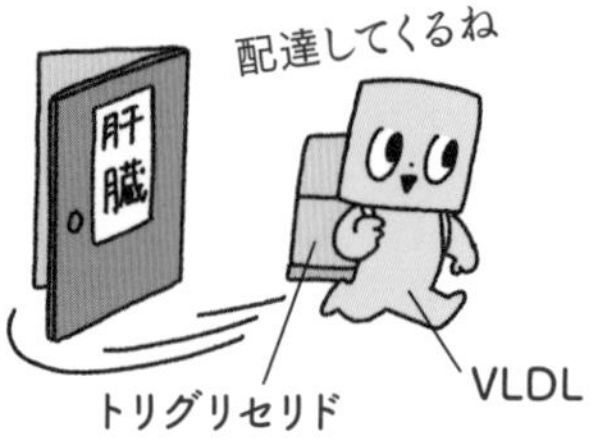
配達してくるね
肝臓
トリグリセリド
VLDL

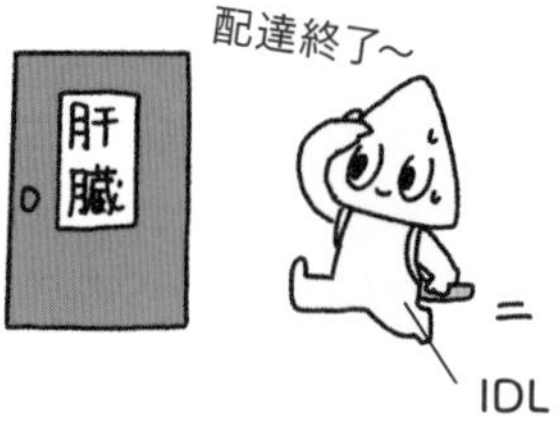
配達終了〜
肝臓
IDL

カイロミクロンと同様に、**トリグリセリドをリポたんぱく質リパーゼで分解しながら細胞に配って、最終的に末梢細胞や肝臓に取り込まれるの**

トリグリセリドを配るから、だんだん小さくなっていく…。それってさっきの★カイロミクロンと同じじゃない？

★p89 参照

ちょっと違うのよ。カイロミクロンは★小腸で合成されていたでしょ？ VLDLは肝臓内で合成されるの

★p88 参照

それに、VLDL→IDL→LDLと徐々に小さくなっていくんですが、IDLの時点でそのまま肝臓に取り込まれることもありますし、さらに小さくなってLDLとして肝臓や全身の細胞に取り込まれることもあります

取り込まれたあとはどうなるの？

コレステロールやトリグリセリドに分解されるわ

コレステロールってあんまりカラダに良くないものだったんじゃ…

そう、LDLは悪玉コレステロールと呼ばれるんです。増えすぎると動脈硬化の一因になります。でも、コレステロールは悪い栄養素というわけでもありません。★コレステロールが増えすぎないための代謝ルートもあります

★p92 参照

▶ 余分なコレステロールを回収

コレステロール逆転送系

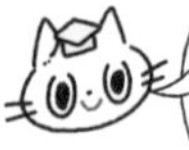

「**コレステロール逆転送系**」の主人公は★HDLよ。もっとも小さくて高比重のリポたんぱく質ね。HDLは体内の組織で余分なコレステロールを回収して肝臓や、VLDL、IDL、LDLに再度分配する役目を担っているわ

★p87 参照

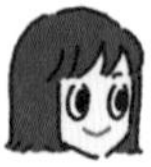

コレステロールが増えすぎないように、回収して配るってことね

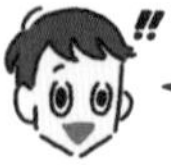

だから「逆転送」っていうのか！ リサイクルだね

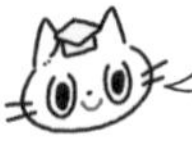

そうなの。 HDLはコレステロールを再分配したあとには肝臓に取り込まれるわ

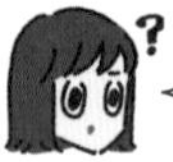

ん？ ということは、その再度分配されたコレステロールからエネルギーがつくられるの？

いいえ、コレステロールからエネルギーをつくることはできないのよ

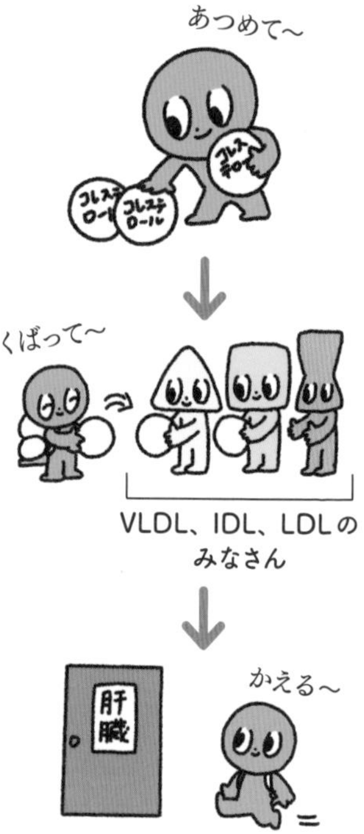
あつめて〜
くばって〜
VLDL、IDL、LDLの
みなさん
肝臓
かえる〜

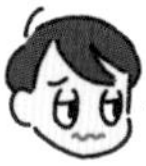

…じゃあ何のためにコレステロールって存在してるんだ？

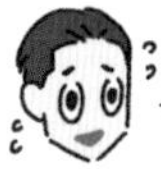

コレステロールは胆汁酸※やステロイドホルモン※、ビタミンDの原料になったり、細胞膜の構成にも関わっています。ヒトには重要な栄養素なんですよ

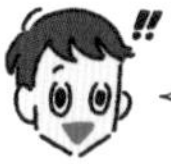

なるほど。だから多すぎたり少なすぎたりしないうように調節が必要なんだね。それをやってくれるのがリポたんぱく質ってことか

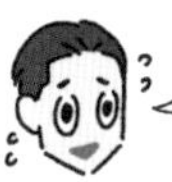

そうなんです。だから**生活習慣が乱れてこのリポたんぱく質のバランスが崩れると脂質異常症が起こります。**脂質のやりくりがうまくできなくなるため、コレステロールを多く含むLDLが増えたり、余分なコレステロールを回収するHDLが減ってしまうのです

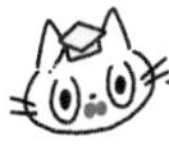

それによって動脈硬化が進んだり、心筋梗塞や脳梗塞を起こす一因になるのよ

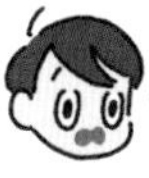

そりゃ大変だ。もし脂質異常症になったらどうやって治療するんだ？

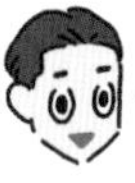

主な原因は生活習慣の乱れ。つまり過食や運動不足ですから、食事療法で改善することも多いんですよ

※胆汁酸・ステロイドホルモン：胆汁に含まれるステロイド化合物で、脂質の乳化に関与する（胆汁酸）。コレステロールが材料となってつくられる脂溶性のホルモンで、生命の維持に必須（ステロイドホルモン）

▶細胞内で脂質はどう代謝される？

脂肪酸代謝

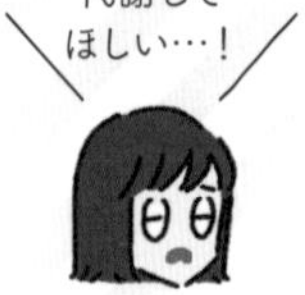
遠慮なくガンガン
代謝して
ほしい…！

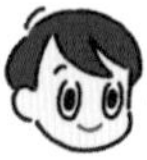

はぁ～これで脂質の代謝はぜーんぶ勉強し終わったな！

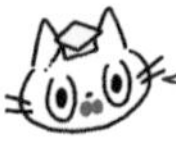

何いってるの。まだ細胞内に配られたところまでしかやってないでしょ？　ここからエネルギーをつくりだすんだから

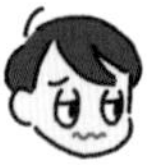

そうだった……。脂質はエネルギーになるまでの道のりが長いんだなあ…

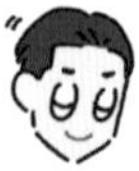

そうなんです。では、はじめましょう！　**体内の細胞内に蓄えられたトリグリセリドは、エネルギーが足りなくなると分解されてグリセロールと脂肪酸になります**

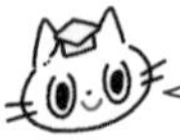

このときに働く酵素が★ホルモン感受性リパーゼと呼ばれるものよ

★p252 参照

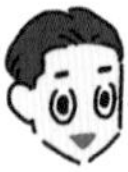

リポたんぱく質中のトリグリセリドはリポたんぱく質リパーゼによって分解されますが、細胞中のトリグリセリドはこのホルモン感受性リパーゼによって分解されます。働く酵素がそれぞれ違うということを覚えておきましょう

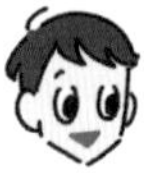

グリセロールってどこかででてきたような……。あ！　糖新生で★グルコースに変わるものか

★p79 参照

よく覚えていましたね。グリセロールがエネルギーになるまでの仕組みはP.78でおさらいしておきましょう

もうひとつの脂肪酸は、**アセチルCoAになってTCA回路を介してエネルギーになるわ**

それって★グルコースと同じ仕組みってこと？

★p74 参照

そうですね。ただ、ちょっとだけ違うところもあって、脂肪酸はそのままの形ではミトコンドリアの膜を通過できません。だからまず、カルニチンと結合して、アシルカルニチンになります

無事に膜を通過するとカルニチンを捨てて、CoAと結合し、アシルCoAに進化するのよ

ここからアシルCoAが酸化することでアセチルCoAが取り出されます。この一連の流れを★**β酸化**といいます

★p252 参照

なるほど…アセチルCoAになるまでが、グルコースとはちょっと違うってことだね

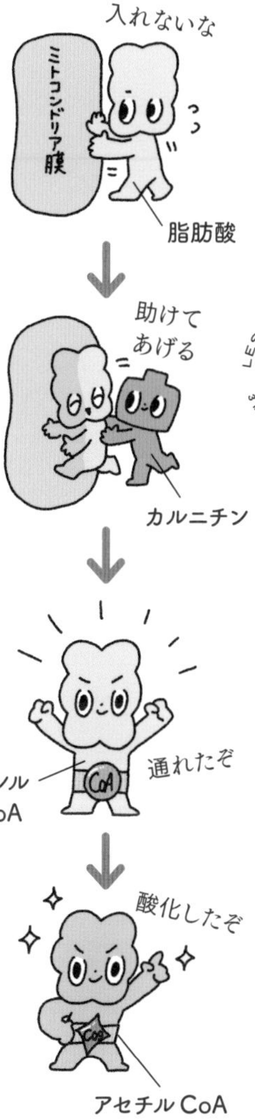

▶ もうひとつのエネルギー源「ケトン体」

ケトン体を利用した脂質代謝

俺気づいたんだけど、脂肪が多ければ、その分アセチルCoAがたくさんつくれるってことだよな。どんどんTCA回路にまわせば、エネルギーつくり放題じゃないか？

と、思うじゃない？ それがそう簡単にはいかないのよ〜

いくらたくさんアセチルCoAが取り出せても、TCA回路をまわす材料（中間体）※が不足しているとTCA回路が使えないんです

そうなんだ……残念…

でもね**アセチルCoAはケトン体※と呼ばれる物質に変換されてエネルギーに利用することもできるの**

ケトン体ってなに？

基本的にケトン基を持つものをケトン体と呼ぶんですが…ちょっと難しいので「カラダのエネルギー源」だと覚えておけば良いでしょう。そのケトン体は肝臓のミトコンドリアのみで生成されます

※中間体：目標とする化学反応の途中で生成されるものを指す

ということは、ケトン体は肝臓を動かすエネルギー源になってくれるのかな？

いいえ、肝臓では**ケトン体を合成することはできても、エネルギー源として利用することはできません**

あら…じゃあそのエネルギーはどこで使われるの？

血中を通じて筋肉や脳などの組織に移動します。だから、**飢餓状態や激しい運動時に重要なエネルギー源になってくれるん**です

なるほど。体内のいろんな機能を使ってエネルギーをつくっているんだね

でしょう？　エネルギー産生の仕組みって、何が起こってもサポートできるようになっているの

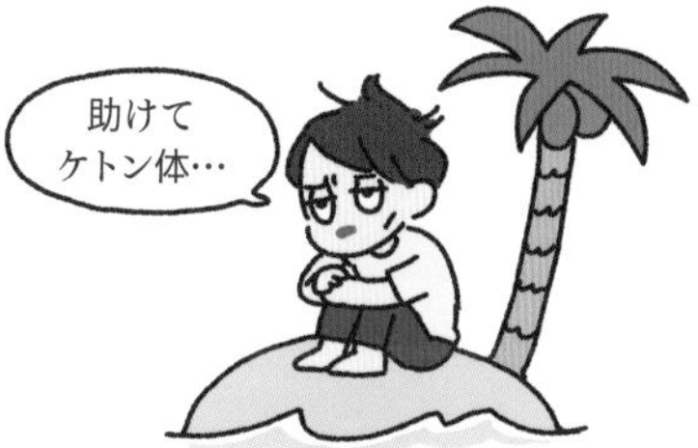
助けて
ケトン体…

自分のカラダの中のことだけど…やっぱりヒトのカラダの仕組みってすごいわね！

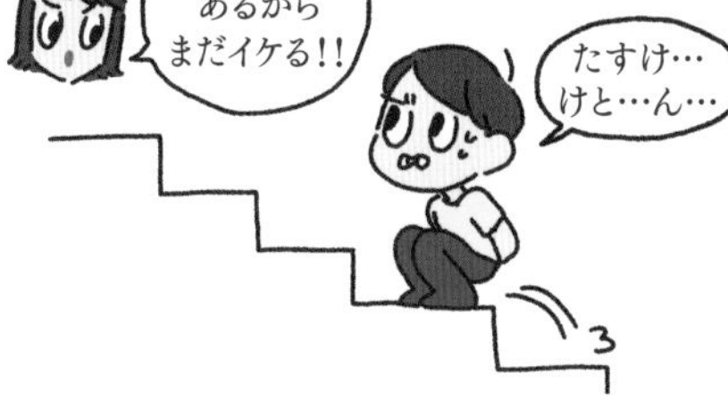
ケトンが
あるから
まだイケる!!
たすけ…
けと…ん…

※ケトン体：脂肪の分解によって肝臓でつくられる物質。アセト酢酸、βヒドロキシ酪酸、アセトンの3つが体内でつくられてエネルギー源になる

▶腸内美化に貢献するクリーニング隊

食物繊維

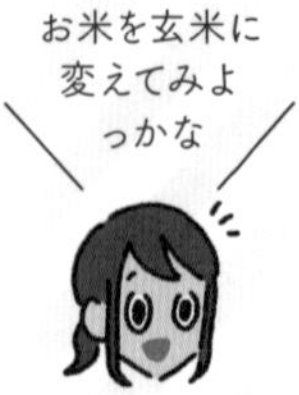
お米を玄米に
変えてみよ
っかな

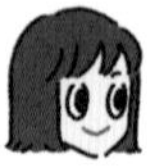

食物繊維といえば“便秘解消”に働く栄養素ってイメージね。なぜかしら？

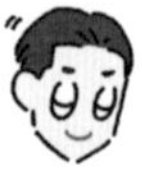

実は、**食物繊維は体内の消化酵素では消化されにくく、そのまま大腸に運ばれる**からなんです

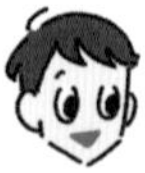

他の栄養素は小腸で吸収されるんだったよね？ 大腸に直接届くから便秘を解消できるっていうこと？

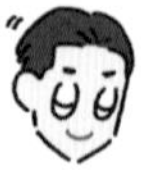

食物繊維は大腸に届くまでに、消化管内で分泌されている大量の消化液を吸収して膨張するんです。そして腸を刺激するので便が柔らかくなり、お通じも良くなるんです

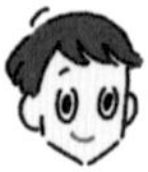

消化酵素が効かない食物繊維にしかできない仕事だね

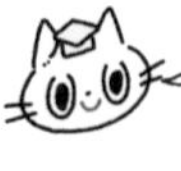

そう！ それに便秘予防だけじゃなく、**善玉菌を増やす効果**もあるわ。美しい腸内環境は食物繊維が維持してくれるのよ

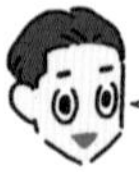

また、食物繊維は血糖値が急激に上がるのを抑える働きも持っています。水分を吸収して膨らむから、胃の中での滞留時間も長くなるでしょ？ 満腹感が持続するので、食べすぎも予防してくれますよ

※食物繊維を含む食品：食物繊維は、押麦や玄米といった穀類、グリーンピースやモロヘイヤといった野菜類のほか、豆類や海藻類にも豊富

これだけ覚えよう！

- **腸内環境を整えて善玉菌を増やす**
- **便秘改善や肌荒れ予防**に効果あり
- **血糖値の上昇を抑え満腹感を持続させる**
- 水溶性と不溶性の2種類に分かれる

それってつまり…ダイエット効果もあるってことね！

食物繊維についてもう少しくわしく解説すると、実は、水溶性と不溶性の2種類があります。水に溶けるか、溶けないかということです

水溶性

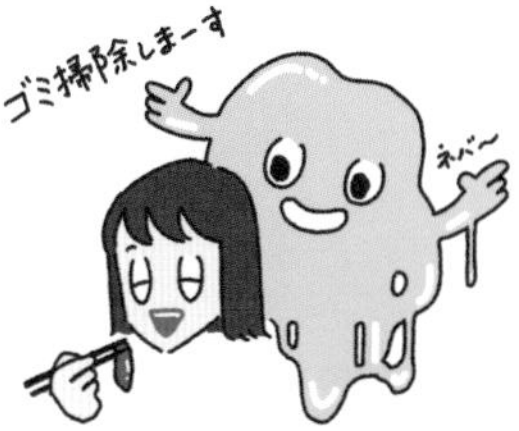

ゴミ掃除しまーす
ネバ〜

不溶性

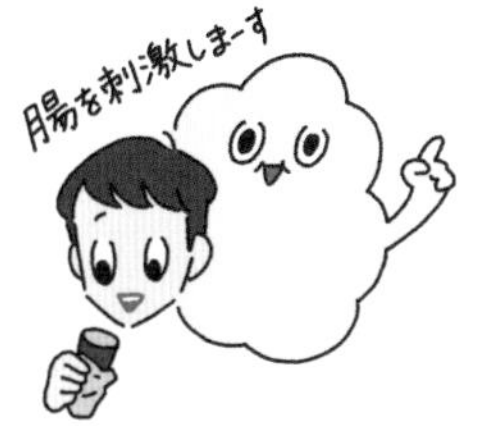

腸を刺激しまーす

水溶性食物繊維はネバネバ・ヌルヌルとしていて水分保持力が高いのが特徴です。**腸内に残ったゴミをネバネバ成分でまとめて排出**してくれるんですよ

不溶性は水に溶けにくいから胃や腸で水分を吸収して膨張するわ。ということは…？

そうか！ 不溶性食物繊維が、さっき教えてもらった「**便通を促進させる働き**」を持っているんだね

だから、食物繊維は腸内環境を整える栄養素だと言われるの

▶ アルコールに栄養はない？

アルコール

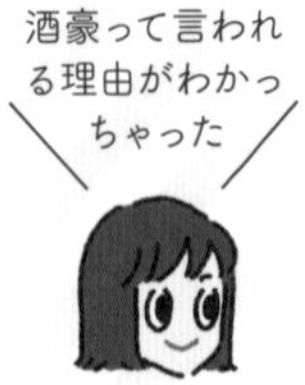
酒豪って言われる理由がわかっちゃった

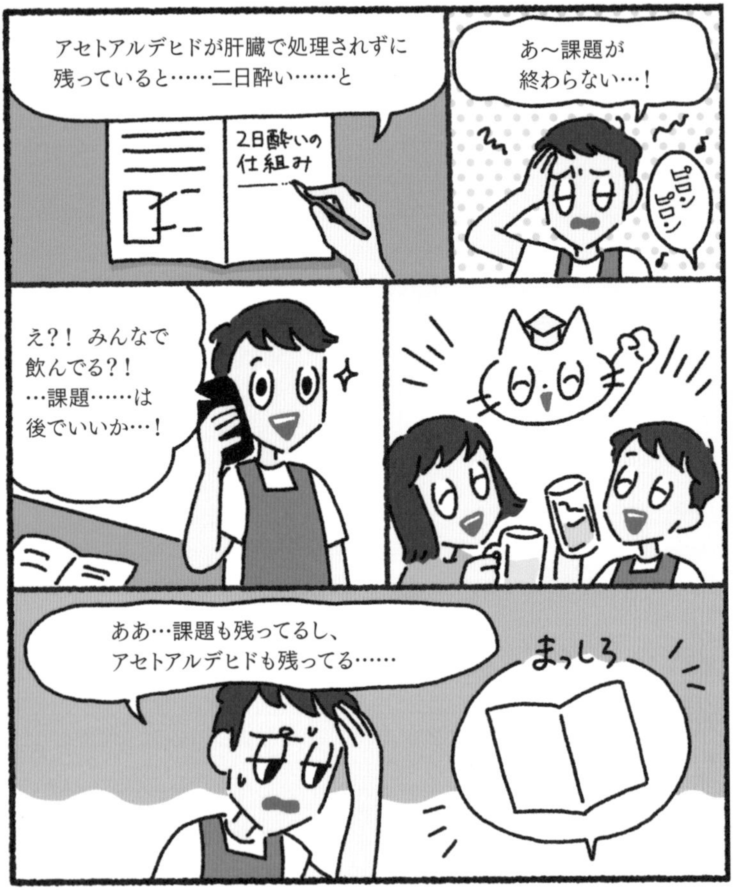
アセトアルデヒドが肝臓で処理されずに残っていると……二日酔い……と
2日酔いの仕組み
あ～課題が終わらない…！
ピロン ピロン
え？！ みんなで飲んでる？！ …課題……は後でいいか…！
ああ…課題も残ってるし、アセトアルデヒドも残ってる……
まっしろ

アルコールも、食べ物と同じように吸収されたり、代謝されたりするのか?!

はい。体内に摂取されたアルコールは、胃と小腸の上部で吸収されます。消化管内のアルコールは飲酒後１～２時間でほぼ吸収されてしまいます

吸収とともに分解も速やかに開始されるのよ。アルコール分解の最初のステップは主に肝臓、そのあとは筋肉ね

二日酔いは、アルコールが分解されるときにできる「アセトアルデヒド」という物質が肝臓で十分に処理されずに残っていることで起きます

アルコールの分解（消失）速度は個人差がとても大きいの。いわゆる「お酒が強い人」はアセトアルデヒドの代謝速度が早い人ってことよ

お酒って飲むとストレス解消にもなるだろ? 栄養素って含まれてるんだよな?

残念ながら、**栄養素はなにも含まれてません! アルコールはエンプティカロリー**※（**空っぽのカロリー**）とも言われるんです

食欲増進やコミュニケーション向上といったメリットもあるから、特別な理由がない限り禁止する必要はないけれど……やっぱり適量がいちばんね。週に1～2日の休肝日を設けることも大切よ

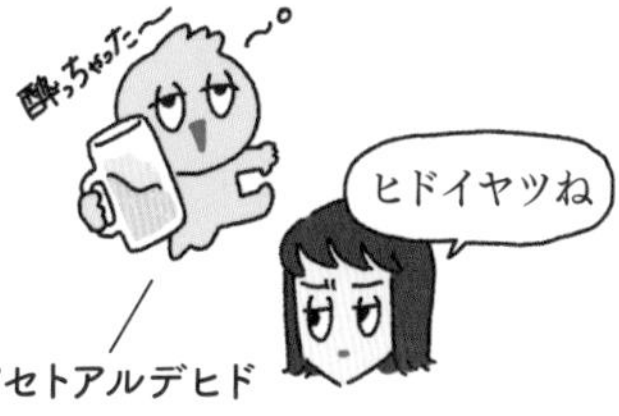
酔っちゃった～
～ｐ
ヒドイヤツね
アセトアルデヒド

※エンプティカロリー：お酒にカロリーは存在するが、カラダに必要な栄要素がないということ。ワインなどに含まれるポリフェノールはファイトケミカルとも呼ばれる化学物質

濱先生の「それダメ」クイズ
～保存方法編～

4つのうち「できれば避けたい食材の保存法」はどれでしょう？

①トマトを冷蔵保存
②しいたけを天日干し
③小松菜を冷凍保存
④もやしをチルド室で保存

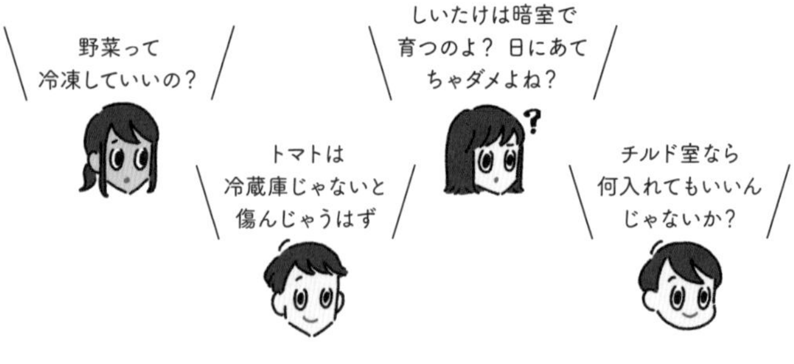
野菜って冷凍していいの？
しいたけは暗室で育つのよ？ 日にあてちゃダメよね？
トマトは冷蔵庫じゃないと傷んじゃうはず
チルド室なら何入れてもいいんじゃないか？

正解は「①トマトを冷蔵保存」です。水分が豊富で常温では傷みやすいイメージがあるかもしれませんが、温暖な地域出身のトマトの多くは、冷蔵庫で長期間保存すると低温障害を起こしてしまい栄養価も落ちてしまいます。となると、「日のあたらない場所で成長するしいたけは？」と思いますよね。実はしいたけは紫外線を浴びることで栄養価がアップします。調理前に天日干しするのがおすすめです。

野菜は育った環境で保存がベストよ（私たちも、なんだかんだ地元がイチバン落ち着くじゃない？）

カラダとビタミンの
濃い関係

LESSON 4
ビタミン
［Vitamin］

「カラダの元気」がトレードマーク

ビタミンの特徴と役割

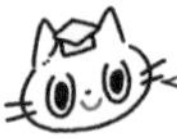

ここからは「ビタミン」について勉強していくわ。
三大栄養素と同じぐらい大事な栄養素なのよ

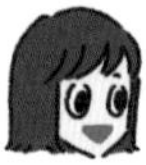

ビタミンってカラダを元気にしたり健康を維持するための
栄養素ってイメージがあるわ

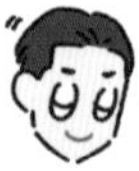

そうですね。**エネルギーをつくるためのサポート役**になったり、
健康なカラダを維持するために働いてくれますよ

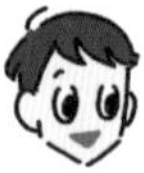

サポートってことは、糖質やたんぱく質のように、エネル
ギーをつくったり筋肉や骨を構成する栄養素ではないんだ

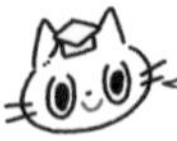

そうなの。でも生きるために欠かせないのは三大栄養素と一緒。
それぞれどんな効果を持っているかさっそく見ていきましょう！

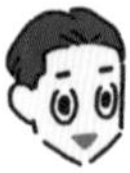

おっと、その前に！ ビタミンは大きく2つに分類されるんです。
それが「**脂溶性ビタミン**」と「**水溶性ビタミン**」。聞いたことあ
りますか？

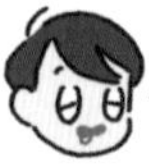

水と脂……？ どんな違いがあるんだ？

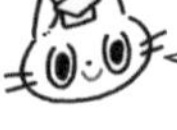

ふとし、いいところついてるわよ。
次のページでくわしく解説するわ

脂溶性ビタミン

ビタミンA

レバーやうなぎなどに豊富で発育促進、肌の健康維持に欠かせない（p106）

ビタミンD

魚介類、きのこ類に多く含まれてカルシウムやリンの吸収を促進する（p110）

ビタミンE

抗酸化作用によるアンチエイジング効果が魅力。かぼちゃやアーモンドに含まれる（p114）

ビタミンK

止血や骨の健康維持に欠かせない栄養素。納豆やほうれん草などに豊富（p118）

ビタミンA、D、E、Kの４種類のビタミンが脂溶性に分類され、**カラダの機能を正常に保つために働きます**。脂に溶けやすい特徴を持っているので、炒め物や油の入った調味料を使用しての調理が最適です。また、水溶性と違って**尿と一緒に排泄されずに脂肪組織や肝臓に貯蔵される**ので、過剰摂取に注意しましょう。

水溶性ビタミン

ビタミンB_1

糖質の代謝を助けたり、疲労回復、消化不良の改善に働きかける。豚肉や玄米に豊富（p122）

ビタミンB_2

納豆やレバーに多く含まれ脂質の代謝をサポートしたり、発育を助ける栄養素（p126）

ビタミンB_6

たんぱく質の代謝や神経の働きを手助けする。バナナやカツオに豊富に含まれる（p130）

ビタミンB_{12}

肉類やしじみに含まれ、赤血球の生成を促進したり、貧血の予防に効果がある（p134）

ビタミンC

抗酸化作用によるアンチエイジング効果が魅力。フルーツ全般に含まれる（p144）

水溶性ビタミンは、体内のさまざまな代謝に必要な**酵素の働きを補う役割**を担っています。その名の通り水に溶けやすく、浸けたり茹でたりすると成分が流失してしまうので調理法を工夫しましょう。**余分なものは尿として排出される**ので過剰摂取は起こりません。ビタミンB_1、B_2、B_6、B_{12}、Cがこれに分類されます。

葉酸、ナイアシン、
パントテン酸、ビオチンも
水溶性ビタミンよ

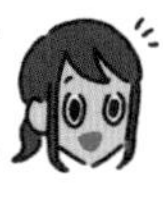

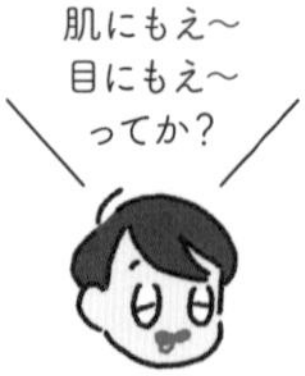
肌にもえ〜
目にもえ〜
ってか?

健康な目と美肌を死守するエース

ビタミンA

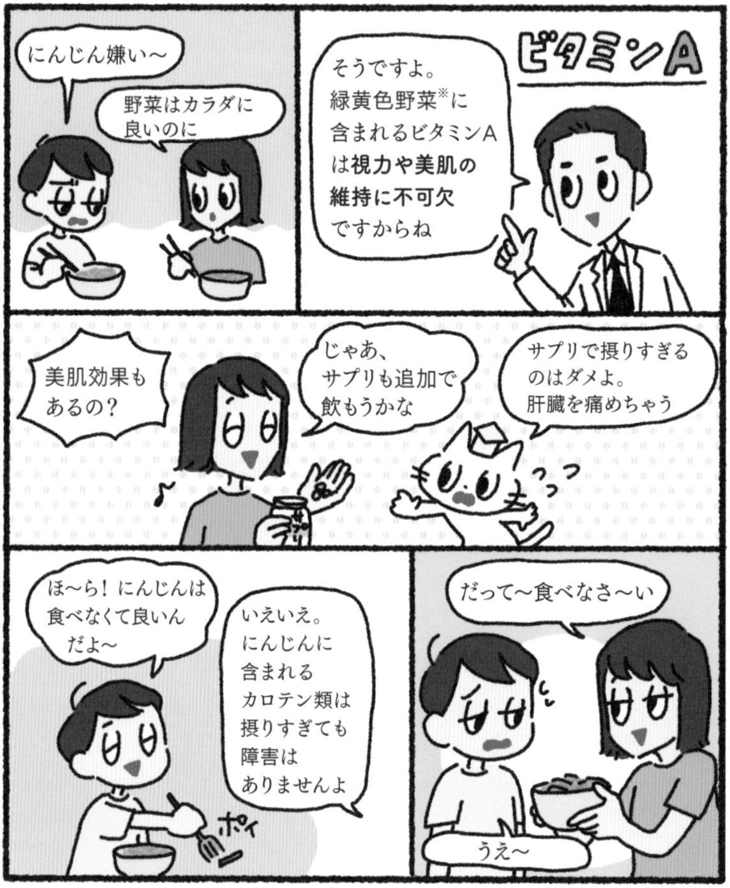
にんじん嫌い〜
野菜はカラダに良いのに
ビタミンA
そうですよ。緑黄色野菜※に含まれるビタミンAは視力や美肌の維持に不可欠ですからね
美肌効果もあるの?
じゃあ、サプリも追加で飲もうかな
サプリで摂りすぎるのはダメよ。肝臓を痛めちゃう
ほ〜ら! にんじんは食べなくて良いんだよ〜
いえいえ。にんじんに含まれるカロテン類は摂りすぎても障害はありませんよ
ポイ
だって〜食べなさ〜い
うえ〜

※緑黄色野菜：βカロテンを豊富に含む野菜の総称。濃い色をした野菜を指すわけではないので注意!

これだけ覚えよう！

- ◉ **脂溶性ビタミン**のひとつ。油と一緒に摂取すると吸収率UP！
- ◉ **目の健康を守る**
- ◉ **皮膚や粘膜の健康を維持する**働きも
- ◉ 大きく動物性と植物性の2種類に分けられる

ビタミンAは“**目に良い栄養素**”ってイメージがあるわよね

そうですね。目に作用することで有名ですが、皮膚や粘膜の健康維持も助けています。にんじんやうなぎに豊富ですよ

にんじんといえば、βカロテンってよく聞くけど、あれもビタミンAのこと？

はい。ビタミンAはいくつか種類があります。動物性食品にはレチニルエステル、植物性食品にはプロビタミンAとして、αカロテン、βカロテンといったカロテン類が含まれているんです

プロ…？ プロフェッショナルなビタミンってことか？

いえいえ、**体内で「レチノール※」に変換されてビタミンAとして働くものを「プロビタミンA」**と呼ぶんです

ビタミンAは種類によって効力にかなり差があって、動物性食品に含まれるビタミンの方が効率良く体内で利用されるの

ただ、摂りすぎるのはNGなんです。だから、摂りすぎても害のない、緑黄色野菜に多く含まれているプロビタミンAを積極的に摂るのがおすすめです

※レチノール：ビタミンAとは、レチノール、レチナール、レチノイン酸の総称。カラダの中でビタミンAの効力を示す物質に変換される物質の総称をプロビタミンAと呼ぶ

ビタミンAを豊富に含む食材

鶏や豚のレバーといった**動物性の食品にはレチノールがたっぷり**。うなぎやぎんだらといった**魚介類、卵黄にも多く含まれています**。また、カロテン類は色素成分でもあるため、植物性の食品の中でも、色の濃い**緑黄色野菜や果物に豊富**な特徴があります。

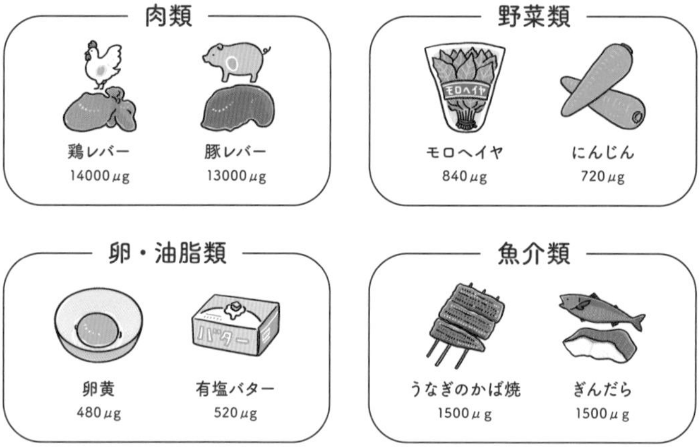

（100gあたり）

栄養価を逃さない食べ方のコツ

- **レチノール類もカロテン類も、どちらかに偏らず両方ともバランス良く**摂りましょう
- 脂溶性のカロテン類は体内に吸収されにくいので、加熱調理するなら油で炒めましょう。油に溶けることで吸収率がアップします
- **生食であればドレッシングやマヨネーズなど油を含む調味料と一緒にいただくとOK**。サラダにゴマなどナッツ類を振りかけるのもグッド
- うなぎを食べるなら蒲焼きだけでなく、ビタミンAが豊富な肝も一緒に食べるのがベスト。肝の串焼きや肝吸いもおすすめです

もっと
くわしく！

レチノールとして吸収されて肝臓に貯蔵される

プロビタミンAはレチノールとして吸収されます。肝臓に運ばれるとそのまま貯蔵されたり、網膜に作用したり上皮細胞の分化に使われます。

サプリの摂りすぎに注意！

サプリメントなどでレチノールを多量摂取すると血中のレチノイン酸濃度が上昇し、肝臓の障害や頭蓋内圧の亢進、皮膚の落屑《らくせつ》、脱毛、筋肉痛といった症状が起こります。

「暗い場所で目が見えない！」夜盲症を予防

網膜にあるロドプシンという光を感じる物質はビタミンAから合成されるため、ビタミンAが欠乏するとロドプシンの働きに障害が起こり、夜盲症になりやすくなります。

ビタミンAの食事摂取基準（μgRAE/日）[1]

性別	男性				女性			
年齢等	推定平均必要量[2]	推奨量[2]	目安量[3]	耐容上限量[3]	推定平均必要量[2]	推奨量[2]	目安量[3]	耐容上限量[3]
0～5（月）	—	—	300	600	—	—	300	600
6～11（月）	—	—	400	600	—	—	400	600
1～2（歳）	300	400	—	600	250	350	—	600
3～5（歳）	350	450	—	700	350	500	—	850
6～7（歳）	300	400	—	950	300	400	—	1,200
8～9（歳）	350	500	—	1,200	350	500	—	1,500
10～11（歳）	450	600	—	1,500	400	600	—	1,900
12～14（歳）	550	800	—	2,100	500	700	—	2,500
15～17（歳）	650	900	—	2,500	500	650	—	2,800
18～29（歳）	600	850	—	2,700	450	650	—	2,700
30～49（歳）	650	900	—	2,700	500	700	—	2,700
50～64（歳）	650	900	—	2,700	500	700	—	2,700
65～74（歳）	600	850	—	2,700	500	700	—	2,700
75以上（歳）	550	800	—	2,700	450	650	—	2,700
妊婦（付加量）初期					+0	+0	—	—
中期					+0	+0	—	—
後期					+60	+80	—	—
授乳婦（付加量）					+300	+450	—	—

1 レチノール活性当量（μgRAE）
＝レチノール（μg）＋β－カロテン（μg）× 1/12＋α－カロテン（μg）× 1/24
＋β－クリプトキサンチン（μg）× 1/24＋その他のプロビタミンA カロテノイド（μg）× 1/24
2 プロビタミンA カロテノイドを含む。
3 プロビタミンA カロテノイドを含まない。

▶カルシウムを助ける“レアキャラ”

ビタミンD

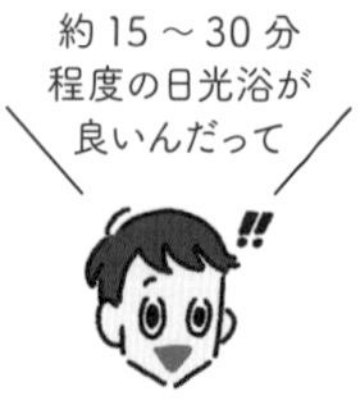
約15～30分
程度の日光浴が
良いんだって

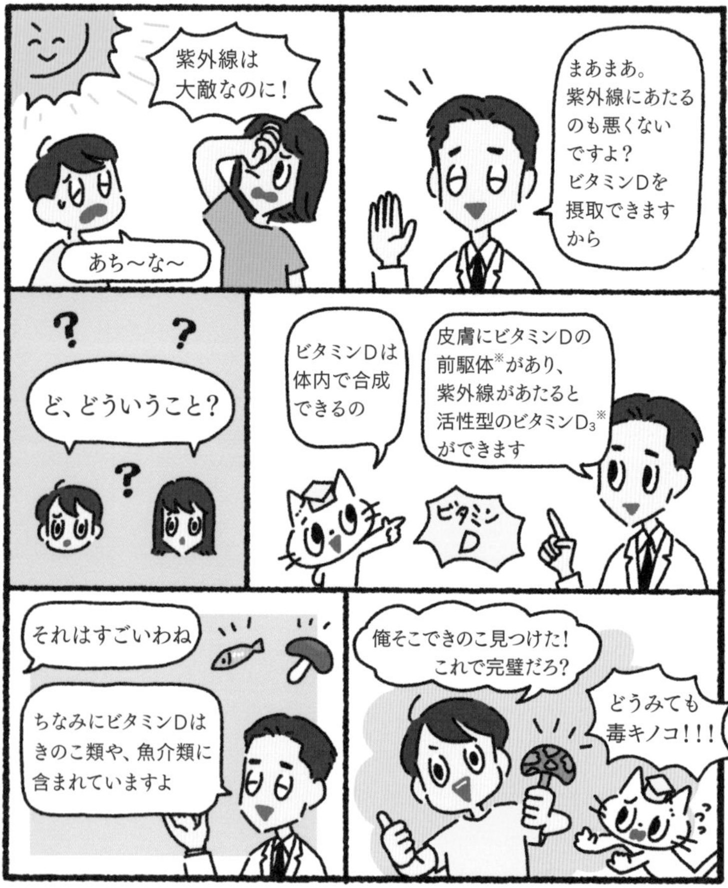
紫外線は大敵なのに！
あち～な～
まあまあ。紫外線にあたるのも悪くないですよ？ビタミンDを摂取できますから
どうなういうこと？
ビタミンDは体内で合成できるの
皮膚にビタミンDの前駆体※があり、紫外線があたると活性型のビタミンD_3※ができます
ビタミンD
それはすごいわね
ちなみにビタミンDはきのこ類や、魚介類に含まれていますよ
俺そこできのこ見つけた！これで完璧だろ？
どうみても毒キノコ！！！

※前駆体：物質が生成される前の物質のこと。ビタミンDがつくられる前の物質を指している

これだけ覚えよう！

- **脂溶性ビタミン**の仲間なので、油と一緒に摂取しよう！
- **骨や歯の形成に必須**
- カルシウム吸収のサポート役
- 食事以外からも摂取できる珍しい栄養素

みなさん「骨を強くする栄養素」といえば何が思いつきますか？

それはやっぱりカルシウムよね！

そうですね。でもカルシウムだけじゃもったいない。**吸収率をアップさせるならビタミンDも一緒に摂りましょう**

そう！　ビタミンDはカルシウムの代謝に関係してるの。体内を巡る血液中のカルシウム量が少なくなるとビタミンDが骨からカルシウムを溶かして血液中に届けるのよ

でもビタミンDが含まれる食品って意外と少ないよね…

そう…。穀類や野菜類には含まれず、ほぼ魚介類ときのこ類です。だからこそ上手に摂取できる食べ方をチョイスしましょう

脂溶性だから油で調理するのがベストよ。きのこのソテーとかはたっぷりビタミンDが摂れるわ

※活性型のビタミンD_3：活性化したビタミンDのことをビタミンD_3と呼び、小腸でカルシウムの吸収などを促進する

ビタミンDを豊富に含む食材

　ビタミンDは、野菜類や穀類にはほぼ含まれず肉類にもわずかほど。**ビタミンDを食品から摂取するときは、魚介類ときのこ類を食卓に取り入れるのがコツです**。きのこ類の中ではダントツの含有量を誇るまいたけや、べにざけ、まいわし丸干しといった魚加工品にも豊富に含まれています。

魚介類

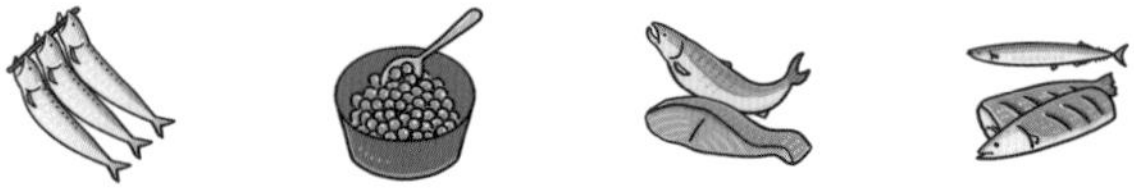

まいわし丸干し	イクラ	べにざけ	さんま
50.0μg	44.0μg	33.0μg	15.7μg

きのこ類

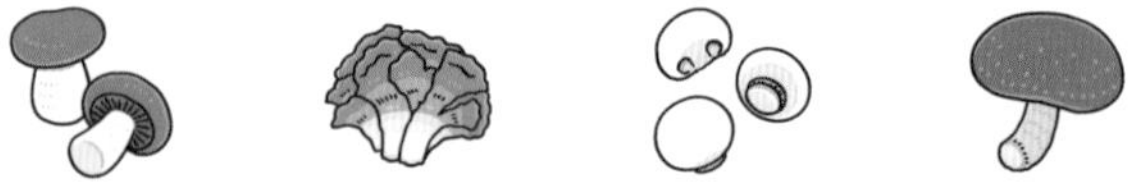

ほんしめじ	まいたけ	マッシュルーム	生しいたけ
0.6μg	4.9μg	0.3μg	0.4μg

（100gあたり）

栄養価を逃さない食べ方のコツ

- 脂溶性ビタミンに分類されるので、**脂質を含む食品と一緒に摂るのがおすすめです**
- 生しいたけなどは、食べる前に1時間程度天日干しをするとビタミンDの効能がアップします
- **カルシウムを含む食材と一緒に調理すれば体内での吸収率が向上します**
- 卵で摂取するなら、生食よりも半熟玉子や温泉玉子がおすすめ。吸収率が高く効率が良いでしょう

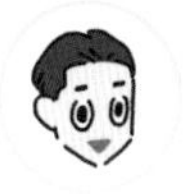

もっと
くわしく！

摂取量が少ないと骨の健康が危ぶまれる

ビタミンDを含む食品はきのこ類や魚類が主なため、意識的に摂取しないと目安量よりも少なくなりがち。とくに妊婦さんはカルシウムを胎児に与えるため、カルシウムの代謝に関与するビタミンDが欠乏しがちなので注意しましょう。

活性型に変えなければ作用が期待できない

日光浴でできたビタミンDも食品中のビタミンDも、どちらも肝臓と腎臓で代謝されて活性型となります。ビタミンDは活性型に変えないと作用が期待できません。

摂りすぎは腎臓に負担がかかる

日本人は摂取量が目安量よりも下回りがちな栄養素であるものの、サプリメントで補う場合は摂りすぎに注意。過剰に摂取すると高カルシウム血症※や腎障害を起こしやすくなります。

ビタミンDの食事摂取基準（μg/日）[1]

性別	男性		女性	
年齢等	目安量	耐容上限量	目安量	耐容上限量
0～5（月）	5.0	25	5.0	25
6～11（月）	5.0	25	5.0	25
1～2（歳）	3.0	20	3.5	20
3～5（歳）	3.5	30	4.0	30
6～7（歳）	4.5	30	5.0	30
8～9（歳）	5.0	40	6.0	40
10～11（歳）	6.5	60	8.0	60
12～14（歳）	8.0	80	9.5	80
15～17（歳）	9.0	90	8.5	90
18～29（歳）	8.5	100	8.5	100
30～49（歳）	8.5	100	8.5	100
50～64（歳）	8.5	100	8.5	100
65～74（歳）	8.5	100	8.5	100
75以上（歳）	8.5	100	8.5	100
妊婦			8.5	－
授乳婦			8.5	－

1 日照により皮膚でビタミンD が産生されることを踏まえ、フレイル予防を図る者はもとより、全年齢区分を通じて、日常生活において可能な範囲内での適度な日光浴を心掛けるとともに、ビタミンD の摂取については、日照時間を考慮に入れることが重要である。

COLUMN

活性型ビタミンD_3の役目

活性型ビタミンD_3は、カルシウムの血中濃度を上げるために小腸や骨、腎臓に強力に作用するのが特徴です。その中でもとくに骨に関わる作用が大きく、カルシウムやリンの吸収を促進させたり、骨の形成を促したり、骨代謝を活性化させる働きを持っています。また、副甲状腺ホルモン（PTH）のカルシウム再吸収を増強させる力があることもポイント。骨の健康を維持するためにも、幅広い世代が積極的に摂取したい栄養素だといえます。

※高カルシウム血症：血中のカルシウム濃度が非常に高い状態を指す。初期症状としては消化管の不調や多尿が見られ、重症化すると錯乱、昏睡に至ることもある

細胞のサビつきを防ぐ守り神

ビタミンE

お高い化粧品を買う
前にビタミンE
摂取

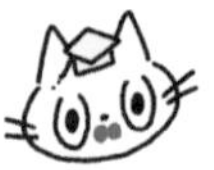

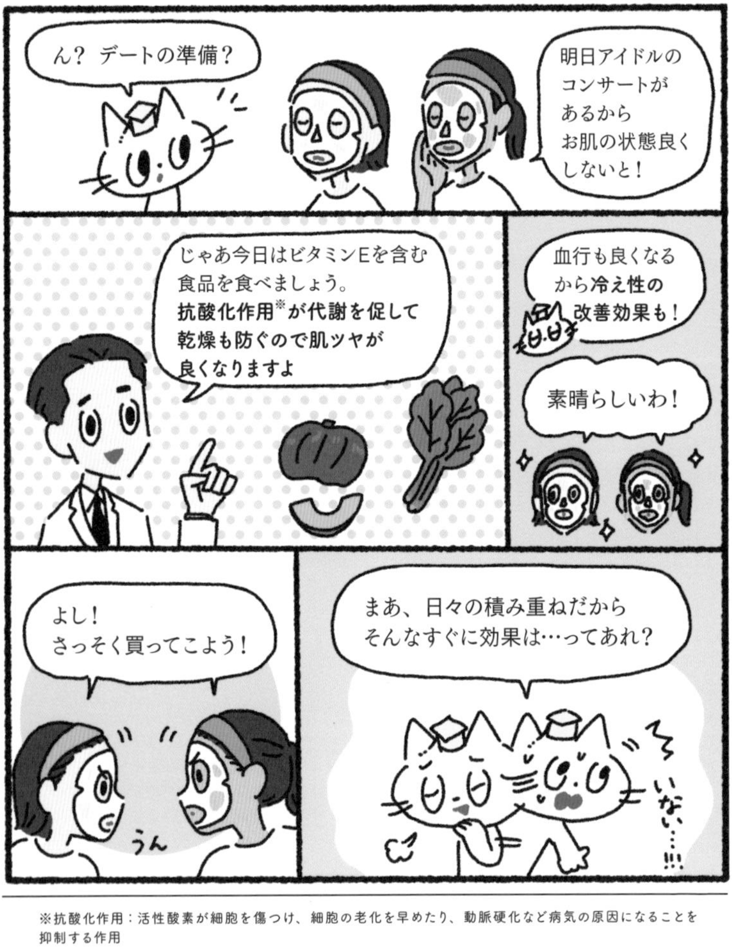
ん？　デートの準備？
明日アイドルのコンサートがあるからお肌の状態良くしないと！
じゃあ今日はビタミンEを含む食品を食べましょう。抗酸化作用※が代謝を促して乾燥も防ぐので肌ツヤが良くなりますよ
血行も良くなるから冷え性の改善効果も！
素晴らしいわ！
よし！ さっそく買ってこよう！
うん
まあ、日々の積み重ねだからそんなすぐに効果は…ってあれ？
いない…!!!

※抗酸化作用：活性酸素が細胞を傷つけ、細胞の老化を早めたり、動脈硬化など病気の原因になることを抑制する作用

これだけ覚えよう！

- **カラダの老化を予防するアンチエイジングビタミン**
- **ビタミンAやビタミンCと一緒に摂れば効力アップ**
- 鮮度の良い**油脂類に豊富**に含まれる
- 8種類あるがヒトの体内ではαトコフェロールが90%を占める

ビタミンEって「**若返りのビタミン**」と呼ばれているの？

そうです。**ビタミンEが有害な★過酸化脂質から細胞を守ってくれる**からです

★p117参照

カ……カ、サンカ…シシツ？

簡単にいうと体内の細胞が★酸化するのを防いでくれるのよ

★p41参照

そう。カラダの細胞は金属と一緒で酸化するとサビてしまいます。サビるとシミやシワなど見た目の衰えだけでなく、内臓の老化も引き起こすんです

細胞の酸化ってそんなに恐ろしいのね

血管がサビると血流が悪くなって動脈硬化の原因にもなるのよ～

だからこそビタミンEの**抗酸化力**は魅力ですよ。意識的に取り入れましょうね

ビタミンEを豊富に含む食材

ビタミンEはひまわり油やオリーブ油といった油脂類に豊富に含まれているのが特徴です。しかし、植物油に含まれるビタミンEは時間が経つと酸化されてしまい抗酸化作用は期待できなくなってしまいます。封を切ったらなるべく早く使い切りましょう。その他には、緑黄色野菜や魚介類に多く含まれる傾向にあります。

野菜類

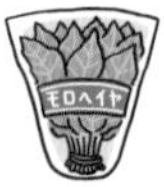

モロヘイヤ
6.5mg

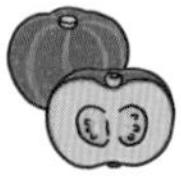

かぼちゃ
4.9mg

種実類

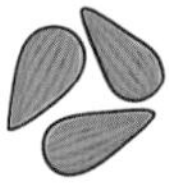

アーモンド
30.3mg

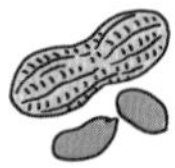

らっかせい
11.4mg

魚介類

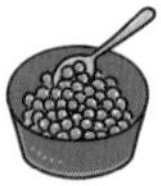

イクラ
9.1mg

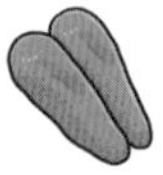

からしめんたいこ
6.5mg

油脂類

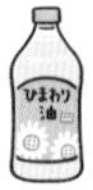

ひまわり油
38.7mg

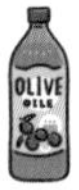

オリーブ油
7.4mg

（100gあたり）

栄養価を逃さない食べ方のコツ

・ナッツ類は光に弱いので、暗所で保存すると栄養素の効果を維持しやすいといえます
・脂溶性ビタミンに分類されるので、**油や乳脂肪などと一緒に摂取すると良い**でしょう
・ビタミンCやセレンを含む食品と一緒に摂ることで抗酸化力がよりアップします
・ひまわり油やオリーブオイルは時間が経つと酸化してしまうので鮮度が良いものを選びましょう

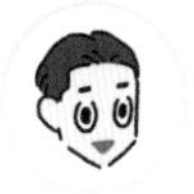

もっと くわしく！

体内の脂質を酸化から守る働きがある

体内の多価不飽和脂肪酸※は酸化されやすいという特徴を持っていますが、その**酸化を抑制してくれるのがビタミンE**です。ビタミンEとCは過酸化脂質の★還元に作用するため、抗酸化作用のある栄養素として注目されています。

★p251 参照

ビタミンEには種類が8つある

大きくトコフェロールと、トコトリエノールに分類され、さらに構造の違いによってそれぞれα、β、γ、δの4つに分けられます。血液中に存在するほとんどがαトコフェロールであり、食品からの摂取量ももっとも多くなります。

欠乏症や過剰症は認められない

体内では生成されないため食事から摂取することが主体ですが、それによる欠乏症や過剰症は認められていません。

ビタミンEの食事摂取基準（mg/日）[1]

性別	男性		女性	
年齢等	目安量	耐容上限量	目安量	耐容上限量
0～5（月）	3.0	−	3.0	−
6～11（月）	4.0	−	4.0	−
1～2（歳）	3.0	150	3.0	150
3～5（歳）	4.0	200	4.0	200
6～7（歳）	5.0	300	5.0	300
8～9（歳）	5.0	350	5.0	350
10～11（歳）	5.5	450	5.5	450
12～14（歳）	6.5	650	6.0	600
15～17（歳）	7.0	750	5.5	650
18～29（歳）	6.0	850	5.0	650
30～49（歳）	6.0	900	5.5	700
50～64（歳）	7.0	850	6.0	700
65～74（歳）	7.0	850	6.5	650
75以上（歳）	6.5	750	6.5	650
妊婦			6.5	−
授乳婦			7.0	−

1 α-トコフェロールについて算定した。α-トコフェロール以外のビタミンEは含んでいない。

COLUMN

過酸化脂質は老化の原因になる

活性酸素が細胞を攻撃すると、細胞膜の脂質が酸化して過酸化脂質となります。年齢を重ねるにつれて血中の過酸化脂質の量は多くなる傾向にあり、この過酸化脂質が増加することで臓器や皮膚が老化するといわれています。過酸化脂質は腎臓から排出されないためカラダに蓄積されやすい厄介な脂質。そこで頼りになるのがビタミンEです。細胞膜が活性酸素からの攻撃を受けないように守ってくれる働きを備えています。

※多価不飽和脂肪酸：主に植物油や魚に含まれる、n-3系不飽和脂肪酸、n-6系不飽和脂肪酸などの総称。悪玉コレステロールを減らす働きが強いといわれている

出血したらビタミンKに119番

ビタミンK

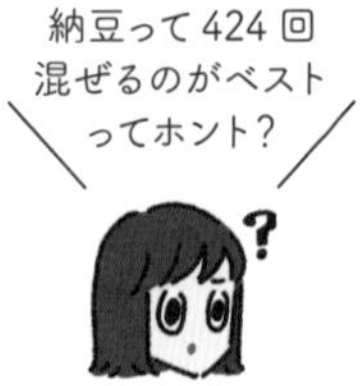
納豆って424回
混ぜるのがベスト
ってホント?

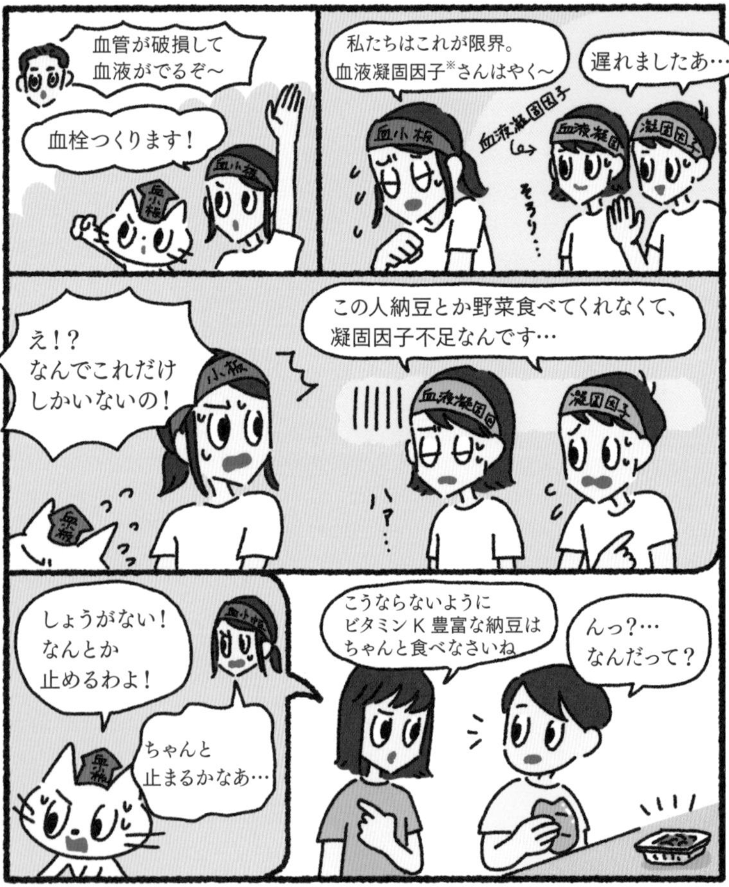
血管が破損して
血液がでるぞ～
血栓つくります！
血小板
私たちはこれが限界。
血液凝固因子※さんはやく～
遅れましたあ…
血液凝固因子
そろり…
え！？
なんでこれだけ
しかいないの！
この人納豆とか野菜食べてくれなくて、
凝固因子不足なんです…
血液凝固
凝固因子
ハア…
しょうがない！
なんとか
止めるわよ！
ちゃんと
止まるかなあ…
こうならないように
ビタミンK豊富な納豆は
ちゃんと食べなさいね
んっ？…
なんだって？

※血液凝固因子：二次止血で血栓をつくるために働く因子。14種類ありそれらが連続的に活性化してフィブリン（血液の凝固に関与するたんぱく質）をつくりだす

これだけ覚えよう！

- **発酵食品や緑色の野菜に豊富に含まれる**
- **出血を止める**ために重要な役目を持つ
- **骨をつくる**ための手助けも担う
- 体内で働く成分はフィロキノン類とメナキノン類の２種類

納豆って超万能健康食品ってイメージがあるけど、どうも苦手なのよね…

おや。アスリートでもあるりんこさんには、是非食べてほしいんですけどねえ

そうなの？

そうよ。なんてったって**納豆にはビタミンＫが豊富**だからね

ビタミンＫは出血を止める止血ビタミンと呼ばれますが、カルシウムを骨に取り込む手助けもしています。だから**不足すると骨折しやすくなってしまう**んです

しかも納豆に含まれるビタミンＫはメナキノン-7と呼ばれて、納豆特有の優秀な成分なの。ビタミンＫを摂るなら納豆が超おすすめよ

確かにアスリートはカラダが資本。それに私よく練習中に転ぶしなあ。でも苦手……

大丈夫。ビタミンＫは納豆以外に青菜や海藻類にも含まれていますよ。次のページでチェックしてみましょう

ビタミンKを豊富に含む食材

ビタミンKの成分のうちメナキノン類は微生物によって合成されます。そのため**植物性食品や発酵食品に含まれるのが特徴**です。一方のフィロキノン類は葉緑素※によって合成されるため、**緑色の野菜や藻類に豊富に含まれます**。モロヘイヤやほうれんそう、大根の葉などにも含まれるため、葉まで使用できる調理法を選ぶと良いでしょう。

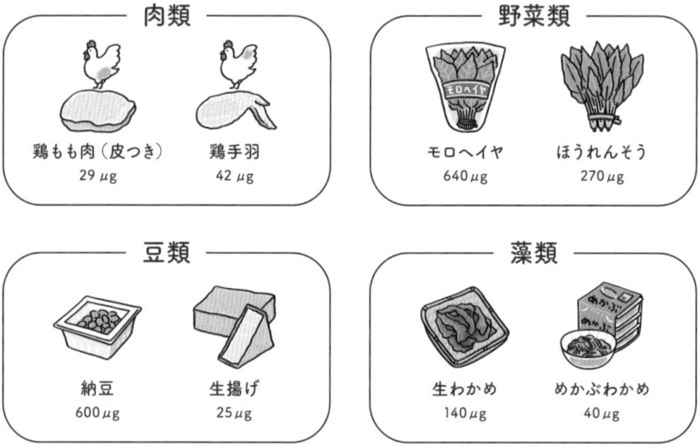

（100gあたり）

栄養価を逃さない食べ方のコツ

- ビタミンKも脂溶性ビタミン。**調理をするときは油や乳脂肪などと一緒がベスト**です
- ビタミンKを含む食品を食べるときは、たんぱく質もしっかりと摂ると吸収率が高まります
- カルシウムを同時に摂取すると、骨の沈着に役立ち健康的で丈夫な骨がつくられます
- **熱に強く油に溶けやすいので加熱調理がおすすめ**。野菜類は炒め物でいただきましょう

※葉緑素：植物が光合成を行なう上で必要な、細胞内にある緑色の色素。クロロフィルとも呼ばれる

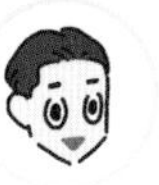

もっと くわしく！

腸内細菌が合成してくれるビタミン

ビタミンの一部は腸内で合成できる特徴を持っています。そのうちのひとつがビタミンKです。腸内細菌で合成されるため、腸内の環境を整えておくことも大事だといえます。

一般的に欠乏リスクは低い

ビタミンKは食事から十分に摂取可能であり、腸内細菌によって合成することもできるので、欠乏リスクは低いといえます。しかし、抗生物質の摂取などで腸内細菌の活性が落ちて欠乏すると、血液凝固に時間がかかってしまうので注意しましょう。

ビタミンKは血液凝固に作用する

ビタミンKは血液凝固に作用するため、止血をする際に大きな役目を担っています。血液凝固因子は14種類ありますが、それらのうちの4つは、つくるためにビタミンKが必要です。

ビタミンKの食事摂取基準（μg/日）

性別	男性	女性
年齢等	目安量	目安量
0～5（月）	4	4
6～11（月）	7	7
1～2（歳）	50	60
3～5（歳）	60	70
6～7（歳）	80	90
8～9（歳）	90	110
10～11（歳）	110	140
12～14（歳）	140	170
15～17（歳）	160	150
18～29（歳）	150	150
30～49（歳）	150	150
50～64（歳）	150	150
65～74（歳）	150	150
75以上（歳）	150	150
妊婦		150
授乳婦		150

COLUMN

出血から止血までの流れをチェック

血管が損傷すると血液が血管の外に出ていきます（出血）。その後、損傷箇所に血小板が集まり血栓をつくりはじめます。これを一次止血と呼び、ここでの主役は血小板です。しかしこれだけでは止血できないため、一次止血された場所に凝固因子が集まり繊維素を形成し止血を行ないます。これを二次止血と呼びます。この血液凝固因子の産生に関わるのがビタミンKです。
その後、血管が修復されるとプラスミンという物質によって血栓が溶解されて、元の状態に回復するという仕組みになっています。

炭水化物大好き人には超必須!

ビタミンB_1

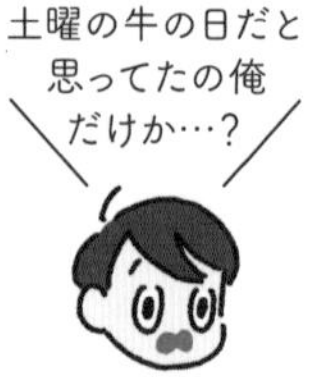
土曜の牛の日だと
思ってたの俺
だけか…?

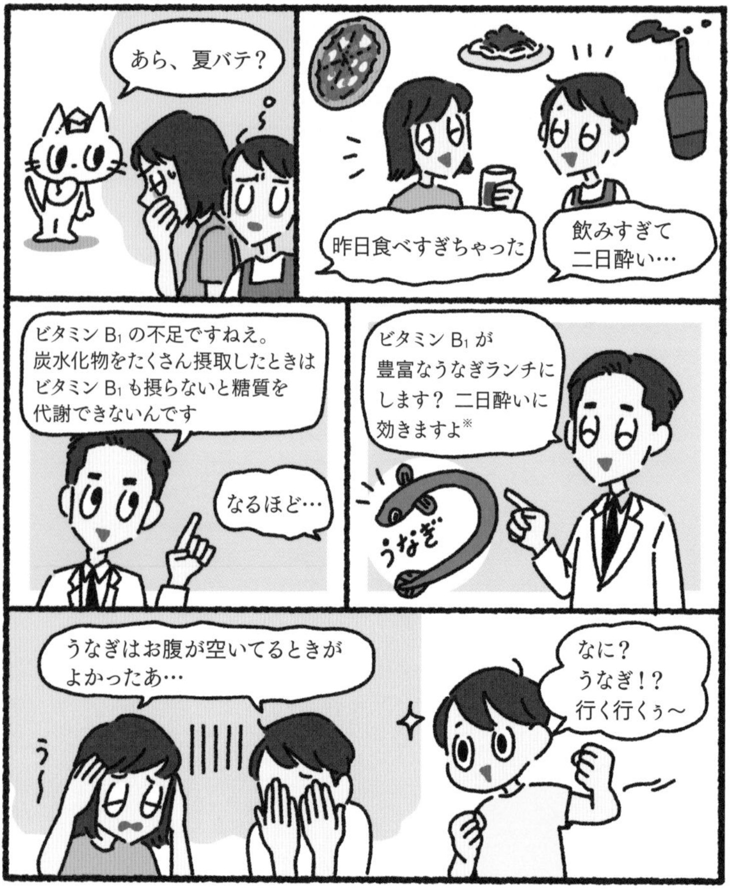
あら、夏バテ?
昨日食べすぎちゃった
飲みすぎて
二日酔い…
ビタミン B_1 の不足ですねえ。
炭水化物をたくさん摂取したときは
ビタミン B_1 も摂らないと糖質を
代謝できないんです
なるほど…
ビタミン B_1 が
豊富なうなぎランチに
します? 二日酔いに
効きますよ※
うなぎ
うなぎはお腹が空いてるときが
よかったあ…
う〜
なに?
うなぎ!?
行く行くぅ〜

※二日酔いには：ビタミンB_1は肝臓の働きを活性化する効果を持つため、二日酔いの解消にもおすすめ

これだけ覚えよう！

- **糖質をエネルギーに変える**ので、米が主食の日本人には必須
- **二日酔い解消＆疲労回復効果**もあり
- 摂取するなら豚肉や玄米がベスト
- 水溶性ビタミンは水に溶けやすいので味噌汁や炒め物がおすすめ

ビタミンB_1って玄米にとても多く含まれているんだって。主食だから摂りやすいわよね

米ぬかの部分にビタミンB_1が豊富なんです。その代わり、精米してしまうと栄養価は減少してしまうんですよね…

俺、白米派なんだけどな～うまくいかないもんだなあ

大丈夫よ。「ぬか」といえばアレがあるでしょ？

もしかしてぬか漬け？

正解！ ぬか漬けは精米時のぬかを原料とするからビタミンB_1たっぷりなの

そっか！ 白米と組み合わせれば、失われたビタミンB_1もカバーできるんだな

よ～し！ 自家製ぬか漬けにチャレンジしてみようかな～

ビタミンB_1を豊富に含む食材

ビタミンB_1は豚肉やうなぎといった「疲れたときに無意識に欲しくなる」食品に多く含まれています。豚肉はヒレ肉やもも肉にも豊富で、うなぎだけでなくイクラやたらこといった魚介類にもたっぷりです。穀類から摂取するなら玄米がベスト。精白されるとビタミンB_1はほぼ摂取できません。

肉類

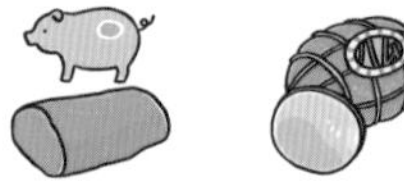

豚ヒレ肉 1.32mg
ボンレスハム 0.90mg

魚介類

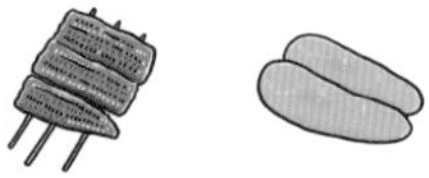

うなぎのかば焼 0.75mg
たらこ 0.71mg

豆類

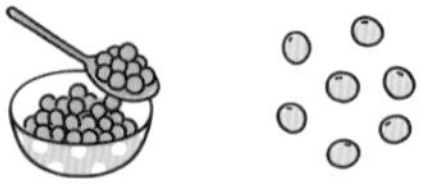

青えんどう豆（ゆで） 0.27mg
黄大豆（ゆで） 0.17mg

種実・穀類

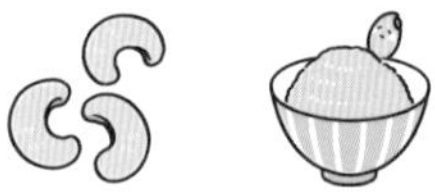

カシューナッツ 0.54mg
玄米 0.41mg

（100gあたり）

栄養価を逃さない食べ方のコツ

・水溶性ビタミンに分類されるので「茹でる」「煮る」「浸す」と成分が流失してしまうので注意しましょう
・調理する際は、**スープなど汁ごと食べられるメニューがベスト**です
・にんにく、ねぎ、タマネギ、にらなどに含まれる**アリシンと一緒に摂ると吸収率がアップ**します
・糖質の代謝を助ける働きを持っているので、主食（ごはん、麺）などと一緒に食べましょう

※脚気・ウェルニッケ脳症：ビタミンB_1が不足すると末梢神経障害や心不全が起こり、倦怠感、手足のしびれといった症状がでるのが脚気。同様にビタミンB_1の欠乏で脳に障害が起きるのがウェルニッケ脳症

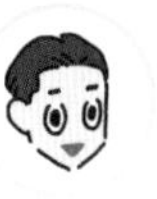

もっとくわしく！

ビタミンB_1はTCA回路に関わる

ビタミンB_1は★補酵素としてさまざまな代謝に関わる大事なビタミンだといえます。とくに糖質代謝において、★ピルビン酸からアセチルCoAへの変換、TCA回路、ペントースリン酸回路に作用しているのが特徴です。

★それぞれp252、p74参照

侮れないビタミンB_1不足による脚気

ビタミンB_1が不足すると糖質をうまくエネルギーに変えることができず、ストレスを感じたり食欲不振に陥ることも。さらに不足すると脚気※やウェルニッケ脳症※を引き起こすこともあります。

体内にはほぼ貯蔵されない

体内にほぼ貯蔵されることはないため、摂りすぎてもカラダに悪いことはありません。かといってサプリメントなどによる大量摂取はNG。頭痛やイライラといった副作用が起こる可能性もあります。

ビタミンB_1の食事摂取基準（mg/日）[1,2]

性別	男性			女性		
年齢等	推定平均必要量	推奨量	目安量	推定平均必要量	推奨量	目安量
0～5（月）	—	—	0.1	—	—	0.1
6～11（月）	—	—	0.2	—	—	0.2
1～2（歳）	0.4	0.5	—	0.4	0.5	—
3～5（歳）	0.6	0.7	—	0.6	0.7	—
6～7（歳）	0.7	0.8	—	0.7	0.8	—
8～9（歳）	0.8	1.0	—	0.8	0.9	—
10～11（歳）	1.0	1.2	—	0.9	1.1	—
12～14（歳）	1.2	1.4	—	1.1	1.3	—
15～17（歳）	1.3	1.5	—	1.0	1.2	—
18～29（歳）	1.2	1.4	—	0.9	1.1	—
30～49（歳）	1.2	1.4	—	0.9	1.1	—
50～64（歳）	1.1	1.3	—	0.9	1.1	—
65～74（歳）	1.1	1.3	—	0.9	1.1	—
75以上（歳）	1.0	1.2	—	0.8	0.9	—
妊婦（付加量）				＋0.2	＋0.2	—
授乳婦（付加量）				＋0.2	＋0.2	—

1 チアミン塩化物塩酸塩（分子量＝337.3）の重量として示した。
2 身体活動レベルIIの推定エネルギー必要量を用いて算定した。
特記事項：推定平均必要量は、ビタミンB_1の欠乏症である脚気を予防するに足る最小必要量からではなく、尿中にビタミンB_1の排泄量が増大し始める摂取量（体内飽和量）から算定。

脂肪燃焼における最強の味方

ビタミンB_2

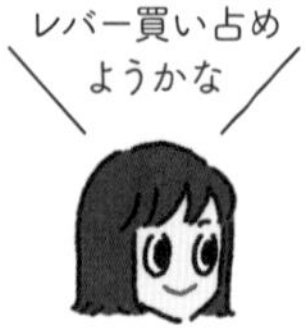
レバー買い占め
ようかな

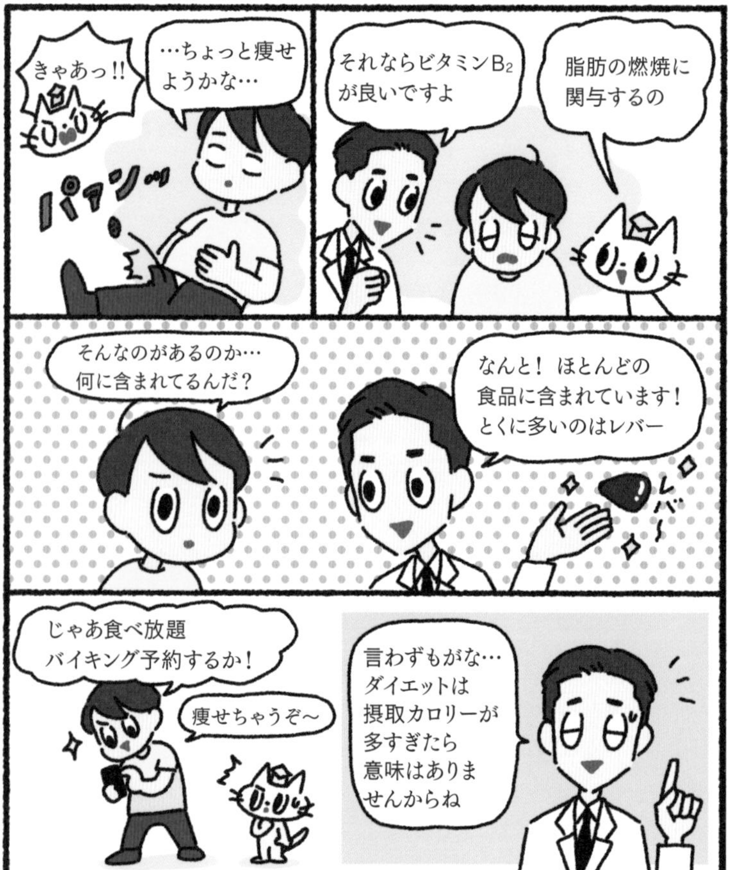
…ちょっと痩せ
ようかな…
パァン…
きゃあっ!!
それならビタミンB_2
が良いですよ
脂肪の燃焼に
関与するの
そんなのがあるのか…
何に含まれてるんだ？
なんと！ ほとんどの
食品に含まれています！
とくに多いのはレバー
レバ～
じゃあ食べ放題
バイキング予約するか！
痩せちゃうぞ～
言わずもがな…
ダイエットは
摂取カロリーが
多すぎたら
意味はありま
せんからね

これだけ覚えよう！

- **脂肪を燃焼してくれる水溶性ビタミン**
- **細胞の再生を促して皮膚トラブル**を予防してくれる
- ほとんどの食品に含まれるがアルコールと**一緒だと効果減**
- 体内の有害な過酸化脂質の除去も手助けする

明日は大事な試合だから、栄養ドリンク飲んでおこう！

りんこ〜なぜドリンク剤が黄色い蛍光色なのか知ってる？

言われてみれば…ほとんどの栄養ドリンクって黄色いわよね。なんでだろう？

それはビタミンB_2に含まれるリボフラビン※という成分が黄色い蛍光色をしているからなんです

栄養ドリンクにはビタミンB_2が含まれているってこと？

そう。栄養ドリンクには、代謝を促進させるビタミンB_2が豊富に含まれています。ドリンク剤を飲むと元気になるのは、代謝を促すことで疲労を回復させたりスタミナを向上させたりできるからなんです

そういうことなのね！　それを知っているだけで効き目がアップする気がするわ〜

※リボフラビン：ビタミンB_2の別名でもあり、糖質、脂質、たんぱく質の代謝やエネルギー産生に関与する補酵素

ビタミン B_2 を豊富に含む食材

ビタミン B_2 はほとんどの食品に含まれているといっても過言ではありません。動物性食品であれば、豚や牛のレバーをはじめ、卵にもたっぷり。植物性の食品であればアーモンドやまいたけ、モロヘイヤなどに豊富です。また、納豆菌がビタミン B_2 を合成する働きを持っているので納豆の含有量も多くなっています。

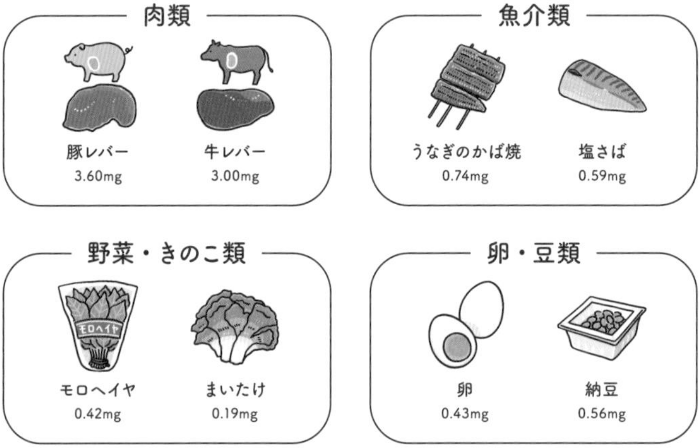

（100gあたり）

栄養価を逃さない食べ方のコツ

- **脂質の代謝を促す効果があるので、油料理を食べるときには一緒に摂りましょう**
- 水に溶ける性質はあるものの、比較的失われにくく熱にも強いので加熱調理もOKです
- 光に弱い特徴があるため、野菜類は冷暗所に保存しましょう
- 三大栄養素がエネルギーをつくりだすのをサポートする働きを持つので毎食バランス良く摂りましょう

※フラビン酵素：ビタミン B_2 はFADに変換されたあと、たんぱく質と結合し、フラビン酵素としてエネルギーの産生に関わる

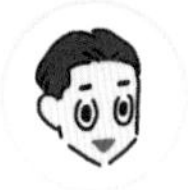

もっとくわしく！

TCA回路と脂肪酸のβ酸化に関わる

ビタミンB_2もB_1と同様に★TCA回路の★補酵素で、★脂肪酸のβ酸化に関わっています。体内で補酵素型である★FADに変換されてたんぱく質と結合し、フラビン酵素※としてエネルギー代謝や酸化還元反応に作用するのです。

★それぞれp74、p252、p95、p251参照

ビタミンB_2はたんぱく質の複合体

ビタミンB_2は牛乳から発見されたビタミンで、体内では主にフラビンアデニンジヌクレオチド（★FAD）、フラビンアデニンモノヌクレオチド（★FMN）のたんぱく質複合体として存在しています。

★p251参照

不足すると肌や皮膚にトラブルが起きやすい

欠乏すると口角炎や口唇炎、脂漏性皮膚炎といった肌トラブルの原因になります。また、ホルモンを生成する甲状腺の活性維持にも関わりがあるためホルモンバランスの乱れを招くことも。

ビタミンB_2の食事摂取基準（mg/日）[1]

性別	男性			女性		
年齢等	推定平均必要量	推奨量	目安量	推定平均必要量	推奨量	目安量
0～5（月）	—	—	0.3	—	—	0.3
6～11（月）	—	—	0.4	—	—	0.4
1～2（歳）	0.5	0.6	—	0.5	0.5	—
3～5（歳）	0.7	0.8	—	0.6	0.8	—
6～7（歳）	0.8	0.9	—	0.7	0.9	—
8～9（歳）	0.9	1.1	—	0.9	1.0	—
10～11（歳）	1.1	1.4	—	1.0	1.3	—
12～14（歳）	1.3	1.6	—	1.2	1.4	—
15～17（歳）	1.4	1.7	—	1.2	1.4	—
18～29（歳）	1.3	1.6	—	1.0	1.2	—
30～49（歳）	1.3	1.6	—	1.0	1.2	—
50～64（歳）	1.2	1.5	—	1.0	1.2	—
65～74（歳）	1.2	1.5	—	1.0	1.2	—
75以上（歳）	1.1	1.3	—	0.9	1.0	—
妊婦（付加量）				+0.2	+0.3	—
授乳婦（付加量）				+0.5	+0.6	—

1 身体活動レベルIIの推定エネルギー必要量を用いて算定した。
特記事項：推定平均必要量は、ビタミンB_2の欠乏症である口唇炎、口角炎、舌炎などの皮膚炎を予防するに足る最小量からではなく、尿中にビタミンB2の排泄量が増大し始める摂取量（体内飽和量）から算定。

ステーキやハンバーガーのお供に

ビタミンB_6

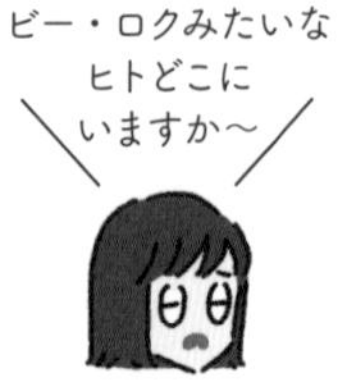
ビー・ロクみたいな
ヒトどこに
いますか〜

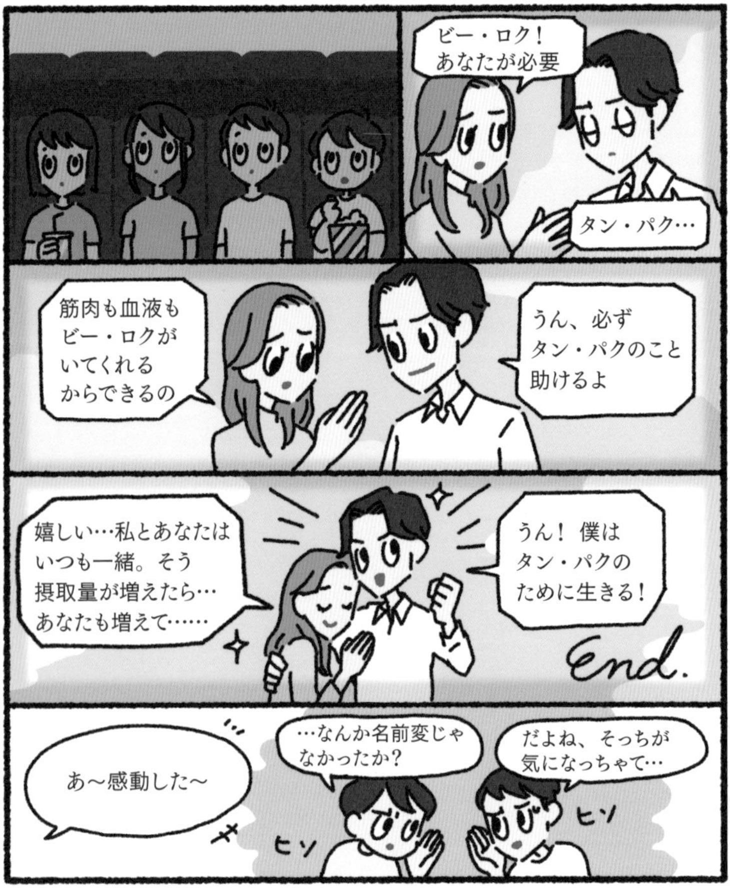
ビー・ロク！
あなたが必要
タン・パク…
筋肉も血液も
ビー・ロクが
いてくれる
からできるの
うん、必ず
タン・パクのこと
助けるよ
嬉しい…私とあなたは
いつも一緒。そう
摂取量が増えたら…
あなたも増えて……
うん！ 僕は
タン・パクの
ために生きる！
End.
あ〜感動した〜
…なんか名前変じゃ
なかったか？
だよね、そっちが
気になっちゃて…
ヒソ
ヒソ

これだけ覚えよう！

- **たんぱく質をエネルギーに変える**ビタミンB群のひとつ
- 肉料理が好きなヒトはとくに摂取したい
- 日本人の主食「**お米**」**にも豊富に含まれる**
- B_6 の作用を持つ成分は3種類。体内でリン酸と結合して存在する

p52で解説したたんぱく質と切っても切り離せない関係で結びついているのがビタミンB_6です。**たんぱく質をエネルギーに変える**栄養素ですね

たんぱく質を多く含む食品が何だったかみんな覚えてる？

はーい！　俺の大好きなステーキ肉だろ？　あと唐揚げの鶏肉だろ〜？

さすが（笑）その通りです。つまり、ふとしくんのようなお肉料理が大好きなヒトはとくに意識して摂取したい栄養素だといえるんです

それにビタミンB_6はたんぱく質をアミノ酸に分解して合成することにも関わるから、**筋肉や血液をつくるサポート役**も行なっているのよ

じゃあ普段から筋トレのためにたんぱく質を多く摂取するりんこにも摂ってもらいたい栄養素ね

そうですね。たんぱく質とビタミンB_6の摂取はセットで考えると良いでしょう

ビタミンB_6を豊富に含む食材

主にレバーや鶏肉といった動物性食品に含まれるほか、**魚介類にも豊富**。ただし冷凍したり加工すると損失されやすいので、まぐろやかつおといった生魚から摂取するのがおすすめ。植物性食品の中ではとくににんにくに豊富に含まれており、私たち日本人の主食でもあるお米にも多く含まれているのが特徴です。

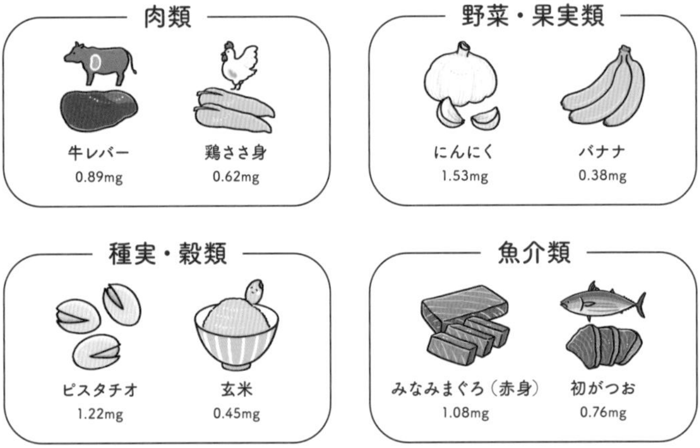

（100gあたり）

栄養価を逃さない食べ方のコツ

・たんぱく質の代謝に働くので、たんぱく質を含む食品と一緒に摂りましょう
・動物性食品から摂取する方が効率が良いため、**肉類や魚類から摂るのがおすすめ**です
・熱や光に弱い特徴があるので冷暗所や冷蔵庫で保存を。調理は手早く行ないましょう
・冷凍したり加工する過程で成分効果が失われやすいといえます。**生食できるものは生で**いただきましょう

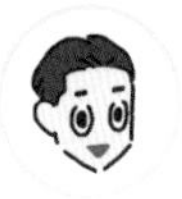

もっと くわしく！

アミノ酸の分解に関わる酵素の補酵素

ビタミンB_6は100種類以上の酵素の補酵素として働いています。とくにたんぱく質がアミノ酸に分解された後たんぱく質へと再合成されるとき（★アミノ基転移反応）の補酵素として用いられるなど、アミノ酸が関与する反応で重要な役割を担います。

★p60参照

ビタミンB_6の作用を持つ成分は3つ

ビタミンB_6の作用を持つ成分は、ピリドキシン、ピリドキサール、ピリドキサミンの3種類があり、体内ではほとんどがリン酸と結合した形で存在しています。

たんぱく質の摂取量によって必要量が決まる

ビタミンB_6はたんぱく質の代謝に関与するため、**たんぱく質の摂取量によって必要量が決まります。**欠乏症はあまり起こりませんが、アミノ酸から脳内ホルモン※が合成されるときに必要となるため、少ないとイライラや不眠症の原因になることも。

ビタミンB_6の食事摂取基準（mg/日）[1]

性別	男性				女性			
年齢等	推定平均必要量	推奨量	目安量	耐容上限量[2]	推定平均必要量	推奨量	目安量	耐容上限量[2]
0～5（月）	—	—	0.2	—	—	—	0.2	—
6～11（月）	—	—	0.3	—	—	—	0.3	—
1～2（歳）	0.4	0.5	—	10	0.4	0.5	—	10
3～5（歳）	0.5	0.6	—	15	0.5	0.6	—	15
6～7（歳）	0.7	0.8	—	20	0.6	0.7	—	20
8～9（歳）	0.8	0.9	—	25	0.8	0.9	—	25
10～11（歳）	1.0	1.1	—	30	1.0	1.1	—	30
12～14（歳）	1.2	1.4	—	40	1.0	1.3	—	40
15～17（歳）	1.2	1.5	—	50	1.0	1.3	—	45
18～29（歳）	1.1	1.4	—	55	1.0	1.1	—	45
30～49（歳）	1,1	1.4	—	60	1.0	1.1	—	45
50～64（歳）	1,1	1.4	—	55	1.0	1.1	—	45
65～74（歳）	1.1	1.4	—	50	1.0	1.1	—	40
75以上（歳）	1.1	1.4	—	50	1.0	1.1	—	40
妊婦（付加量）					+0.2	+0.2	—	—
授乳婦（付加量）					+0.3	+0.3	—	—

1 たんぱく質の推奨量を用いて算定した（妊婦・授乳婦の付加量は除く）。
2 ピリドキシン（分子量＝169.2）の重量として示した。

※脳内ホルモン：脳内に分泌されるホルモンや神経伝達物質の総称。100種類以上のホルモンが分泌されて心身が正常に保たれている（p250参照）

相性抜群！ 造血ツインズ

ビタミンB_{12}・葉酸

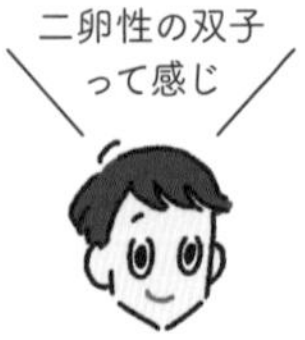
二卵性の双子
って感じ

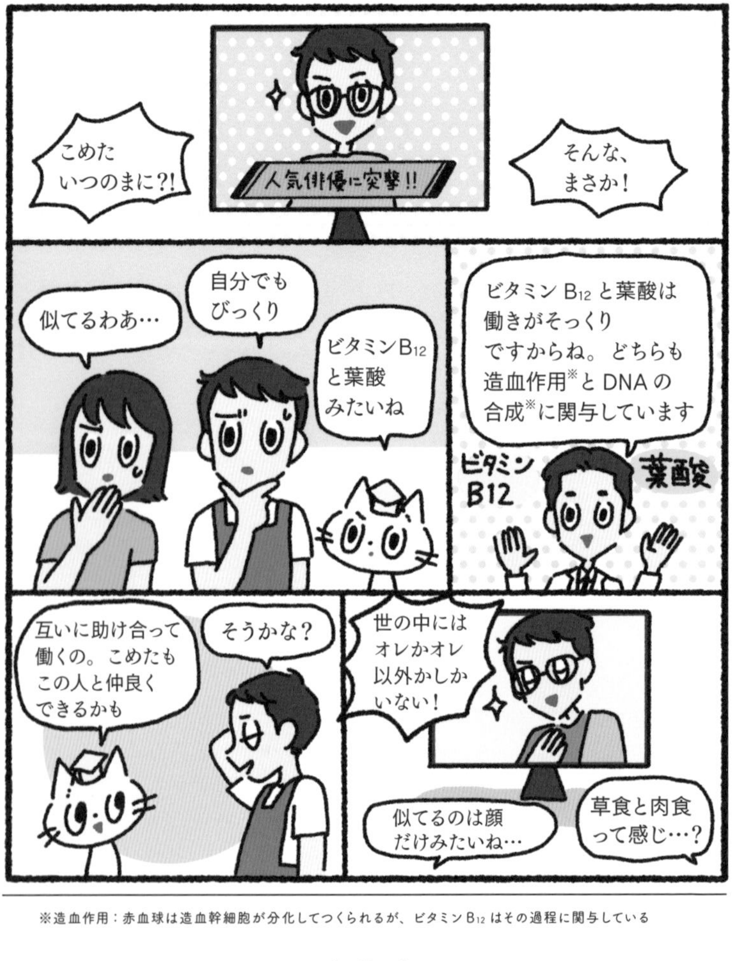
こめた
いつのまに?!
人気俳優に突撃!!
そんな、
まさか！
似てるわあ…
自分でも
びっくり
ビタミンB12
と葉酸
みたいね
ビタミン B12 と葉酸は
働きがそっくり
ですからね。どちらも
造血作用※と DNA の
合成※に関与しています
ビタミン
B12
葉酸
互いに助け合って
働くの。こめたも
この人と仲良く
できるかも
そうかな？
世の中には
オレかオレ
以外かしか
いない！
似てるのは顔
だけみたいね…
草食と肉食
って感じ…？

※造血作用：赤血球は造血幹細胞が分化してつくられるが、ビタミンB_{12}はその過程に関与している

ビタミンB_{12}と葉酸は、どちらも**正常な赤血球を形成するためにヘモグロビンの合成を助ける栄養素**です。赤血球をつくるためには、どちらの作用も必要で、**お互いに助け合いながら働いて貧血を防いでいます**

葉酸って妊婦さんや妊活中の人は必ず摂りなさいって言われる栄養素よね？ なぜなの？

それは**遺伝情報がつまったDNAの合成にも関わっている**からだといえます。**細胞の★新生に重要な役割を担っている**んです

★p43 参照

へ〜葉酸はDNAをつくる栄養素だったのか！ だから胎児の発育に必要なんだね

そうなの。それにね、ビタミンB_{12}も造血作用に働くだけじゃないわ

中枢神経や末梢神経が正しく働くようにコントロールするなど、**神経系の機能維持のために働きます**。睡眠障害やアルツハイマーの予防にも効果が期待できると言われていますね

働きが似ているってことは含まれる食品も同じ？

それが…ちょっとした特徴があるんです。まずはビタミンB_{12}を多く含む食品からチェックしてみましょう

※DNAの合成：DNA（デオキシリボ核酸）分子をつくりだすこと

ビタミンB_{12}を豊富に含む食材

ビタミンB_{12}は微生物によって合成される栄養素なので、**基本的には動物性食品にのみ含まれます**。そのため、肉や魚介類を口にしない厳格なベジタリアンはサプリメントなどを活用して補給すると良いでしょう。食品から摂取するときは、あさりやしじみといった貝類や牛や豚の肉類がおすすめです。

魚介類

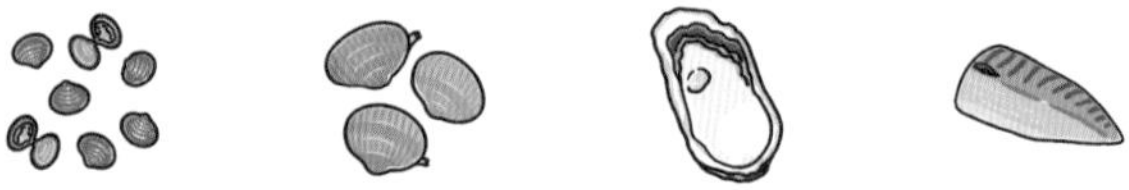

しじみ	あさり	かき	さば
68.4μg	52.4μg	23.1μg	12.9 μg

肉・乳類

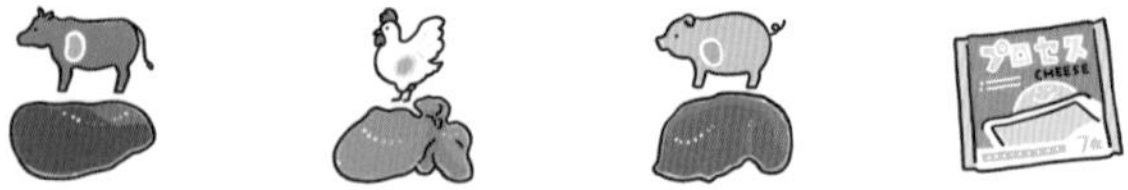

牛レバー	鶏レバー	豚レバー	プロセスチーズ
52.8μg	44.4μg	25.2μg	3.2μg

（100gあたり）

栄養価を逃さない食べ方のコツ

・光や熱に弱いので調理をする際は加熱しすぎに注意しましょう
・**葉酸を多く含む食品と一緒に摂る**とヘモグロビンの生成を助けるので貧血予防に効果が期待できます
・水溶性ビタミンは水に溶けやすいので**汁ごと食べられるスープや汁物でいただくと良い**でしょう
・酸化しやすい成分でもあるため、長期間放置せず、保存時は空気に触れない工夫を心がけましょう

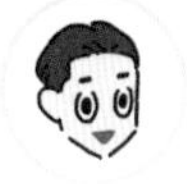

もっと くわしく！

唯一回腸で吸収されるビタミン

ほとんどのビタミンは空腸で吸収されますが、**ビタミンB_{12}だけは回腸で吸収されるのが特徴**です。さらに、吸収されるためには、胃の壁細胞から分泌される★内因子が必要。十二指腸でこの内因子とビタミンB_{12}が結合することで回腸で吸収される仕組みになっています。

★p252 参照

腸内細菌でも合成される

ビタミンB_{12}は腸内細菌でも合成されるため、バランスの良い食事を心がけていれば不足することはあまりありません。ただし、前述した通り、肉や魚といった動物性食品を口にしない菜食主義者は要注意。植物性食品にはほぼ含まれないため、補給の必要があります。例外として、植物性食品の中でも海苔には多く含まれているため上手に活用しましょう。

ベジタリアンの人や
高齢者で胃酸の分泌量が
少ない人は注意ね

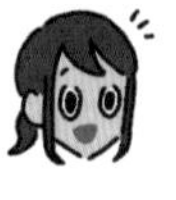

ビタミンB_{12}の食事摂取基準（μg/日）[1]

性別	男性			女性		
年齢等	推定平均必要量	推奨量	目安量	推定平均必要量	推奨量	目安量
0～5（月）	—	—	0.4	—	—	0.4
6～11（月）	—	—	0.5	—	—	0.5
1～2（歳）	0.8	0.9	—	0.8	0.9	—
3～5（歳）	0.9	1.1	—	0.9	1.1	—
6～7（歳）	1.1	1.3	—	1.1	1.3	—
8～9（歳）	1.3	1.6	—	1.3	1.6	—
10～11（歳）	1.6	1.9	—	1.6	1.9	—
12～14（歳）	2.0	2.4	—	2.0	2.4	—
15～17（歳）	2.0	2.4	—	2.0	2.4	—
18～29（歳）	2.0	2.4	—	2.0	2.4	—
30～49（歳）	2.0	2.4	—	2.0	2.4	—
50～64（歳）	2.0	2.4	—	2.0	2.4	—
65～74（歳）	2.0	2.4	—	2.0	2.4	—
75以上（歳）	2.0	2.4	—	2.0	2.4	—
妊婦（付加量）				+0.3	+0.4	—
授乳婦（付加量）				+0.7	+0.8	—

1 シアノコバラミン（分子量＝1,355.37）の重量として示した。

葉酸を豊富に含む食材

葉酸はその名前が表す通り野菜類に豊富に含まれています。食品から摂取するときは、ほうれんそうや菜の花などの葉物野菜や、ブロッコリーやえだまめなど緑色をした野菜を選ぶと良いでしょう。鶏レバーや納豆などにも多く、毎日の食卓に取り入れやすいのも魅力です。

野菜類

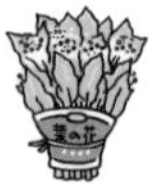

菜の花
340μg

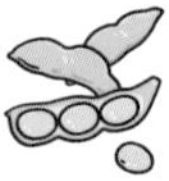

えだまめ
320μg

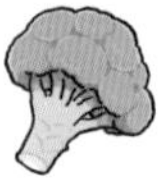

ブロッコリー
210μg

ほうれんそう
210μg

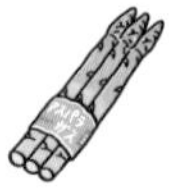

アスパラガス
190μg

肉・豆・果実類

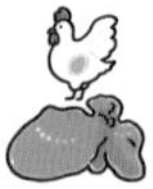

鶏レバー
1300μg

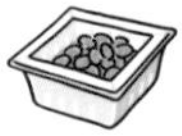

納豆
120μg

いちご
90μg

（100gあたり）

栄養価を逃さない食べ方のコツ

- **ビタミンB_{12}を多く含む食品と一緒に摂る**とヘモグロビンの生成を助けてくれます
- 茹でる調理では成分を損失しやすいので、蒸したり電子レンジ調理がおすすめです
- 酸化しやすい成分なので調理は手早く。食材は新鮮なものを選びましょう
- **ビタミンCを含む食品と同時に摂取すると、葉酸の効果がよりアップ**します

※ハンター舌炎・萎縮性胃炎：ハンター舌炎は舌が赤く平らになり、痛みや味覚障害が起こる。萎縮性胃炎は胃の粘膜に炎症が生じて萎縮した状態を指す

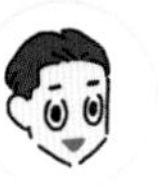

もっと
くわしく！

不足すると悪性貧血を招く

葉酸とビタミンB_{12}が欠乏するとDNAの合成がうまくいかず巨赤芽球性貧血の原因となります。巨赤芽球性貧血はいわゆる悪性貧血と呼ばれるもので、めまいや立ちくらみといった一般的な貧血の症状に加えて、ハンター舌炎※や、萎縮性胃炎※といった症状が現れます。

動物性食品から摂るならレバー

葉酸を含む動物性食品はあまり多くありませんが、**レバーにはとても豊富です。**これは葉酸が細胞の新生に関わる栄養素なので、内臓など細胞増殖が盛んな場所に分布しているからだと考えられ、魚介類でも内臓ごと食べられる小魚は含有量も高くなります。また、**タバコやお酒を嗜む人は葉酸の消費量が多くなる**ので、意識して摂取しましょう。

葉酸もビタミンB_{12}もどちらも
一緒にしっかり摂ろう

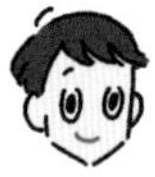

葉酸の食事摂取基準（μg/日）[1]

性別	男性				女性			
年齢等	推定平均必要量	推奨量	目安量	耐容上限量[2]	推定平均必要量	推奨量	目安量	耐容上限量[2]
0～5（月）	—	—	40	—	—	—	40	—
6～11（月）	—	—	60	—	—	—	60	—
1～2（歳）	80	90	—	200	90	90	—	200
3～5（歳）	90	110	—	300	90	110	—	300
6～7（歳）	110	140	—	400	110	140	—	400
8～9（歳）	130	160	—	500	130	160	—	500
10～11（歳）	160	190	—	700	160	190	—	700
12～14（歳）	200	240	—	900	200	240	—	900
15～17（歳）	220	240	—	900	200	240	—	900
18～29（歳）	200	240	—	900	200	240	—	900
30～49（歳）	200	240	—	1,000	200	240	—	1,000
50～64（歳）	200	240	—	1,000	200	240	—	1,000
65～74（歳）	200	240	—	900	200	240	—	900
75以上（歳）	200	240	—	900	200	240	—	900
妊婦（付加量）[3,4]					＋200	＋240	—	—
授乳婦（付加量）					＋80	＋100	—	—

1 プテロイルモノグルタミン酸（分子量＝441.40）の重量として示した。
2 通常の食品以外の食品に含まれる葉酸（狭義の葉酸）に適用する。
3 妊娠を計画している女性、妊娠の可能性がある女性及び妊娠初期の妊婦は、胎児の神経管閉鎖障害のリスク低減のために、通常の食品以外の食品に含まれる葉酸（狭義の葉酸）を400μg/日摂取することが望まれる。
4 付加量は、中期及び後期にのみ設定した。

三大栄養素とアルコールを代謝する働き者

ナイアシン

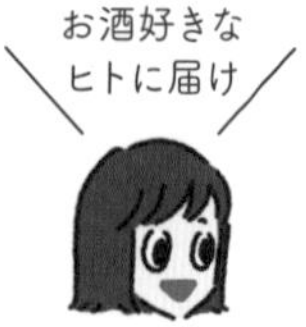
お酒好きな
ヒトに届け

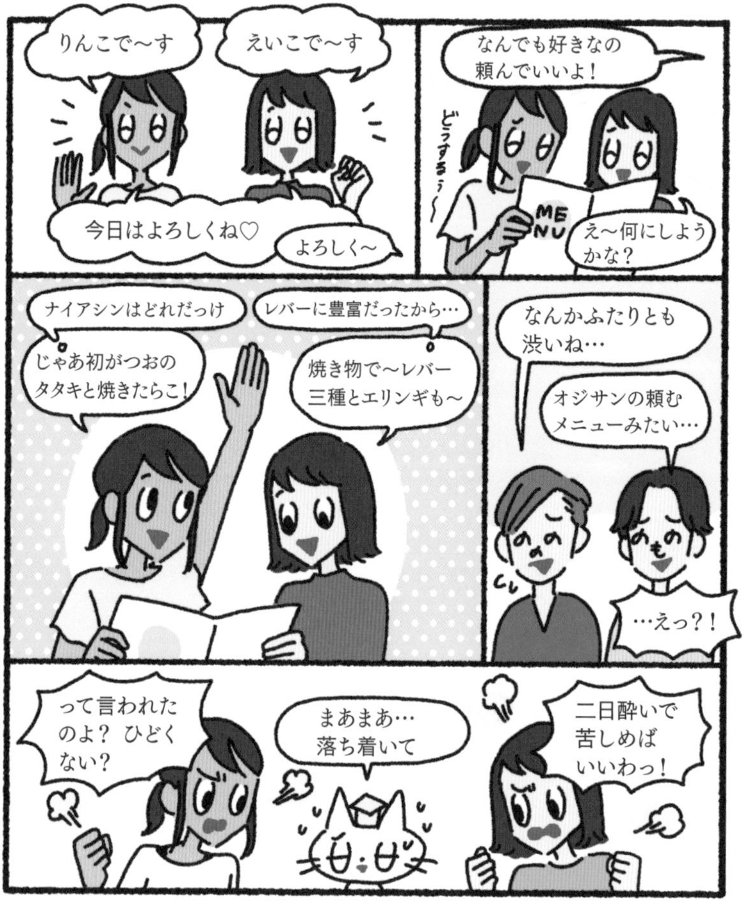
りんこで〜す
えいこで〜す
今日はよろしくね♡
よろしく〜
なんでも好きなの
頼んでいいよ！
どうするぅ〜
MENU
え〜何にしよう
かな？
ナイアシンはどれだっけ
じゃあ初がつおの
タタキと焼きたらこ！
レバーに豊富だったから…
焼き物で〜レバー
三種とエリンギも〜
なんかふたりとも
渋いね…
オジサンの頼む
メニューみたい…
…えっ？！
って言われた
のよ？ ひどく
ない？
まあまあ…
落ち着いて
二日酔いで
苦しめば
いいわっ！

これだけ覚えよう！

- **三大栄養素の代謝に関わる**ビタミンB群
- **アルコールの代謝**もお手の物
- 魚介類や肉類だけでなくコーヒーや紅茶にも含まれる
- 調理や保存で壊れにくいが**熱湯に溶けやすい**

体内に存在するビタミンのうち、もっとも多いビタミンって何だと思いますか？

う〜ん、有名なのはやっぱりビタミンAとかビタミンCかな？

だと思うでしょ？ 実はこのナイアシンなのよ

そうなの？ ナイアシンなんてはじめて聞いたよ

ナイアシンは別名ビタミンB_3とも呼ばれ、ビタミンB群のひとつとして**三大栄養素の代謝で働く補酵素**なんです。そもそも酵素は5000種類あるんですが、そのうち**ナイアシンは約500種類の酵素の補酵素として活躍しています**

それは意外！ すっごく働き者なんだね

それにアルコールの代謝に関わることでも有名ですね。**アルコールを代謝する過程で生じる★アセトアルデヒドを分解する補酵素でもある**ので、二日酔いを和らげてくれますよ

★p101 参照

ナイアシンを豊富に含む食材

ナイアシンは魚介類や肉類に豊富なのが特徴で、魚介類ではかつお、まぐろ、たらこなど私たちの食卓において身近な食品にも多く含まれています。植物性の食品から摂取したいときは、えのきやエリンギといったきのこ類を利用するのがおすすめ。コーヒーや紅茶にも豊富なことも覚えておくと良いでしょう。

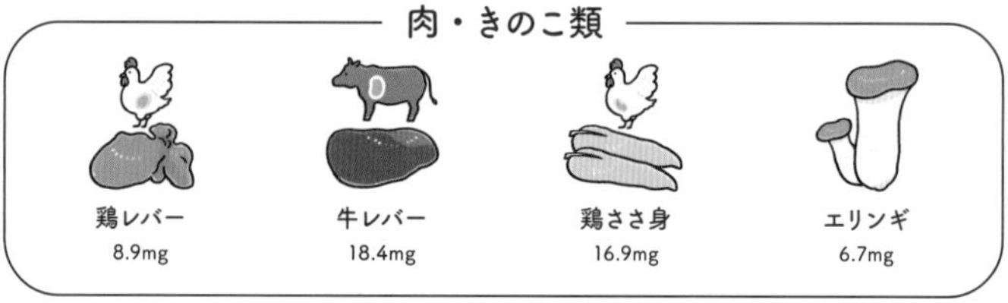

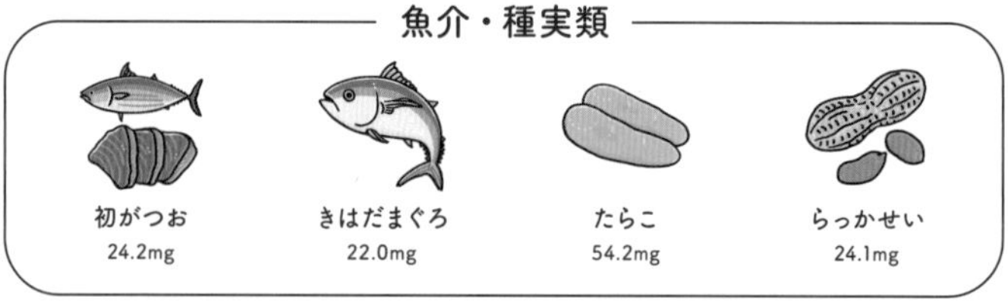

（ナイアシン当量を表示）（100gあたり）

栄養価を逃さない食べ方のコツ

・トリプトファン※からも合成されるので、合成を助ける**ビタミンB_6を一緒に摂取しましょう**

・熱に強いので加熱調理もOK。体内での利用率も良いので効率良く摂取しやすいといえます

・アルコールの代謝を助ける働きも持っているので、おつまみにはナイアシンを含む食品を選ぶと良いでしょう

・**単体で摂るよりも、ビタミンB群に分類される他の栄養素も一緒に摂る**と効率が良いといえます

※トリプトファン：必須アミノ酸の一種で、魚類、肉類、大豆製品、乳製品などに含まれる。体内では精神の安定を維持する脳内ホルモン「セロトニン」の原料となる

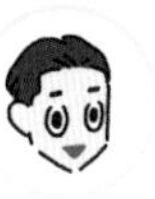

もっと くわしく！

ナイアシンは体内でも合成できる

ナイアシンは体内でトリプトファンというアミノ酸から合成できます。そのため、**良質なたんぱく質を十分に摂っていればナイアシンも同時に摂取可能です**。トリプトファンもナイアシンと認められていますが、効力は60分の1程度です。

TCA回路などで使われる

ナイアシンは、体内では★NADや★NADPと呼ばれる形で、あらゆる★脱水素酵素の補酵素として★TCA回路といった★酸化還元反応に関与しています。

★p74（TCA回路）、p250 ～ 251（それ以外）参照

欠乏症としてはペラグラが有名

ナイアシンが欠乏するとペラグラを引き起こすことがあります。皮膚炎や下痢、精神神経症などがみられる病気で、ナイアシンの推定平均必要量を算出する根拠にもなっています。たんぱく質やビタミンを摂らない「お酒好き」な人は欠乏に注意しましょう。

ナイアシンの食事摂取基準（mgNE/日）[1,2]

性別	男性				女性			
年齢等	推定平均必要量	推奨量	目安量	耐容上限量[3]	推定平均必要量	推奨量	目安量	耐容上限量[3]
0～5（月）[4]	—	—	2	—	—	—	2	—
6～11（月）	—	—	3	—	—	—	3	—
1～2（歳）	5	6	—	60（15）	4	5	—	60（15）
3～5（歳）	6	8	—	80（20）	6	7	—	80（20）
6～7（歳）	7	9	—	100（30）	7	8	—	100（30）
8～9（歳）	9	11	—	150（35）	8	10	—	150（35）
10～11（歳）	11	13	—	200（45）	10	10	—	150（45）
12～14（歳）	12	15	—	250（60）	12	14	—	250（60）
15～17（歳）	14	17	—	300（70）	11	13	—	250（65）
18～29（歳）	13	15	—	300（80）	9	11	—	250（65）
30～49（歳）	13	15	—	350（85）	10	12	—	250（65）
50～64（歳）	12	14	—	350（85）	9	11	—	250（65）
65～74（歳）	12	14	—	300（80）	9	11	—	250（65）
75以上（歳）	11	13	—	300（75）	9	10	—	250（60）
妊婦（付加量）					+0	+0	—	—
授乳婦（付加量）					+3	+3	—	—

1 ナイアシン当量（NE）＝ナイアシン＋1/60トリプトファンで示した。
2 身体活動レベルIIの推定エネルギー必要量を用いて算定した。
3 ニコチンアミドの重量（mg/日）、（　）内はニコチン酸の重量（mg/日）。
4 単位はmg/日。

ストレス・ウイルス・肌荒れを徹底バリア

ビタミンC

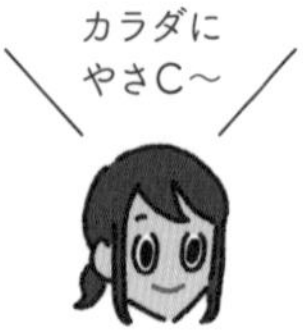
カラダに
やさC～

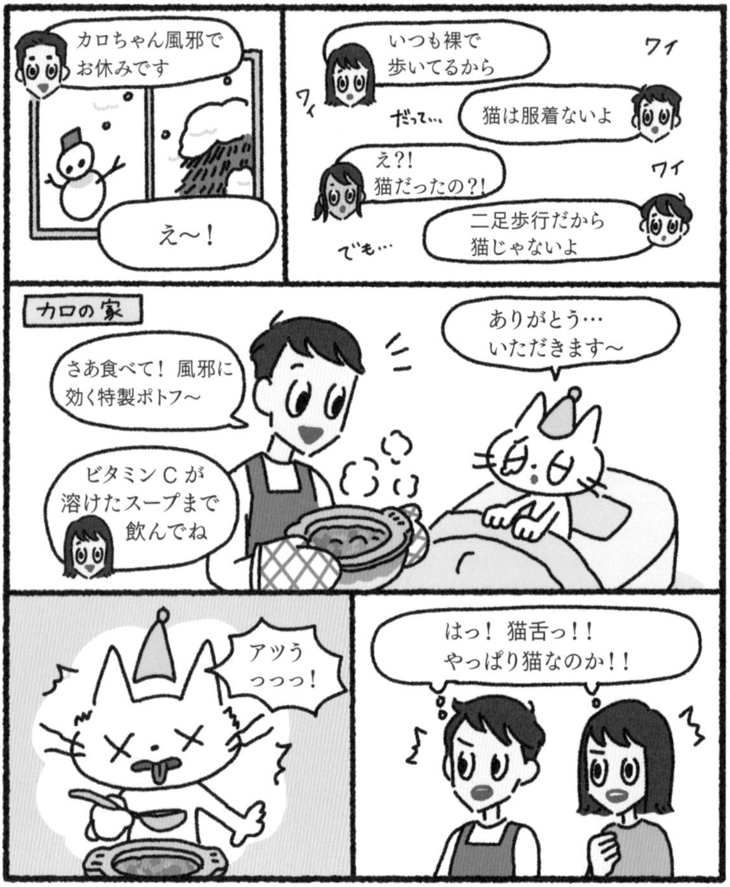
カロちゃん風邪で
お休みです
え～！
いつも裸で
歩いてるから
ワイ
ワイ
だって…
猫は服着ないよ
え?!
猫だったの?!
ワイ
でも…
二足歩行だから
猫じゃないよ
カロの家
さあ食べて！ 風邪に
効く特製ポトフ～
ありがとう…
いただきます～
ビタミンCが
溶けたスープまで
飲んでね
アツう
つつつ！
はっ！ 猫舌っ！！
やっぱり猫なのか！！

これだけ覚えよう！

- **コラーゲンの合成**に働いて美肌をキープ
- **免疫力を高めてウイルス性の病気を予防**
- **抗ストレスホルモンを合成する**からストレスに強くなる
- 熱に弱いので摂取するなら果物類の生食がベスト

栄養素の中でも知名度ピカイチのビタミンC。さすがに聞いたことない人はいませんよね？

食品にも化粧品にもいろんなところにビタミンCって書いてあるものね。どんな栄養素なの？

特筆すべきは**コラーゲン合成に関わる**ことです。**皮膚や血管の細胞同士の結びつきを強くして強化したり、骨がもろくなるのを予防**してくれます。それにビタミンEと同様に**活性酸素を抑えるから皮膚のシワやシミも撃退してくれますし、鉄の吸収率をアップさせる**効果も期待できます

ビタミンCもそうだけど、水溶性ビタミンってみんな皮膚や細胞を守ってくれるのね。だから女性向け商品で目にするのかな

良いところに気づきましたね。でも摂取したいのは女性だけじゃありません。ビタミンCは**抗酸化ビタミン**とも呼ばれ、**コレステロールの酸化を防いで血管疾患※を予防します**し、免疫力を高める効果もありますからね。抗ストレスホルモンの合成にも関与するので、きちんと摂ればイライラしないし目覚めも良くなります

なるほど。これだけ有名なビタミンだけあっていろいろな作用があるんだね

※血管疾患：血管の病気。末消血管疾患や、大動脈疾患のこと。動脈硬化や生活習慣病が原因のひとつとなって起こる

ビタミンCを豊富に含む食材

動物性食品にはほとんど含まれないため、**野菜類や果物類から摂取しましょう**。果物類の中では甘がきやいちごに豊富に含まれており、一食分で1日に必要な量を十分に満たしてくれます。また、いも類のビタミンCは、いもに含まれるでんぷんが調理による栄養成分の損失を防いでくれるので活用しやすいといえます。

野菜・いも類

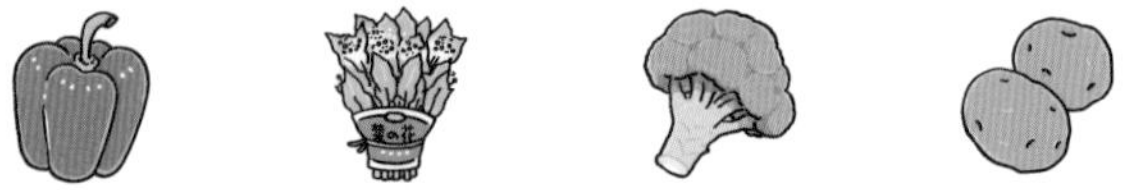

赤ピーマン	菜の花	ブロッコリー	じゃがいも
170mg	130mg	120mg	28mg

果実類

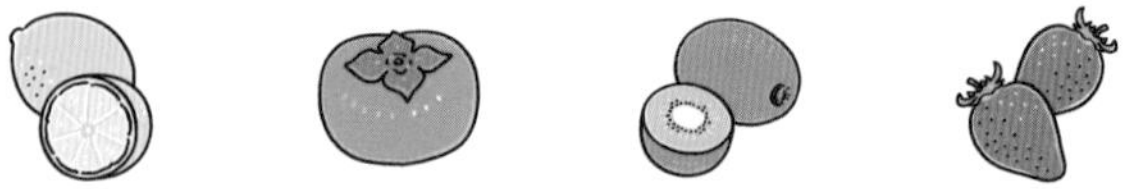

レモン	甘がき	キウイフルーツ	いちご
100mg	70mg	69mg	62mg

（100gあたり）

栄養価を逃さない食べ方のコツ

- **葉物野菜の外側の葉にはビタミンCが多い**ので捨てずに調理しましょう
- **果物類から摂取するときは食後に**。ゆっくりと吸収されて効果が高まります
- みかんはすじなどに多く含まれるビタミンP※も一緒に摂るのがおすすめです
- 過剰分は体外に排出されてしまうので、毎食欠かさず補完するのが良いでしょう

※ビタミンP：ビタミンフラボノイドの総称。ビタミンCの働きをサポートしたり、毛細血管の強化作用を持つ

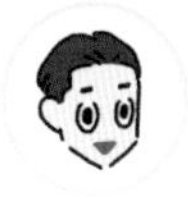

もっと
くわしく！

ビタミンC不足による壊血病に注意

ビタミンCが欠乏するとコラーゲンの合成が不十分となり、血管壁がもろくなって出血が起こる壊血病を招きます。そもそもビタミンCは壊血病を予防する酸として発見されたという経緯もあり、妊娠期や授乳期には壊血病を防ぐために付加量が設定されています。

強い抗酸化力が魅力

別名**抗酸化ビタミン**とも呼ばれ、★**LDL-コレステロール**の**酸化を防ぎ、血管疾患を予防してくれる働きがあります。**他にも、抗ストレスホルモンである副腎皮質ホルモンの合成にも関わっているので、摂取することでイライラ解消や疲労回復、目覚めの良さをサポートしてくれます。

★p91 参照

壊血病は出血しやすくなったり
精神不安定などが起こるわ

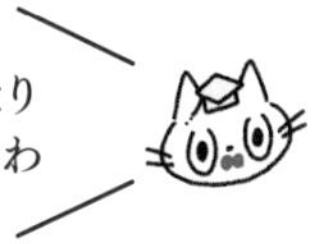

ビタミンCの食事摂取基準（mg/日）[1]

性別	男性			女性		
年齢等	推定平均必要量	推奨量	目安量	推定平均必要量	推奨量	目安量
0～5（月）	—	—	40	—	—	40
6～11（月）	—	—	40	—	—	40
1～2（歳）	35	40	—	35	40	—
3～5（歳）	40	50	—	40	50	—
6～7（歳）	50	60	—	50	60	—
8～9（歳）	60	70	—	60	70	—
10～11（歳）	70	85	—	70	85	—
12～14（歳）	85	100	—	85	100	—
15～17（歳）	85	100	—	85	100	—
18～29（歳）	85	100	—	85	100	—
30～49（歳）	85	100	—	85	100	—
50～64（歳）	85	100	—	85	100	—
65～74（歳）	80	100	—	80	100	—
75 以上（歳）	80	100	—	80	100	—
妊婦（付加量）				+10	+10	—
授乳婦（付加量）				+40	+45	—

1 L- アスコルビン酸（分子量＝176.12）の重量で示した。
特記事項：推定平均必要量は、ビタミンC の欠乏症である壊血病を予防するに足る最小量からではなく、心臓血管系の疾病予防効果及び抗酸化作用の観点から算定。

もうダイエットでイライラしない！

パントテン酸

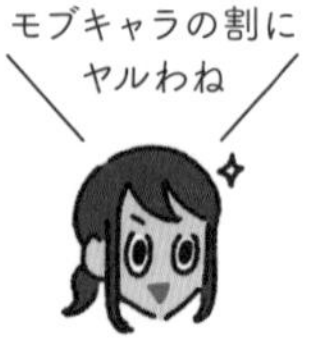
モブキャラの割に
ヤルわね

パントテン酸はエネルギー産生やホルモン合成に必須の栄養素です。とくに脂質や炭水化物の代謝に大きく関与しますよ

ということは！ ダイエットにぴったりの栄養素ね

よく気づいたわね！ その通り。しかも、イライラを解消してくれる働きもあるからダイエット中はなおさら摂りたいわよね

それと、パントテン酸はもともとビタミンB_5と呼ばれていて、コエンザイムAの構成成分になるんです

コエンザイム※ってよく聞くけどナニモノ？

補酵素のことです。三大栄養素をエネルギーに変えるときに多くの酵素を助けます。また、善玉コレステロール※を合成して、動脈硬化などの病気を予防する働きもあるんです

万能なのね！ どんな食品に含まれてるか調べてみよう～

※コエンザイム：補酵素のこと。酵素はエンザイムとも呼ばれる

パントテン酸を多く含む食品と食べ方

パントテン酸の語源は「広くいたるところにある」と言われるだけあって、幅広い食品に含まれているのが特徴です。動物性食品であればレバー、鶏肉、イクラ、植物性食品であれば納豆やきのこ類から摂取すると良いでしょう。熱に弱いため、生で食べられるものは生食をチョイスすると効率良く吸収できます。

肉・魚介類

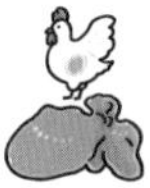

鶏レバー
10.10mg

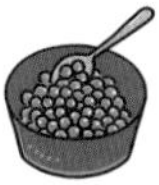

イクラ
2.36mg

卵・豆類

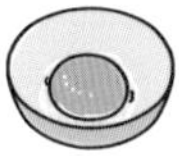

卵黄
4.33mg

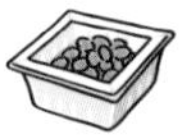

納豆
3.60mg

（100g あたり）

たっくさんの食品に
入ってるんだな〜
（聞いたことなかったけど…）

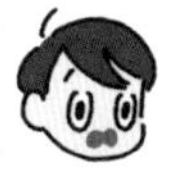

パントテン酸の食事摂取基準（mg/日）

性別	男性	女性
年齢等	目安量	目安量
0〜5（月）	4	4
6〜11（月）	5	5
1〜2（歳）	3	4
3〜5（歳）	4	4
6〜7（歳）	5	5
8〜9（歳）	6	5
10〜11（歳）	6	6
12〜14（歳）	7	6
15〜17（歳）	7	6
18〜29（歳）	5	5
30〜49（歳）	5	5
50〜64（歳）	6	5
65〜74（歳）	6	5
75 以上（歳）	6	5
妊婦		5
授乳婦		6

COLUMN

欠乏のリスクは低いが……

卵黄やレバーをはじめ、日常的にいただく食品の多くに含まれていることや、腸内細菌でも合成可能なことから、パントテン酸はバランスの良い食事を心がけていれば欠乏のリスクは低いといえます。
しかし手術後の腸管麻痺や接触性皮膚炎、湿疹などでは不足するケースがあります。この場合パントテン酸の注射を投与することで治療が行なわれます。
また、エネルギー産生やホルモンの合成にも必要とされる栄養素なので、不足すると成長停止や副腎障害が起こると考えられています。

※善玉コレステロール：HDL-コレステロール（p92 参照）。増えすぎたコレステロールを肝臓に運ぶ役割を持つ

「お肌」の健康守り隊

ビオチン

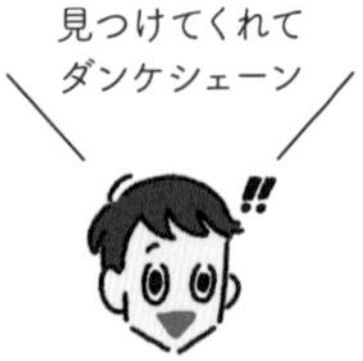
見つけてくれて
ダンケシェーン

ビオチンはコラーゲン生成をサポートする作用や、皮膚や粘膜の健康状態を良くする働きを持っています

これも女子はとくに注目と…。でも正直ビオチンってあまり耳にすることがないんだけど…効果あるの？

なに言ってるのよ！　ビオチンはもともとビタミンHと呼ばれていたの。これは、ドイツで発見されたときに「Haut《ハゥトゥ》」の頭文字をとって命名されたんだけど…

Haut？？

肌っていう意味なの。それだけ肌の健康に関係しているってことよ。しかもアトピー性皮膚炎の薬としても使用されているんだから

まあ！！…　疑ってごめんね、ビオチン。他にはどんな働きがあるの？

カルボキシラーゼという酵素の補酵素として三大栄養素をエネルギーに変えるサポートもしています。腸内細菌によって合成されるということも覚えておきましょう

ビオチンを多く含む食品と食べ方

ビオチンはさまざまな食品に含まれているため、バランスの良い食事を心がけることで不足することはありません。とくに、まいたけ、種実類、レバー、卵黄に多く含まれますが、卵黄中のビオチンは卵白中のアビジン※と強く結合しているため、吸収されにくい特徴があります。

肉・きのこ類

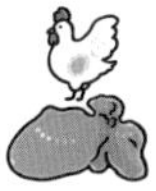

鶏レバー
232.4μg

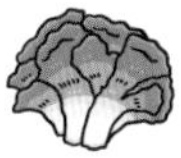

まいたけ
24.0μg

卵・種実類

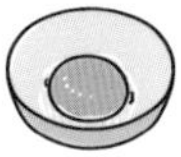

卵黄
65.0μg

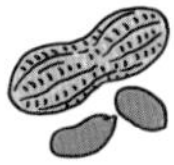

らっかせい
92.3μg

（100gあたり）

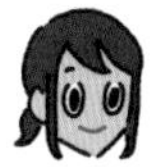
ビオチンもビタミンＢ群に
分類されるビタミンよ♪

ビオチンの食事摂取基準（μg/日）

性別	男性	女性
年齢等	目安量	目安量
0～5（月）	4	4
6～11（月）	5	5
1～2（歳）	20	20
3～5（歳）	20	20
6～7（歳）	30	30
8～9（歳）	30	30
10～11（歳）	40	40
12～14（歳）	50	50
15～17（歳）	50	50
18～29（歳）	50	50
30～49（歳）	50	50
50～64（歳）	50	50
65～74（歳）	50	50
75以上（歳）	50	50
妊婦		50
授乳婦		50

COLUMN

腸内細菌でも合成可能で欠乏しにくい

食品から摂取したビオチンの体内における利用率は80％と言われ、あわせて腸内細菌でも合成できるため、通常は不足することはないと考えられます。
仮に不足すると皮膚炎や乾燥肌といった皮膚のトラブルが起こるケースもありますが、バランス型の食事を摂っていれば問題はありません。
食品中のビオチンの多くがたんぱく質のリシンと結合しており、消化の過程で分離、吸収されるのが特徴です。また、実は研究途上の栄養素でもあり、まだまだ知られざる効能が隠されているかもしれません。

※アビジン：ビオチンと結合する性質を持つたんぱく質で、卵白に含まれている。生の卵白を多量に摂取するとビオチンの欠乏を引き起こすこともある

濱先生の「それダメ」クイズ

〜捨てたくない編〜

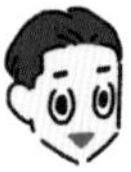

4つのうち「できれば捨てたくない食材の部位」はどこでしょう？

①ピーマンのワタ

②大根の葉

③とうもろこしのヒゲ

④ほうれん草の根本

オレ全部
捨ててるぞ…？！

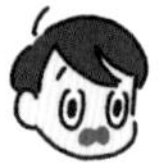

大根の葉っぱは
美味しいよね

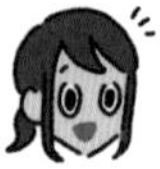

ヒゲ…？ アレ
食べれるの？

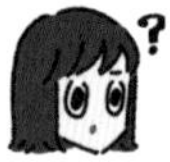

ワタって苦いから
使わないん
だよね

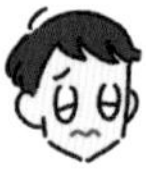

実はすべて正解です！どれも捨てずに調理したい部位だといえます。苦味のあるピーマンのワタには血行改善に効果のある「ピラジン」と呼ばれる栄要素が、また、大根の葉に含まれるビタミンＣはほうれん草の５倍といわれています。その、ほうれん草の根本にはマンガンがたっぷり。とうもろこしのヒゲにはカリウムが豊富なので乾燥させてお茶の葉代わりにすると良いでしょう。

なんでもかんでも捨ててるともったいないお化けがでちゃうわね！（でも、全部正解なんてズルい！）

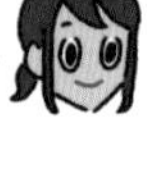

意外と知らない
ミネラルの秘密

LESSON 5

ミネラル

〔Mineral〕

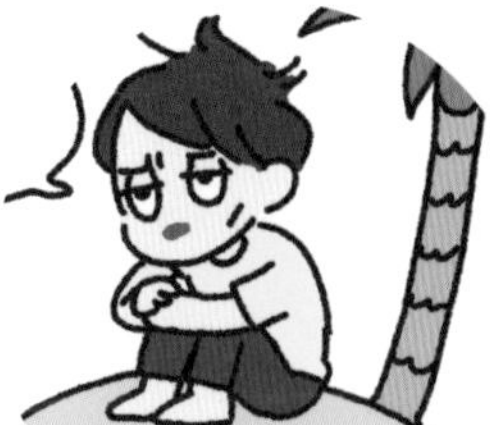

カラダの機能を正常に保つ

ミネラルの特徴と役割

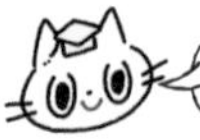

さあ、三大栄養素、ビタミンときたらあとはミネラルね！

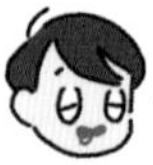

ミネラル…… あ～ミネラルウォーターのことか？

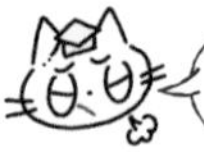

ちょっと…違うわよ…。ミネラルっていう栄養素があるの！

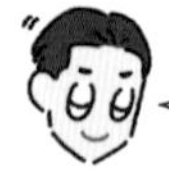

ミネラルとはカラダを構成するだけでなく、カラダの機能を維持、調節したりするために必要な栄養素です。有名なところでいうと、カルシウムなどですね

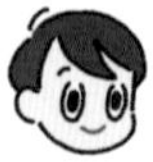

お～！ カルシウムは知ってるぞ！

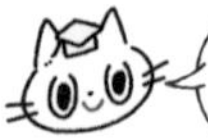

でしょう？ 他にもたくさん種類があるんだけど…
ミネラルは「**多量ミネラル**」と「**微量ミネラル**」に分類されるのよ

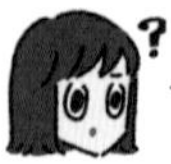

体内にたくさんあるのが多量ミネラルってことかしら？

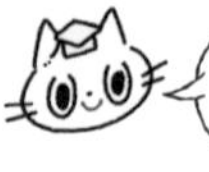

これは、**体内の量が鉄よりも多いものが多量ミネラル、少ないものを微量ミネラル**としているの。簡単に解説するわね

多量ミネラル

ナトリウム

体内の水分量を調節したり、脱水症状を予防する。食塩や醤油に豊富（p156）

カリウム

余分なナトリウムを排泄する働きを持つ。血圧を平常に維持するのに欠かせない（p160）

カルシウム

骨や歯をつくるために必須の栄養素。乳製品だけでなく青菜類にも豊富（p164）

マグネシウム

骨や筋肉の発育に欠かせない栄養素。精白していない穀類に含まれる（p168）

リン

三大栄養素の代謝に関与し、脳や神経の働きをサポートする（p172）

微量ミネラル

鉄

貧血予防の代名詞。血液の成分を構成する栄養素として全身に酸素を供給する（p176）

亜鉛

新陳代謝を活性化させるだけでなく、味覚を守る栄養素としても有名（p180）

銅

鉄が赤血球をつくりだすのを手助けする。生活習慣病予防にも効果あり（p184）

ヨウ素

甲状腺ホルモンの材料となる。海産物全般に含まれている（p188）

セレン

抗酸化作用を持ち、甲状腺ホルモンの代謝でも活躍する（p190）

クロム

体内の量は少ないがインスリンの作用に関与する大事な栄養素（p190）

モリブデン

大豆に豊富に含まれる栄養素であり、代謝に関わる酵素の補酵素となる（p190）

マンガン

骨代謝に関わる栄養素。吸収率は低いが欠乏することはあまりない（p190）

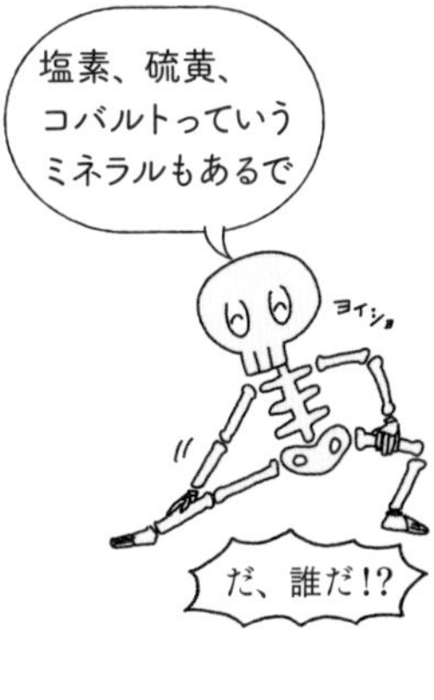
塩素、硫黄、コバルトっていうミネラルもあるで
ヨイショ
だ、誰だ!?

▶体内の水分量を管理するバランサー

ナトリウム

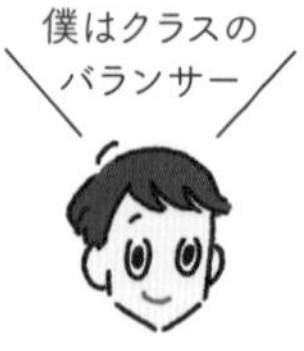
僕はクラスのバランサー

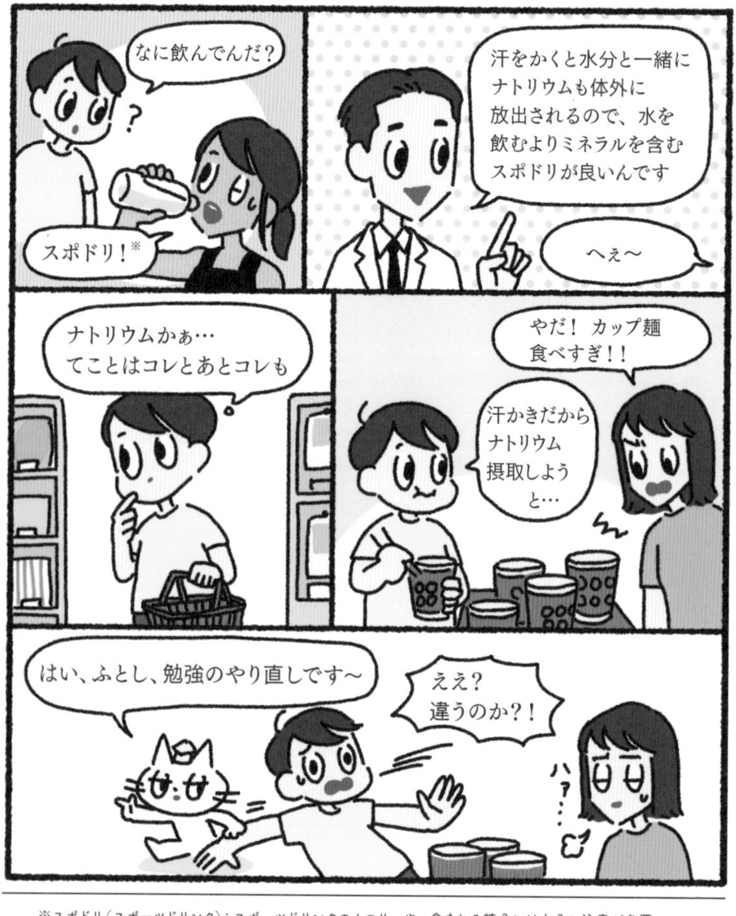
なに飲んでんだ？
？
スポドリ！※
汗をかくと水分と一緒にナトリウムも体外に放出されるので、水を飲むよりミネラルを含むスポドリが良いんです
へぇ〜
ナトリウムかぁ…てことはコレとあとコレも
やだ！ カップ麺食べすぎ！！
汗かきだからナトリウム摂取しようと…
はい、ふとし、勉強のやり直しです〜
ええ？違うのか？！
ハァ…

※スポドリ（スポーツドリンク）：スポーツドリンクのカロリーや、含まれる糖分には十分に注意が必要

これだけ覚えよう！

- **体内の水分量を調節し脱水を防いでくれる**
- **食塩や味噌、醤油に豊富に含まれる**
- **摂りすぎると高血圧の原因**になるので注意
- 献立を考えるときはより少ない摂取を目指そう

ナトリウムは細胞内外の水分量を調節して体内に適切な水分をキープしてくれる働きがあります。だから、たくさん汗をかいたときや、ひどい下痢をしたときは脱水症状に陥らないために積極的に摂りたい栄養素です

ただヒトには必須の栄養素なんだけど、**ナトリウムって「食塩」として摂取されることが多いから、現代人は摂りすぎちゃう傾向にあるの**

塩分の摂取は1.5g/日程度で十分なんですが、「塩」って身近な食品にたくさん含まれていますよね。普通の生活でも10g/日程度は簡単に摂れてしまうんです

最近「減塩」の記載がある食品も増えてきたけど、それでも摂りすぎなんだね

そうなんです。塩分の摂取量が増えると高血圧の原因になったり循環器疾患※を引き起こしたり…。だから献立を考える上でも減塩は大事なんです

なるほど。摂りすぎてもダメだけど、摂らないのもダメな栄養素なのね

そう！ 一般的にナトリウムは悪役にされがちだけど、ヒトには必要不可欠な栄養素なの。上手に付き合っていきましょう

※循環器疾患：血液を全身に循環させるための、心臓、血管といった臓器に異常が起こる疾患。高血圧、心疾患、脳血管疾患などがあげられる

ナトリウムを豊富に含む食材

　ナトリウムはほとんどが食塩から摂取されるため、食塩の含有量がもっとも多いといえます。その他にも日本人の食卓には欠かせない、醤油や味噌などの調味料や主食となる穀類にも豊富です。ラーメンは麺に含まれる量は少なくとも、スープや付け合わせのチャーシューなどに塩分は豊富。摂りすぎに注意しましょう。

魚介・肉類

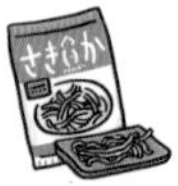

さきいか
2700mg

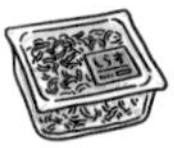

しらす干し
1600mg

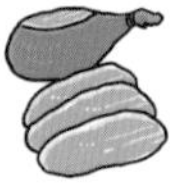

生ハム（長期熟成）
2200mg

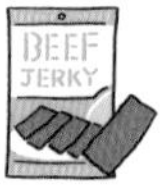

ビーフジャーキー
1900mg

調味料・穀類

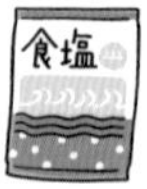

食塩
39000mg

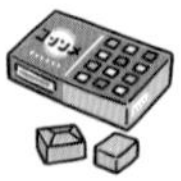

固形ブイヨン
17000mg

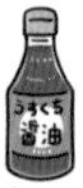

うすくち醤油
6300mg

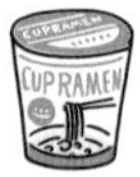

即席カップめん
2700mg

（100gあたり）

栄養価を逃さない食べ方のコツ

- 漬物や塩蔵品にもナトリウムは多く含まれています。一度にたくさん食べたり、高頻度で食べるのは控えましょう
- 摂りすぎを防ぐためには、**食卓で使用する醤油やソースのかけすぎにも注意**しましょう
- **食物繊維はミネラルの吸収を防ぐ働きを持つため、カリウムと同様に同時に摂ることをおすすめします**
- 過剰分を排出させる働きを持つカリウムを含む食品を一緒に摂取するのもポイントです

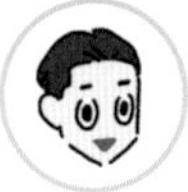

もっと

くわしく！

過剰摂取による生活習慣病に注意

必要な際には腎臓での再吸収が促進されることもあり、**体外からの摂取量は約600mg/日程度（食塩約1.5g相当）で良い**とされています。過剰摂取は高血圧やがんの発症増加、循環器疾患のリスクを高めるので、**より少ない食塩摂取を目指して献立を考えましょう。**

体液のバランスを保つために重要

体外に水とナトリウムが放出され続けると★等張性脱水が起こります。水のみの補給では★低張性脱水となってしまうため、スポーツドリンクなどでミネラルを補給し、体液バランスを回復させる必要があります。

★p235参照

ナトリウムから食塩相当量※を算出する方法

ナトリウムから食塩相当量を算出するには、「食塩相当量（g）＝ナトリウム（g）×2.54」の式に当てはめましょう。1日の摂取基準目標も食塩で設定されています。

ナトリウムの食事摂取基準（mg/日、（　）は食塩相当量〔g/日〕）[1]

性別	男性			女性		
年齢等	推定平均必要量	目安量	目標量	推定平均必要量	目安量	目標量
0～5（月）	—	100（0.3）	—	—	100（0.3）	—
6～11（月）	—	600（1.5）	—	—	600（1.5）	—
1～2（歳）	—	—	（3.0未満）	—	—	（3.0未満）
3～5（歳）	—	—	（3.5未満）	—	—	（3.5未満）
6～7（歳）	—	—	（4.5未満）	—	—	（4.5未満）
8～9（歳）	—	—	（5.0未満）	—	—	（5.0未満）
10～11（歳）	—	—	（6.0未満）	—	—	（6.0未満）
12～14（歳）	—	—	（7.0未満）	—	—	（6.5未満）
15～17（歳）	—	—	（7.5未満）	—	—	（6.5未満）
18～29（歳）	600（1.5）	—	（7.5未満）	600（1.5）	—	（6.5未満）
30～49（歳）	600（1.5）	—	（7.5未満）	600（1.5）	—	（6.5未満）
50～64（歳）	600（1.5）	—	（7.5未満）	600（1.5）	—	（6.5未満）
65～74（歳）	600（1.5）	—	（7.5未満）	600（1.5）	—	（6.5未満）
75以上（歳）	600（1.5）	—	（7.5未満）	600（1.5）	—	（6.5未満）
妊婦				600（1.5）	—	（6.5未満）
授乳婦				600（1.5）	—	（6.5未満）

1 高血圧及び慢性腎臓病（CKD）の重症化予防のための食塩相当量の量は、男女とも6.0g/日未満とした。

※食塩相当量：ナトリウム量約400mg＝食塩相当量1g

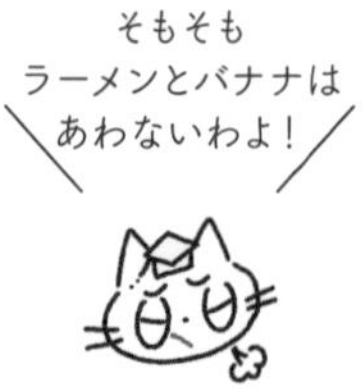
そもそも
ラーメンとバナナは
あわないわよ！

▶ 摂取しすぎたナトリウムを体外へポイ！

カリウム

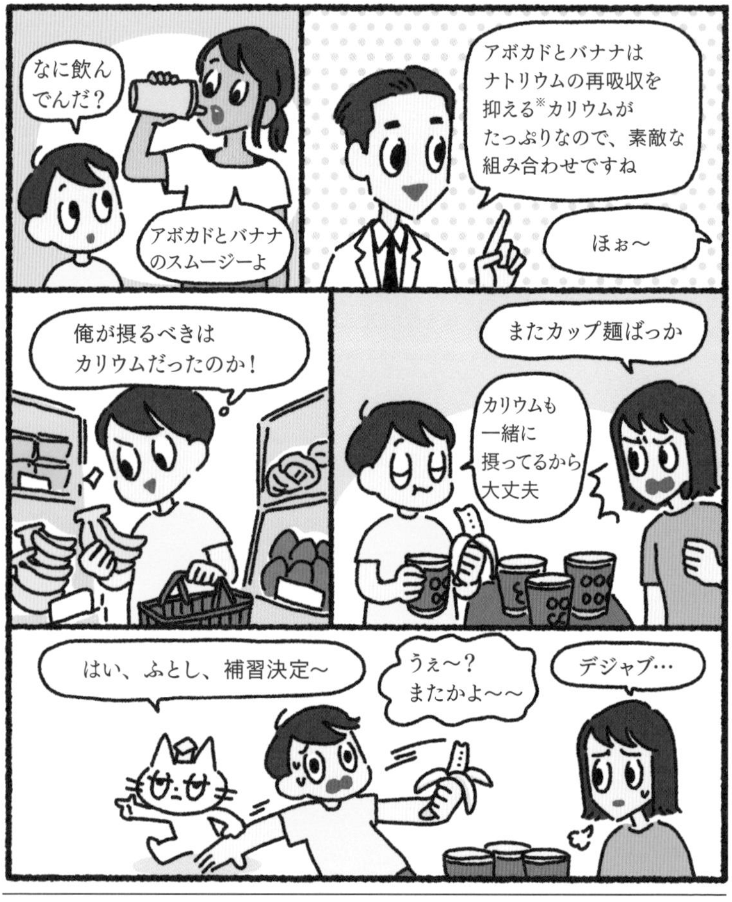
なに飲んでんだ？
アボカドとバナナのスムージーよ
アボカドとバナナはナトリウムの再吸収を抑える※カリウムがたっぷりなので、素敵な組み合わせですね
ほぉ〜
俺が摂るべきはカリウムだったのか！
またカップ麺ばっか
カリウムも一緒に摂ってるから大丈夫
はい、ふとし、補習決定〜
うぇ〜？またかよ〜〜
デジャブ…

※ナトリウムの再吸収を抑える：カリウムはナトリウムが過剰になることを防ぎ、体外に排泄する作用があります。食事でナトリウムを摂りすぎる傾向にある人は、カリウムの摂取が重要です

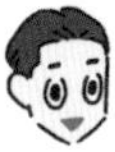

これだけ覚えよう！

- **摂取しすぎたナトリウムを排泄してくれる**
- **血圧を平常に保つ**ために欠かせない
- 脳卒中や冠動脈疾患のリスクを予防する
- 乾物には成分が凝縮されているので供給源としておすすめ

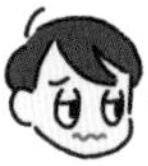

う～ん、健康のための減塩メニューって難しい。塩分を摂りすぎないために良い方法はない？

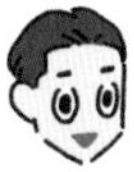

それならカリウムを多く含む食品を使ったメニューを献立に取り入れてはどうですか？

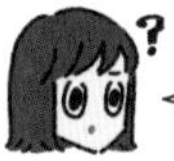

カリウムってどんな栄養素なの？

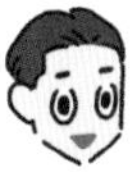

ナトリウムとともに体内の水分量を調節するんですが、ナトリウムとは真逆の性質を持っています。腎臓においてナトリウムが血中に再吸収されるのを抑制する作用があるんです

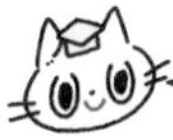

つまり**ナトリウムが過剰にならないように余分な量を排泄する作用がカリウムにはあるの**

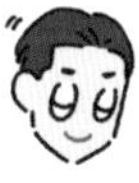

だから血圧低下や心血管疾患、脳卒中、冠動脈疾患といった病気リスクの予防にもつながる、とても優れた栄養素だといえますね

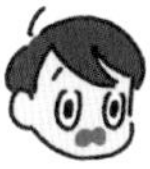

なんて頼れる栄養素なんだ！ どんな食品に入ってるか早速教えて～

カリウムを豊富に含む食材

カリウムは果実、野菜、いも、豆、藻類など実に多くの食品に含まれています。しかも、どれもがナトリウムよりもカリウムの含有量が多いため、味つけなしで食べればナトリウムの摂りすぎになることはありません。ドライフルーツやひじきなどの乾物にはカリウムの成分が凝縮されているので、効率良く摂取できます。

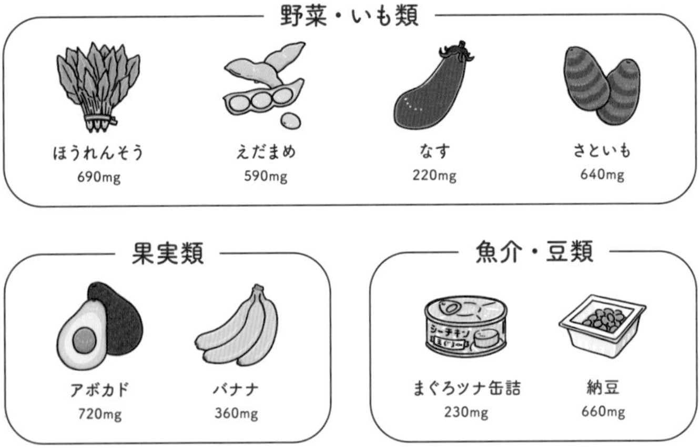

（100gあたり）

栄養価を逃さない食べ方のコツ

- 茹でる調理では成分を損失しやすいため、生で食べられる果物などで、効率良く摂取すると良いでしょう
- 野菜類やいも類で摂る場合は、**スープや煮物などカリウムが溶け出した煮汁ごといただけるものがおすすめ**です
- 利尿作用の強い飲料や**アルコール飲料を摂りすぎると、カリウムが排出されやすい**ので注意しましょう
- 腎疾患のある人は過剰摂取に注意しましょう

※細胞内の浸透圧：細胞の内側と外側にある水は濃度の低い方から高い方へ移動する。この水を引っ張る力を浸透圧と呼ぶ

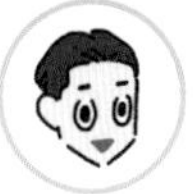

もっと くわしく！

ナトリウムとのバランスが恒常性維持に重要

ヒトの細胞にはナトリウムとカリウムがバランス良く存在しています。**カリウムは体内の水分を増やすという性質を持っており、ナトリウムとともに、細胞内の浸透圧※、酸塩基平衡※の維持を調節する役目を担っているのです**。また、神経伝達や筋肉の収縮に関わったり血圧を安定させたりと、その働きは多岐にわたります。

日本人は積極的に摂りたい栄養素

どうしてもナトリウムの摂取量が多くなってしまう日本人は、積極的に摂りたい栄養素です。**健康な人は摂りすぎても尿中に排出されるため過剰症の心配はありません**。しかし、腎機能が低下しているときは血中のカリウムを腎臓で尿中にうまく排泄できないため、できるだけ控えましょう。

血圧を正常に維持するために
働いてくれるのね

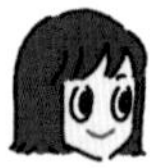

カリウムの食事摂取基準（mg/日）

性別	男性		女性	
年齢等	目安量	目標量	目安量	目標量
0～5（月）	400	—	400	—
6～11（月）	700	—	700	—
1～2（歳）	900	—	900	—
3～5（歳）	1,000	1,400 以上	1,000	1,400 以上
6～7（歳）	1,300	1,800 以上	1,200	1,800 以上
8～9（歳）	1,500	2,000 以上	1,500	2,000 以上
10～11（歳）	1,800	2,200 以上	1,800	2,000 以上
12～14（歳）	2,300	2,400 以上	1,900	2,400 以上
15～17（歳）	2,700	3,000 以上	2,000	2,600 以上
18～29（歳）	2,500	3,000 以上	2,000	2,600 以上
30～49（歳）	2,500	3,000 以上	2,000	2,600 以上
50～64（歳）	2,500	3,000 以上	2,000	2,600 以上
65～74（歳）	2,500	3,000 以上	2,000	2,600 以上
75 以上（歳）	2,500	3,000 以上	2,000	2,600 以上
妊婦			2,000	2,600 以上
授乳婦			2,200	2,600 以上

COLUMN

細胞壁に存在する「ポンプ」の役割をしている

細胞壁にはカリウムとナトリウムのバランスによって働く「ナトリウム・カリウムポンプ」というポンプ機能が備わっています。ポンプが正確に機能することによって細胞内外の水分量が調節されているのです。正常な体内ではカリウムとナトリウムの濃度がバランス良く維持されていますが、どちらかが多すぎたり少なすぎたりすると、このポンプの働きに支障が生じ、体内の恒常性を維持できません

※酸塩基平衡：酸性とアルカリ性のバランスを平衡に維持すること

▶歯と骨の発育を担う責任者

カルシウム

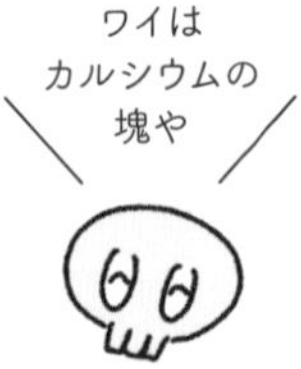
ワイは
カルシウムの
塊や

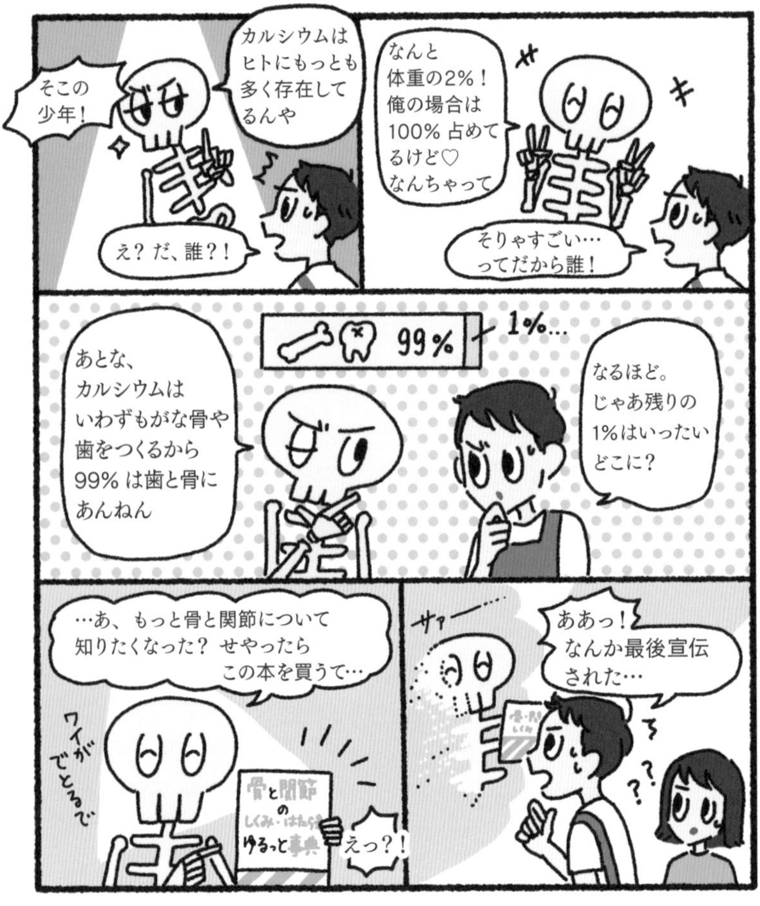
そこの
少年！
カルシウムは
ヒトにもっとも
多く存在して
るんや
え？ だ、誰？！
なんと
体重の2％！
俺の場合は
100％ 占めて
るけど♡
なんちゃって
そりゃすごい…
ってだから誰！
99％
1％…
あとな、
カルシウムは
いわずもがな骨や
歯をつくるから
99％ は歯と骨に
あんねん
なるほど。
じゃあ残りの
1％はいったい
どこに？
…あ、もっと骨と関節について
知りたくなった？ せやったら
この本を買うて…
ワイがでとるで
骨と関節
の
しくみ・はたら
ゆるっと事典
えっ？！
サァー
ああっ！
なんか最後宣伝
された…
？？？

これだけ覚えよう！

- **骨や歯の発達に関与し両者の健康を維持する**
- 神経を安定させてイライラを解消させる効果も持つ
- 牛乳だけでなく魚介類や青菜類にも豊富に含まれる
- ビタミンＤやビタミンＫを含む食品との食べ合わせで吸収率アップ

体内のカルシウムの99％は骨や歯をつくるために働くんだけど、残りの1％は血中にあるの。この**血中でのカルシウムを「機能カルシウム」**って呼ぶわ。この働きも見逃せないの！

そうですね。筋肉を正常に収縮させたり、神経を安定させてイライラを解消したり、出血を止めたり、体内のさまざまな場所で役立っています

万能なのね。じゃあいっぱい摂らなきゃ！　やっぱり牛乳がいちばん良いのかしら？

牛乳はもちろん、チーズやヨーグルトといった乳製品、骨まで丸ごと食べられる魚類も良いですね。モロヘイヤなど青菜類にも豊富です

カルシウムの吸収を助けてくれるビタミンＤと、カルシウムが骨から溶け出すのを防いでくれるビタミンＫを一緒に摂るとお得よ

ただ…カルシウムはヒトが生きるために非常に欠かせない栄養素なのに、**吸収率があまり良くありません**。だから工夫して効率良く摂取できると良いですね

摂りすぎたくないナトリウムは全部吸収しちゃうのに、摂りたいカルシウムは摂りづらいなんて…

カルシウムを豊富に含む食材

カルシウムは主に動物性食品に豊富に含まれています。乳製品だけでなく、わかさぎや干しえび、しじみといった魚介類の含有量も魅力的。植物性食品では、豆腐やがんもどきなど豆類にも含まれています。切り干し大根や高野豆腐などの乾物は成分が凝縮されているので、献立に上手に役立ててみましょう。

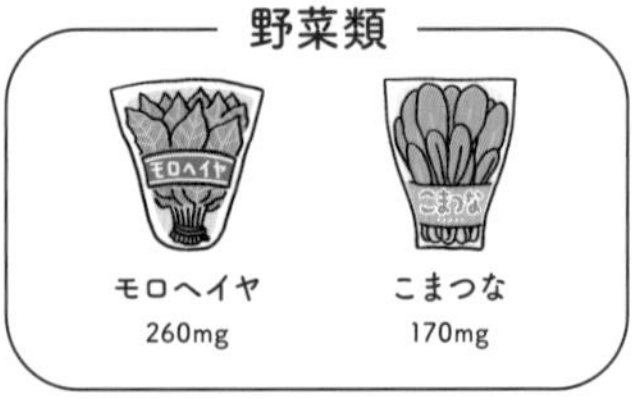

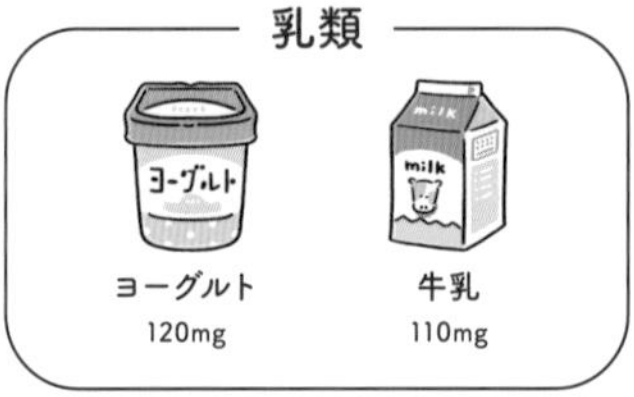

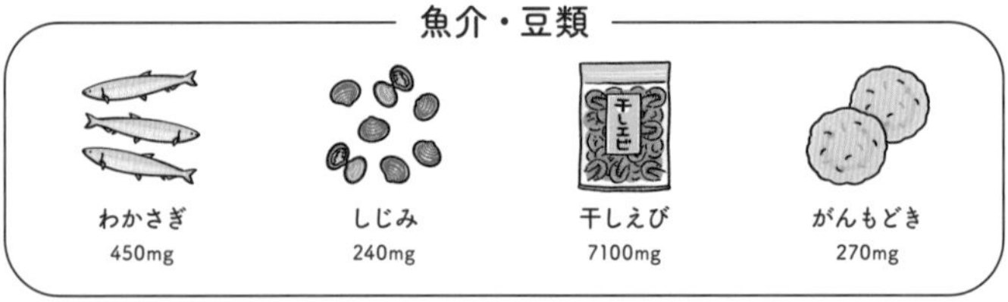

（100gあたり）

栄養価を逃さない食べ方のコツ

- **食品によってカルシウム吸収率が異なる**ため、牛乳や小魚など吸収率が高めの食品を選ぶのがコツです。食材ごとの吸収率は、乳製品で約40%、小魚で約30%、野菜で約20%と言われています
- **ビタミンDを含む食品を一緒に摂るとたんぱく質の合成を促したり、カルシウムが骨へ沈着するのを促進します**
- 年齢によって吸収率が変化することを意識して献立を考えましょう。（10代：約40%、20～30代：約30%、40～50代：約20%、60代：約10%）

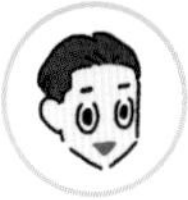

もっと くわしく！

血中・細胞中で大活躍

血中のカルシウムは、筋肉収縮、神経伝達、血液凝固、酵素やホルモンの生成など多くの役割を担っています。「その分多く摂っても良いのでは」と思うかもしれませんが、比率が高くても低くてもカルシウム血症などが起こるため、適度に調節されているのです。

カルシウム不足は生活習慣病になる！

カルシウム不足が長く続き骨から溶け出すカルシウムの量が増えると、余分なカルシウムが血管にくっつくようになり、高血圧や動脈硬化といった生活習慣病を引き起こすリスクが高まります。

カルシウムの吸収はカゼインが助けている

牛乳に含まれるカゼイン（たんぱく質）は、消化吸収の過程でCPP※を生成します。カルシウムとリンは小腸で結合して排泄されやすくなりますが、CPPが結合を阻害するためカルシウムの吸収率がアップします。

カルシウムの食事摂取基準（mg/日）

性別	男性				女性			
年齢等	推定平均必要量	推奨量	目安量	耐容上限量	推定平均必要量	推奨量	目安量	耐容上限量
0～5（月）	—	—	200	—	—	—	200	—
6～11（月）	—	—	250	—	—	—	250	—
1～2（歳）	350	450	—	—	350	400	—	—
3～5（歳）	500	600	—	—	450	550	—	—
6～7（歳）	500	600	—	—	450	550	—	—
8～9（歳）	550	650	—	—	600	750	—	—
10～11（歳）	600	700	—	—	600	750	—	—
12～14（歳）	850	1,000	—	—	700	800	—	—
15～17（歳）	650	800	—	—	550	650	—	—
18～29（歳）	650	800	—	2,500	550	650	—	2,500
30～49（歳）	600	750	—	2,500	550	650	—	2,500
50～64（歳）	600	750	—	2,500	550	650	—	2,500
65～74（歳）	600	750	—	2,500	550	650	—	2,500
75以上（歳）	600	700	—	2,500	500	600	—	2,500
妊婦（付加量）					+0	+0	—	—
授乳婦（付加量）					+0	+0	—	—

※CPP：カゼイン・ホスホ・ペプチド。牛乳に含まれるたんぱく質が消化吸収される過程でつくられる物質。カルシウムやミネラルの吸収を促進する

▶筋や骨の働きに関わる少数精鋭部隊

マグネシウム

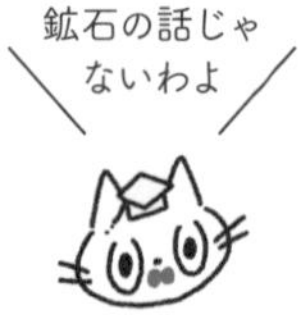
鉱石の話じゃ
ないわよ

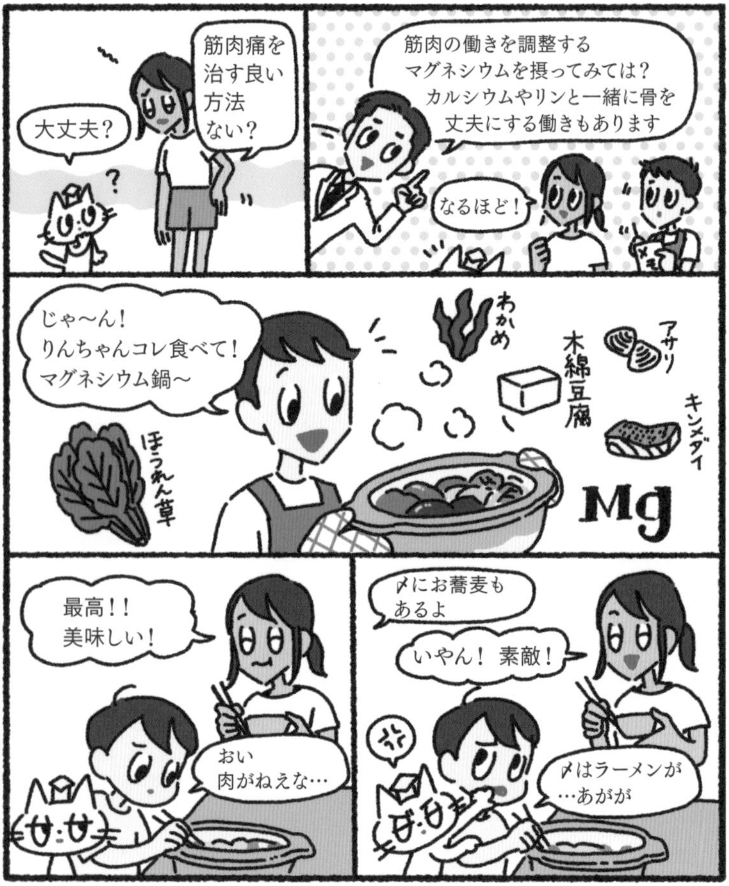
大丈夫？
筋肉痛を
治す良い
方法
ない？
筋肉の働きを調整する
マグネシウムを摂ってみては？
カルシウムやリンと一緒に骨を
丈夫にする働きもあります
なるほど！
じゃ〜ん！
りんちゃんコレ食べて！
マグネシウム鍋〜
わかめ
アサリ
木綿豆腐
キンメダイ
ほうれん草
Mg
最高！！
美味しい！
おい
肉がねえな…
〆にお蕎麦も
あるよ
いやん！ 素敵！
〆はラーメンが
…あがが

これだけ覚えよう！

- **骨の発育に関与するカルシウムの相棒**
- **筋肉の働きを整えて筋トラブルを予防**
- 高血圧や糖尿病の発症予防も示唆されている
- カルシウムとマグネシウムは2：1のバランスで摂ろう

マグネシウムはカルシウムの相棒ともいえる存在。**骨を丈夫にしたり筋肉を正常に動かす役割を担っています。**ですが、**カルシウムは体内に約1kg存在するのに対してマグネシウムは約25g程度しか存在しません**

★多量ミネラルっていうのにそんなに少ないのかよ！

★p154参照

そうなんです。だからマグネシウムは不足を起こしやすいともいえます

じゃあ意識的に献立に盛り込みたい栄養素ね。マグネシウムを摂りたいなら何を食べれば良いのかしら？

おすすめは精白していない穀類です。玄米やライ麦パンも良いですし、魚介類にも豊富ですよ

じゃあ今日は玄米ごはんと焼き魚でヘルシーな和食でもつくろうかな？

良いわね。ポイントはカルシウムとマグネシウムを2：1のバランスで摂取すること。偏りがないように意識してね

マグネシウムを豊富に含む食材

マグネシウムは、穀類はもちろんのこと、野菜類、藻類、魚介類など多くの食品に含まれています。穀類から摂取するのであれば、精白していない玄米やライ麦パンなどがおすすめ。献立を考えるときに、お肉ではなくお魚を主菜にすると、食事でしっかりとマグネシウムを補うことができます。

穀類

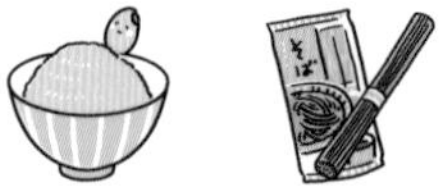

玄米 110mg
そば（乾麺） 100mg

魚介類

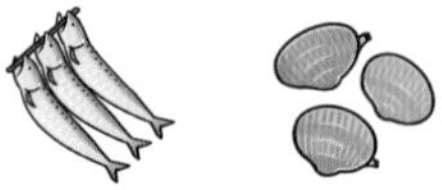

まいわし丸干し 100mg
あさり 100mg

藻類

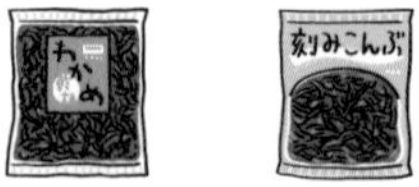

カットわかめ 410mg
刻み昆布 720mg

野菜・豆類

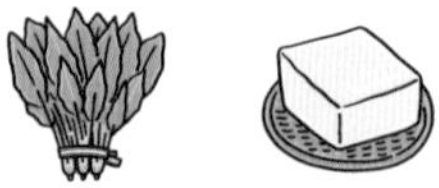

ほうれんそう 69mg
木綿豆腐 57mg

（100gあたり）

栄養価を逃さない食べ方のコツ

- 精製された食品は含有量が低下してしまうので注意が必要です
- アルコールやコーヒーといった飲料はマグネシウムの排出量を増やしてしまうので、摂りすぎに注意しましょう
- **マグネシウムを含む食品は「そばのひ孫と孫は優しい子かい？納得！」で覚えましょう。**『そ（そば）ば（バナナ）の（海苔）ひ（ひじき）ま（豆）ご（五穀）と（豆腐）ま（抹茶）ご（ごま）わ（わかめ）や（野菜）さ（魚）し（しいたけ）い（いちじく）こ（こんぶ）か（牡蠣）い（いも）なっ（納豆）と（とうもろこし）く（くるみ）』

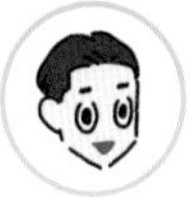

もっとくわしく！

吸収されると骨と筋肉の構成成分となる

吸収された50～60%は骨の構成成分となり、その他20%が筋肉、残りは体内組織や体液内に存在します。 カルシウムと同様に血液中の量が減少すると骨から溶け出しますが、もとより体内量が少ないため不足しやすいといえます。

補酵素として多くの酵素を助けている

マグネシウムが関与する補酵素反応は300種類もあり、エネルギー産生や代謝、たんぱく質の合成、神経伝達など、**生命維持に大きく関わる機能のサポート役**を担っています。

摂る量は多すぎても少なすぎてもダメ

摂取不足が続くと筋肉痛や慢性疲労を起こしやすくなります。高血圧や糖尿病の発症予防も示唆されているため、不足しないように意識することが大切。一方で摂りすぎると下痢などが起こりやすいため注意しましょう。

マグネシウムの食事摂取基準（mg/日）

性別	男性				女性			
年齢等	推定平均必要量	推奨量	目安量	耐容上限量[1]	推定平均必要量	推奨量	目安量	耐容上限量[1]
0～5（月）	—	—	20	—	—	—	20	—
6～11（月）	—	—	60	—	—	—	60	—
1～2（歳）	60	70	—	—	60	70	—	—
3～5（歳）	80	100	—	—	80	100	—	—
6～7（歳）	110	130	—	—	110	130	—	—
8～9（歳）	140	170	—	—	140	160	—	—
10～11（歳）	180	210	—	—	180	220	—	—
12～14（歳）	250	290	—	—	240	290	—	—
15～17（歳）	300	360	—	—	260	310	—	—
18～29（歳）	280	340	—	—	230	270	—	—
30～49（歳）	310	370	—	—	240	290	—	—
50～64（歳）	310	370	—	—	240	290	—	—
65～74（歳）	290	350	—	—	230	280	—	—
75以上（歳）	270	320	—	—	220	260	—	—
妊婦（付加量）					＋30	＋40	—	—
授乳婦（付加量）					＋0	＋0	—	—

1 通常の食品以外からの摂取量の耐容上限量は、成人の場合350mg/日、小児では5mg/kg 体重/日とした。それ以外の通常の食品からの摂取の場合、耐容上限量は設定しない。

▶歯と骨を強くするカルシウムの相棒

リン

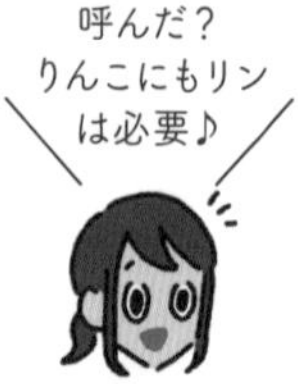
呼んだ？
りんこにもリン
は必要♪

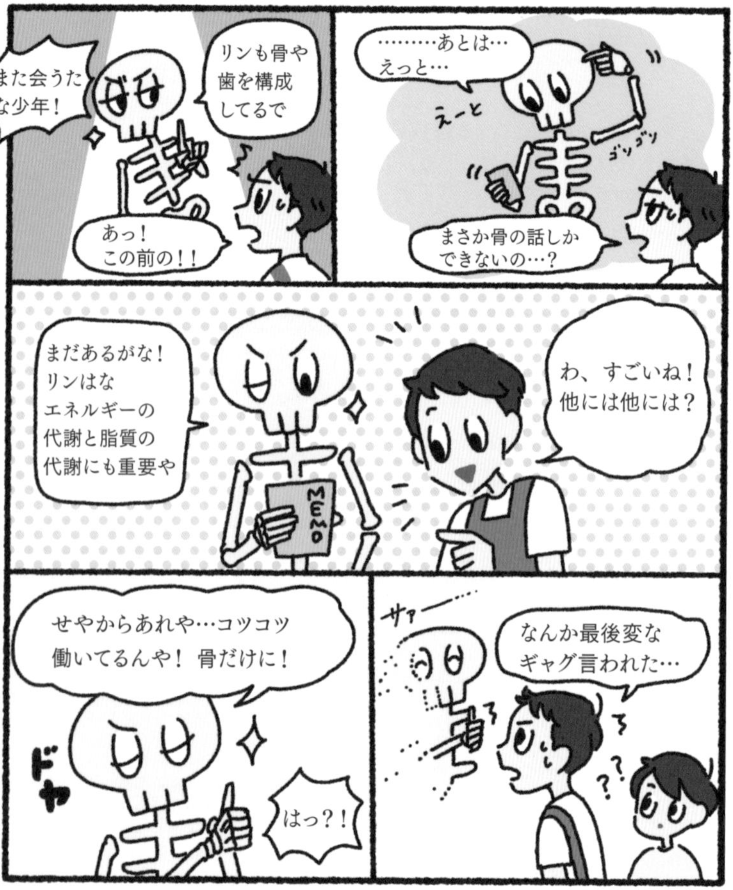
また会うたな少年！
リンも骨や歯を構成してるで
あっ！この前の！！
………あとは…えっと…
えーと
ゴツゴツ
まさか骨の話しかできないの…？
まだあるがな！リンはなエネルギーの代謝と脂質の代謝にも重要や
MEMO
わ、すごいね！他には他には？
せやからあれや…コツコツ働いてるんや！ 骨だけに！
ドヤ
はっ？！
サァー
なんか最後変なギャグ言われた…
??

これだけ覚えよう！

- **カルシウムとタッグを組んで歯や骨を丈夫にする**
- 三大栄養素の代謝に関与しエネルギーをつくりだす
- 脳や神経の働きを根っこでサポート
- 食品添加物による摂りすぎに注意

リンって他の栄養素に比べると普段あまり目にしないし、マニアックな栄養素だよね？

そんなことないわよ。影は薄いかもしれないけど超重要。**カルシウムの次に体内に多く含まれていて、骨や歯を構成しているの**

な〜んだ。歯と骨ってことは、カルシウムのオマケって感じだろ？

いえいえ、リンの働きはそれだけじゃありません。「有機リン化合物※」として体内のさまざまなところに存在し、**三大栄養素をエネルギーに変えたり、脂質の代謝を行なっています。リンなしでは代謝は維持できないんです**

脳や神経がしっかり働くように助けてもいるし、すべての細胞に存在する栄養素なのよ

お！ 意外とやるな。でもカルシウムみたいに「摂れ！摂れ！」ってあんま言われないよな？

それは一般的な食生活でリンが不足することはないからです。むしろ**食品添加物に多く含まれているので、知らないうちに摂りすぎないように気をつけましょう**

※有機リン化合物：炭素－リン結合を含む有機化合物の総称。遺伝子をつかさどるDNAにも組み込まれている

リンを豊富に含む食材

食品中でたんぱく質と結合して存在することが多いので、**たんぱく質を多く含む食品は自ずとリンも豊富に含んでいるといえます**。また、肉類、魚介類、穀類とジャンルを問わず身近な食品に幅広く含まれているのも特徴です。カルシウムとのバランスが1:1になるように考えながら選びましょう。

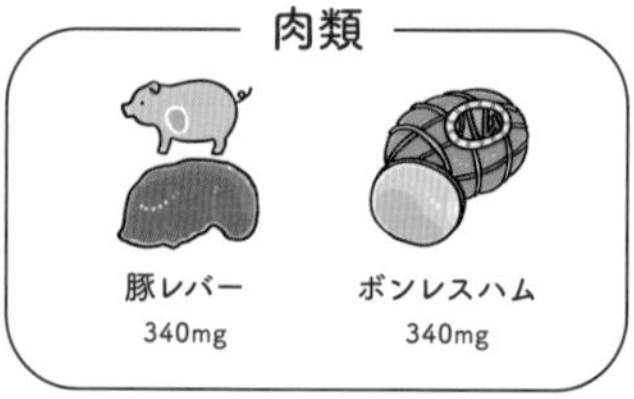

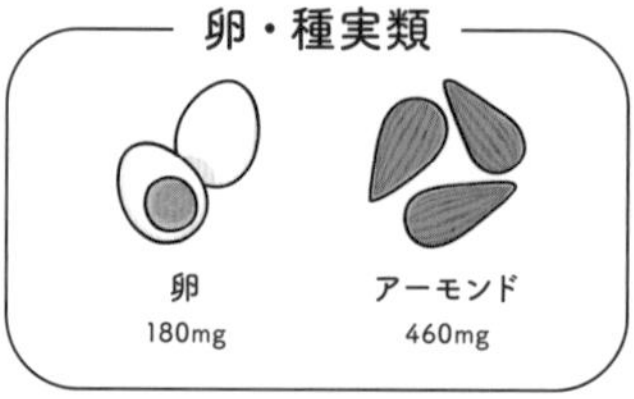

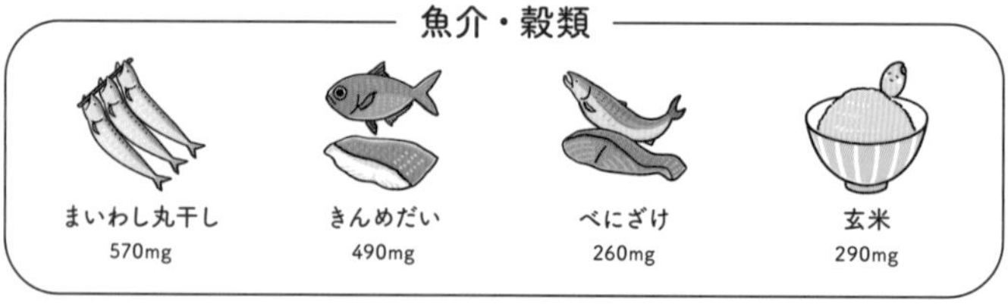

（100gあたり）

栄養価を逃さない食べ方のコツ

- 食品添加物の成分に多く含まれるため、インスタント食品の食べすぎなどで過剰摂取にならないように注意しましょう
- 血液中のリンが増えると血液中のカルシウムと結びつき、血管内に石灰化を起こして動脈硬化の原因となります。過剰摂取に注意しましょう
- **腎疾患のある方は摂取に注意が必要な栄養素です**。医師や管理栄養士に相談して適切な摂取量を見極めましょう

※副甲状腺ホルモン：副甲状腺でつくられるホルモン。甲状腺ホルモンとは働きが異なり、カルシウムの代謝をサポートする役割を持つ

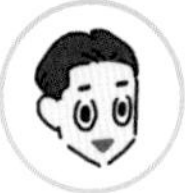

もっと
くわしく！

ホルモンを活用して血中濃度を一定に保つ

血中のリンは濃度が常に一定に保たれているのが特徴です。その調節システムを担っているのが副甲状腺ホルモン（PTH）※と線維芽細胞増殖因子23（FGF23）※。これらが腎臓からの排泄をアシストしています。

過剰摂取はカルシウムの吸収率がダウン

リン酸塩として加工食品の食品添加物に用いられることが多く、過剰摂取になりやすいといえます。摂りすぎるとカルシウムや鉄の吸収率が下がり骨粗しょう症や腎臓病のリスクが高まるので注意しましょう。

余分なリンは尿中に排出される

リンは腸管で吸収された後、血液中に流入します。体内の余分なリンは尿へ排泄することでバランスを維持しています。

リンの食事摂取基準（mg/日）

性別	男性		女性	
年齢等	目安量	耐容上限量	目安量	耐容上限量
0～5（月）	120	—	120	—
6～11（月）	260	—	260	—
1～2（歳）	500	—	500	—
3～5（歳）	700	—	700	—
6～7（歳）	900	—	800	—
8～9（歳）	1,000	—	1,000	—
10～11（歳）	1,100	—	1,000	—
12～14（歳）	1,200	—	1,000	—
15～17（歳）	1,200	—	900	—
18～29（歳）	1,000	3,000	800	3,000
30～49（歳）	1,000	3,000	800	3,000
50～64（歳）	1,000	3,000	800	3,000
65～74（歳）	1,000	3,000	800	3,000
75以上（歳）	1,000	3,000	800	3,000
妊婦			800	—
授乳婦			800	—

COLUMN

PTHとFGF23の働き

PTHとFGF23はリンの排泄を促進させる作用を持ちます。血中のリンは腎臓の糸球体で濾過されて尿細管に入った後、尿細管から血管内に吸収されます。PTHやFGF23は腎臓での再吸収を阻害するため、自ずとリンの尿中排泄量が増加するのです。血中にリンが多くなりすぎたときは、これらの因子の分泌を増やすことでリンの尿中排泄を促進させることが可能です。

※線維芽細胞増殖因子23：骨でつくられるホルモンで、腎臓においてリンの再吸収を抑制させて血中のリン濃度を低下させる

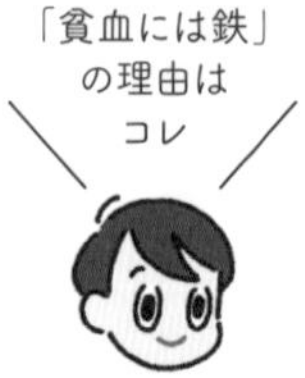
「貧血には鉄」の理由はコレ

▶酸素を運ぶ「ヘモグロ便（ビン）」の親方

鉄

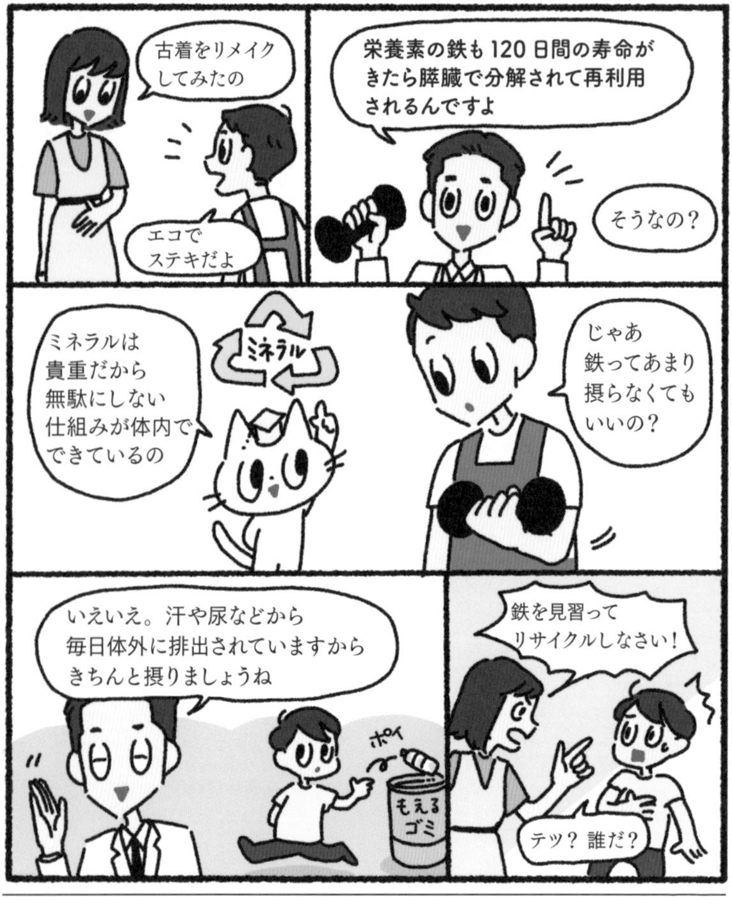
古着をリメイクしてみたの
エコでステキだよ
栄養素の鉄も120日間の寿命がきたら脾臓で分解されて再利用されるんですよ
そうなの？
ミネラルは貴重だから無駄にしない仕組みが体内でできているの
ミネラル
じゃあ鉄ってあまり摂らなくてもいいの？
いえいえ。汗や尿などから毎日体外に排出されていますからきちんと摂りましょうね
ポイ
もえるゴミ
鉄を見習ってリサイクルしなさい！
テツ？ 誰だ？

※ヘム鉄：胃壁や腸管を荒らしにくく、吸収阻害も受けにくいので吸収されやすい。さらにヘムオキシゲナーゼで吸収量が調節されるため、過剰摂取もなりにくく、カラダに優しい鉄素材

これだけ覚えよう！

- ◉ **全身に酸素を供給する**役割を担う
- ◉ 血液の成分として**赤血球をつくりだす**
- ◉ ヘム鉄※と非ヘム鉄※の2種類があり、ヘム鉄の方が吸収力が高い
- ◉ ビタミンＣと一緒に摂取すると吸収率アップ

私、貧血気味でよく鉄分を摂りなさいって言われるの。カラダの中の「鉄」と「血液」ってどんな関係があるのかしら？

鉄はヘモグロビンを構成する重要な要素なんです。ヘモグロビンが何か知っていますか？

えっと…血の成分のこと？

そう、ヘモグロビンは赤血球の主成分なんです。つまり**血液の材料となるのが鉄**というわけ。鉄が不足するとヘモグロビンがつくれないので貧血状態になるんです

だから月経のある女性は出血が増える分、ヘモグロビンを構成する鉄をとくにたくさん摂りなさいって言われるのね

その通りです。それに**ヘモグロビンは全身に酸素を配る役割も担っています**。酸素がなければエネルギーをつくれません。だから、鉄が不足すると体内のさまざまな機能がダウンしてしまうんです

すごく大事なのに残念ながら**吸収率がイマイチ**なのよね…。だから積極的に摂りたい栄養素なのよ

※非ヘム鉄：腸管から吸収されるときに、食物繊維やタンニンなどからの吸収阻害を受けるため、ヘム鉄に比べて吸収率が悪い。ヘム鉄でない鉄なので「非ヘム」と呼ばれる

鉄を豊富に含む食材

鉄にはヘム鉄と非ヘム鉄があり、ヘム鉄は非ヘム鉄の約5倍も高い吸収率を誇ります。ヘム鉄が含まれているのは主に動物性食品。鉄が貯蔵されている肝臓、つまり**レバーにはひときわ豊富**です。**青菜類には鉄の吸収を高めるビタミンCも同時に含まれているのでお得**。また、動物の肉や魚肉を一緒に摂ると非ヘム鉄の吸収力を向上させます。

肉類

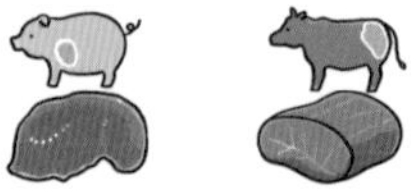

豚レバー　13.0mg
牛もも肉（赤肉）　2.8mg

魚介類

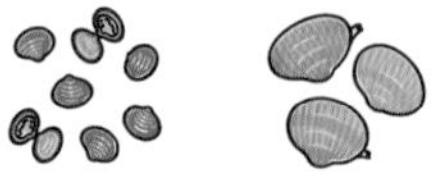

しじみ　8.3mg
あさり　3.8mg

野菜類

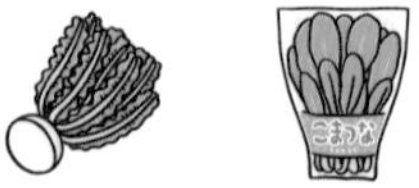

だいこんの葉　3.1mg
こまつな　2.8mg

豆類

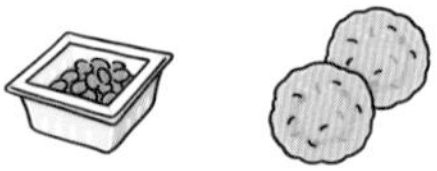

納豆　3.3mg
がんもどき　3.6mg

（100gあたり）

栄養価を逃さない食べ方のコツ

- ヘム鉄を含む、まぐろ、レバー、あさりといった動物性食品を食卓に取り入れると効率良く摂取できます
- **ビタミンCを含む食品を一緒に摂ると、鉄が吸収されやすい形に変わりヘモグロビンの合成を促すことができます**
- 主菜に肉・魚・卵・大豆製品を使用すると効率よく摂取できます
- ヘム鉄（赤身肉、レバー、魚、貝類）の吸収率は15～25%ですが、非ヘム鉄（青菜、大豆製品、豆類、卵）の吸収率は2～5%にまで下がってしまいます

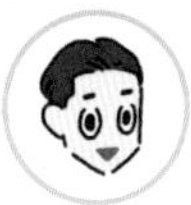

もっと くわしく！

ヘモグロビンの合成に作用する

鉄は血中でたんぱく質（トランスフェリン※）と結合することで無害となり、主に骨髄中でヘモグロビンの合成に用いられます。

吸収率が低いので意識的に摂取する

吸収率が悪く**摂取量の15％程度しか吸収されません**。とくに月経のある女性は出血が増え、血液中のヘモグロビンを構成する鉄も一緒に排出されてしまうため、積極的に摂ることが大切です。

不足すると鉄欠乏性貧血を起こしやすい

鉄が不足すると酸素が全身に行き届かなくなり、**鉄欠乏性貧血が起こりやすくなります**。**めまいや立ちくらみ、免疫力や感染抵抗力などあらゆる機能に支障が生じてしまう**ので注意しましょう。

鉄の食事摂取基準（mg/日）

性別	男性				女性					
					月経なし		月経あり			
年齢等	推定平均必要量	推奨量	目安量	耐容上限量	推定平均必要量	推奨量	推定平均必要量	推奨量	目安量	耐容上限量
0～5（月）	—	—	0.5	—	—	—	—	—	0.5	—
6～11（月）	3.5	5.0	—	—	3.5	4.5	—	—	—	—
1～2（歳）	3.0	4.5	—	25	3.0	4.5	—	—	—	20
3～5（歳）	4.0	5.5	—	25	4.0	5.5	—	—	—	25
6～7（歳）	5.0	5.5	—	30	4.5	5.5	—	—	—	30
8～9（歳）	6.0	7.0	—	35	6.0	7.5	—	—	—	35
10～11（歳）	7.0	8.5	—	35	7.0	8.5	10.0	12.0	—	35
12～14（歳）	8.0	10.0	—	40	7.0	8.5	10.0	12.0	—	40
15～17（歳）	8.0	10.0	—	50	5.5	7.0	8.5	10.5	—	40
18～29（歳）	6.5	7.5	—	50	5.5	6.5	8.5	10.5	—	40
30～49（歳）	6.5	7.5	—	50	5.5	6.5	9.0	10.5	—	40
50～64（歳）	6.5	7.5	—	50	5.5	6.5	9.0	11.0	—	40
65～74（歳）	6.0	7.5	—	50	5.0	6.0	—	—	—	40
75以上（歳）	6.0	7.0	—	50	5.0	6.0	—	—	—	40
妊婦（付加量）初期					+2.0	+2.5	—	—	—	—
中期・後期					+8.0	+9.5	—	—	—	—
授乳婦（付加量）					+2.0	+2.5	—	—	—	—

※トランスフェリン：血漿に含まれるたんぱく質のひとつ。鉄の運搬に関与する

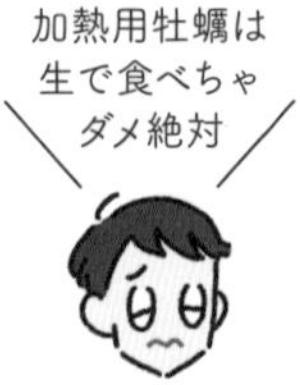
加熱用牡蠣は
生で食べちゃ
ダメ絶対

▶「美味しい！」を守るデキる番人

亜鉛

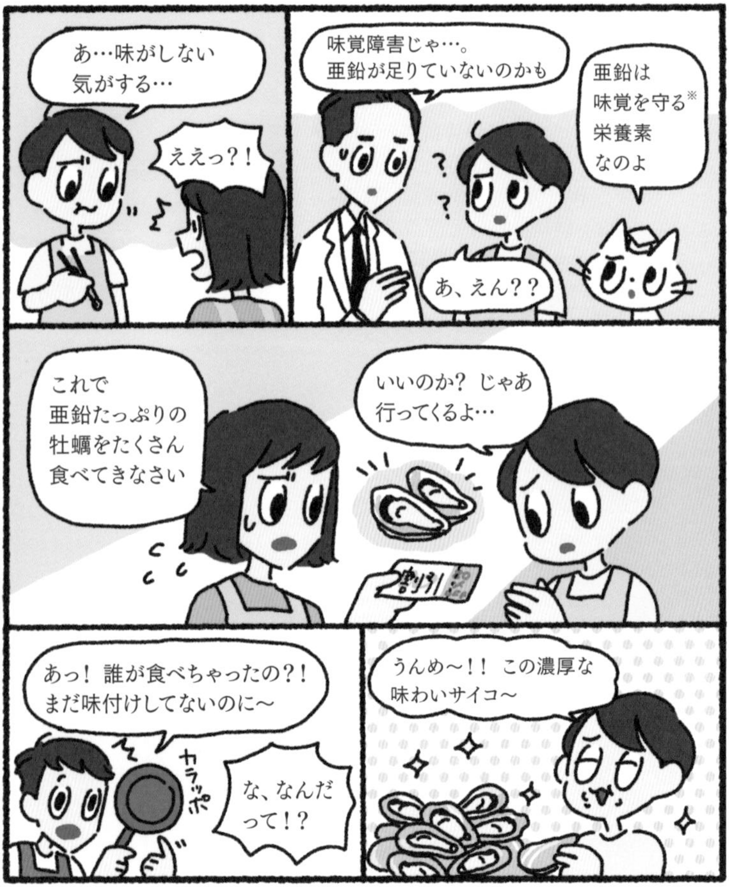
あ…味がしない
気がする…
ええっ？！
味覚障害じゃ…。
亜鉛が足りていないのかも
亜鉛は
味覚を守る※
栄養素
なのよ
あ、えん？？
これで
亜鉛たっぷりの
牡蠣をたくさん
食べてきなさい
いいのか？ じゃあ
行ってくるよ…
割引
あっ！ 誰が食べちゃったの？！
まだ味付けしてないのに～
カラッポ
な、なんだ
って！？
うんめ～！！ この濃厚な
味わいサイコ～

※亜鉛は味覚を守る：味蕾《みらい》（舌にある味を感じるための器官）を含む舌の上皮細胞には亜鉛が多く存在するため、亜鉛が欠乏すると味覚障害が起こりやすい

これだけ覚えよう！

- ◉ 新陳代謝を活性化させて**味覚を守る**
- ◉ カラダのエネルギーづくりのサポート役
- ◉ **ビタミンAと一緒に摂ると働きがアップ**
- ◉ 300 種類以上の酵素の働きを支える

亜鉛をひとことで表すならば「仕事のデキる助手」。**補酵素として 300 種類以上の酵素の活性化を手助けしています**

そう！ まさに私みたいな助手のこと！ 亜鉛の仕事は実に多岐にわたっているの

たとえば、新陳代謝を活発化させたり、エネルギーを生み出したり、ウイルスからカラダを守ったり、細胞の生まれ変わりを助けたり、傷の修復まで行ないます。補酵素のエリートですね

すげ〜カロよりずっと働き者じゃん。でもそれだけ大事だと不足したらカラダがヤバいことになりそ…

…なにか言った?! そう、積極的に摂取した方が良いわね。亜鉛は皮膚にもたくさん存在しているから、欠乏すると皮膚がカサカサしたり毛が抜けたりもするの

それに、体内で脂質が酸化するのを防いでくれる効果もあります。加工食品はできるだけ避けて上手に摂取したいですね

亜鉛を豊富に含む食材

亜鉛の含有量が多いことで有名なかきをはじめとした魚介類、さらには肉類、乳類などたんぱく質を豊富に含む食品には亜鉛もたっぷり詰まっています。 また、加工食品は亜鉛の吸収率を妨げる添加物が使用されていることが多いので、できるだけ控えましょう。反対に、ビタミンAと一緒に摂取すると効果がアップします。

肉・乳類

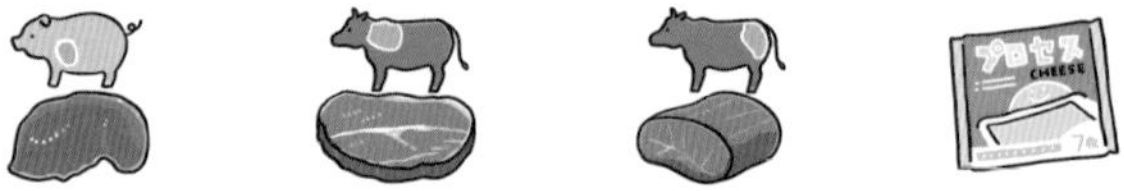

豚レバー 6.9mg
牛かたロース（赤肉） 5.6mg
牛もも（赤肉） 4.5mg
プロセスチーズ 3.2mg

魚介・藻類

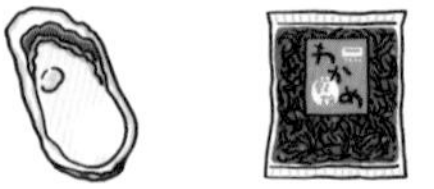

かき 14.5mg
カットわかめ 2.8mg

豆類

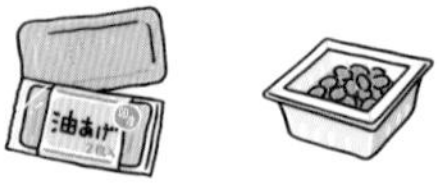

油揚げ 2.5mg
納豆 1.9mg

（100gあたり）

栄養価を逃さない食べ方のコツ

・加工食品に使用される食品添加物は、亜鉛の吸収率を低下させるため、摂りすぎに注意しましょう
・ビタミンAを含む食品と同時に摂取すると、亜鉛の働きが活発化します
・水溶性なので、**汁ごといただける調理法を選ぶと良いでしょう。**ビタミンCと一緒に摂ると吸収率が高まります
・アルコールを飲みすぎると、尿と一緒に栄養成分が排泄されてしまうので注意しましょう

※DNA：遺伝子の本体となる物質。亜鉛は、DNAを合成するDNAポリメラーゼと呼ばれる酵素に関わる

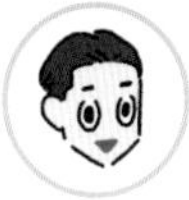

もっとくわしく！

あらゆる場所にあるのに"レア"

亜鉛は鉄や銅の摂取量によって吸収率が変わる特徴を持っています。骨、筋肉、皮膚、肝臓、脳、腎臓など、あらゆる場所でたんぱく質と結合して存在しますが、実は、**成人のカラダには1.5～3g程度の分量しかありません**。

酵素の活性化に必須のミネラル

亜鉛はDNA[※]やRNA[※]の代謝や合成、たんぱく質の分解、インスリンの合成や放出、ビタミンAの代謝や肝臓での★窒素・アンモニア代謝など**300種類以上の酵素の活性化に役立っています**。

★p252 参照

味覚障害以外にも気をつけたい欠乏症

皮膚に亜鉛が多く存在するため、不足すると皮膚炎や脱毛が起こることがあります。また赤血球の生成にも関わるため貧血が起きやすくなったり、食欲低下や下痢、骨粗しょう症の原因となることもわかっています。

亜鉛の食事摂取基準（mg/日）

性別	男性				女性			
年齢等	推定平均必要量	推奨量	目安量	耐容上限量	推定平均必要量	推奨量	目安量	耐容上限量
0～5（月）	—	—	2	—	—	—	2	—
6～11（月）	—	—	3	—	—	—	3	—
1～2（歳）	3	3	—	—	2	3	—	—
3～5（歳）	3	4	—	—	3	3	—	—
6～7（歳）	4	5	—	—	3	4	—	—
8～9（歳）	5	6	—	—	4	5	—	—
10～11（歳）	6	7	—	—	5	6	—	—
12～14（歳）	9	10	—	—	7	8	—	—
15～17（歳）	10	12	—	—	7	8	—	—
18～29（歳）	9	11	—	40	7	8	—	35
30～49（歳）	9	11	—	45	7	8	—	35
50～64（歳）	9	11	—	45	7	8	—	35
65～74（歳）	9	11	—	40	7	8	—	35
75以上（歳）	9	10	—	40	6	8	—	30
妊婦（付加量）					+1	+2	—	—
授乳婦（付加量）					+3	+4	—	—

※RNA：DNAから遺伝情報を転写されることでできる物質。亜鉛は、RNAを合成するRNAポリメラーゼと呼ばれる酵素に関わる

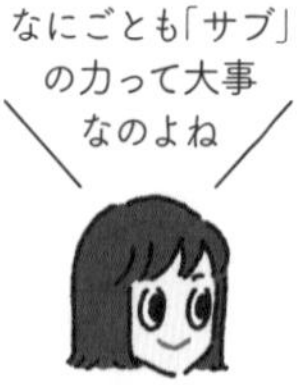
なにごとも「サブ」の力って大事なのよね

鉄を支える働き者のこびとさん

銅

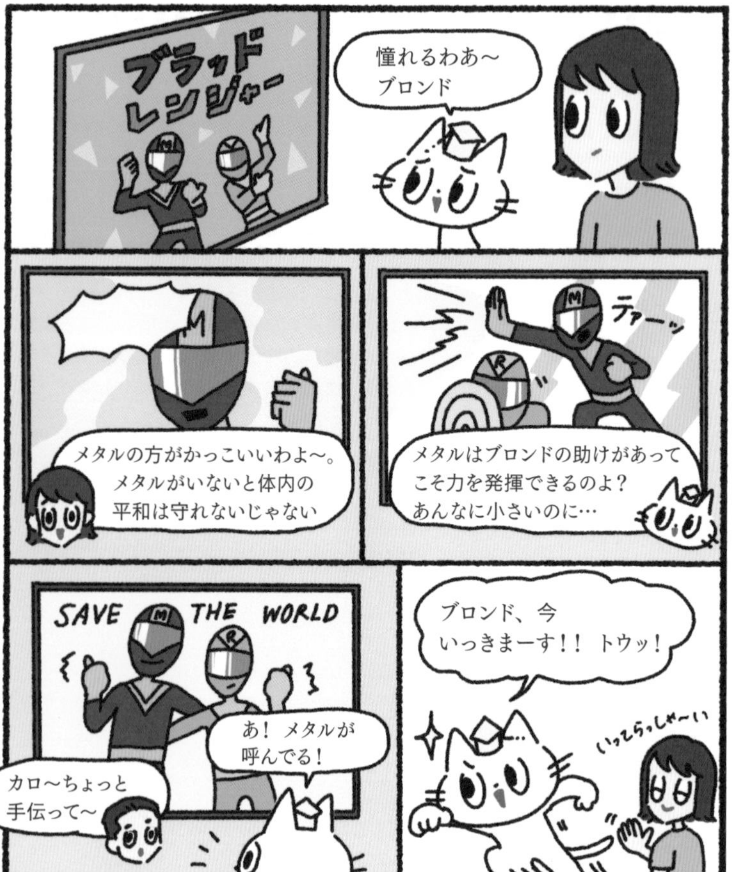
ブラッドレンジャー
憧れるわあ〜 ブロンド
メタルの方がかっこいいわよ〜。メタルがいないと体内の平和は守れないじゃない
テァーッ
メタルはブロンドの助けがあってこそ力を発揮できるのよ？ あんなに小さいのに…
SAVE THE WORLD
カロ〜ちょっと手伝って〜
あ！ メタルが呼んでる！
ブロンド、今いっきまーす！！ トウッ！
いってらっしゃ〜い

これだけ覚えよう！

- **鉄が赤血球をつくりだすのを手助けする**
- 酵素の材料になりエネルギーをつくりだす
- 生活習慣病の原因を除去する効果もあり
- 主な供給源はレバーと魚介類

突然だけど10円玉に含まれる銅の量ってどのぐらいだと思う？

じゅ、10円玉？……うーん5gぐらいあるのかな？

お〜ほぼ正解です。約4.5gだそうです。では、本題！ 体内に含まれる銅の量はどのぐらいかわかりますか？

さすがに10円玉以上はあるんじゃない？

実はその逆で、1gもありません。約80mg程度です。でも**赤血球をつくりだす鉄のサポートや、亜鉛と同じように酵素の材料となってエネルギーをつくりだす働きも担っています**。さらに、生活習慣病を予防する抗酸化酵素の補酵素としても役立っていますね

なんだか★亜鉛と働きが似ているね

★p180 参照

そうですね。体内で脂質が酸化するのを抑制する働きを持っているのも亜鉛と同じです

銅を豊富に含む食材

いかやかきなどの魚介類にとくに多く含まれ、牛、鶏、豚のレバーにも豊富です。植物性食品にはほぼ含まれていないので、動物性の食品から摂取しましょう。また、亜鉛やビタミンCを大量に摂ると銅の吸収率が悪くなってしまいます。サプリメントを使用する人は注意が必要です。

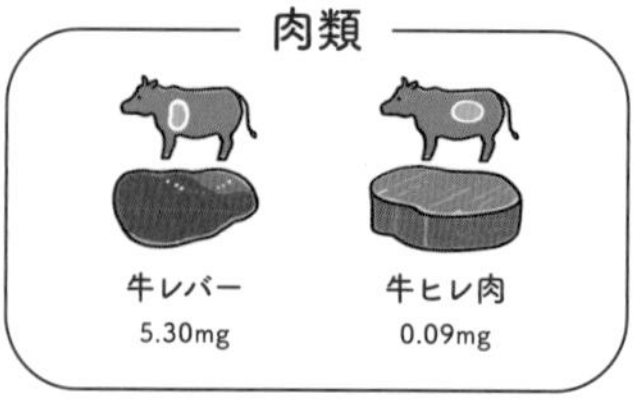

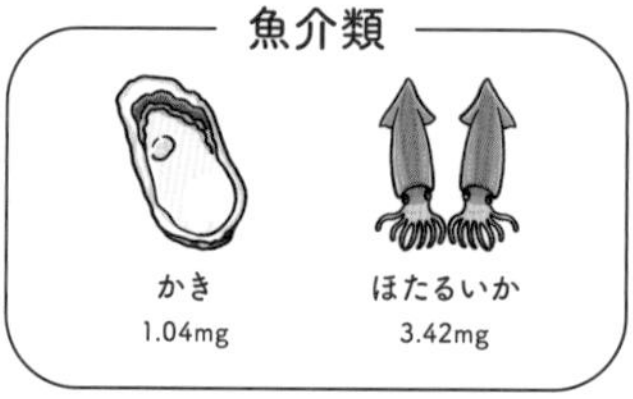

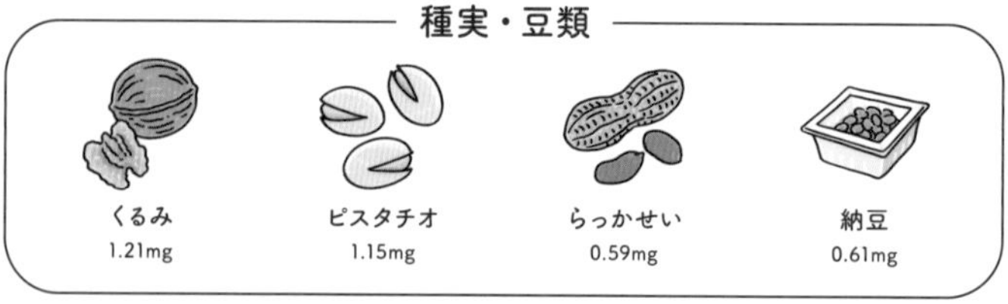

（100gあたり）

栄養価を逃さない食べ方のコツ

- 亜鉛を大量に摂取すると、銅の吸収率は下がってしまうので注意しましょう
- 健康な人（健常人）は、バランスの良い食事を心がけていれば、日常生活の中で欠乏することはほとんどないといえます
- **ビタミンCや果糖を含む食品を一緒に摂ることで、吸収率を高められます**

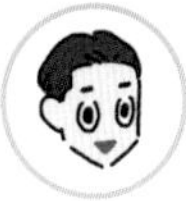

もっと

くわしく！

鉄を助けるのが銅の役目

鉄が赤血球中のヘモグロビンの材料になるためのサポートを行なうという重要な役割を持っているほか、鉄をカラダの隅々に運んだり、脂質を酸化させるスーパーオキシド※の生成を抑制させる効果を備えています。

吸収された銅の体内での流れ

小腸（腸管）で吸収された後、大部分は便に混じって排泄され、残りは肝臓に貯蔵されたり血中へ流入します。銅が増え過ぎたときは肝臓からの排泄を増やして調節することができます。

銅の排泄と欠乏に関わる難病

銅を肝臓から胆汁中に排泄するための遺伝子が変異し、うまく排出されなくなってしまう先天的な疾患（ウィルソン病）や、細胞内に銅を取り込む遺伝子が変異し、銅の欠乏が原因で起こるメンケス病は、銅が関与する難病として有名です。

銅の食事摂取基準（mg/日）

性別	男性				女性			
年齢等	推定平均必要量	推奨量	目安量	耐容上限量	推定平均必要量	推奨量	目安量	耐容上限量
0～5（月）	—	—	0.3	—	—	—	0.3	—
6～11（月）	—	—	0.3	—	—	—	0.3	—
1～2（歳）	0.3	0.3	—	—	0.2	0.3	—	—
3～5（歳）	0.3	0.4	—	—	0.3	0.3	—	—
6～7（歳）	0.4	0.4	—	—	0.4	0.4	—	—
8～9（歳）	0.4	0.5	—	—	0.4	0.5	—	—
10～11（歳）	0.5	0.6	—	—	0.5	0.6	—	—
12～14（歳）	0.7	0.8	—	—	0.6	0.8	—	—
15～17（歳）	0.8	0.9	—	—	0.6	0.7	—	—
18～29（歳）	0.7	0.9	—	7	0.6	0.7	—	7
30～49（歳）	0.7	0.9	—	7	0.6	0.7	—	7
50～64（歳）	0.7	0.9	—	7	0.6	0.7	—	7
65～74（歳）	0.7	0.9	—	7	0.6	0.7	—	7
75以上（歳）	0.7	0.8	—	7	0.6	0.7	—	7
妊婦（付加量）					+0.1	+0.1	—	—
授乳婦（付加量）					+0.5	+0.6	—	—

※スーパーオキシド：体内で脂質を酸化させる活性酸素の一種

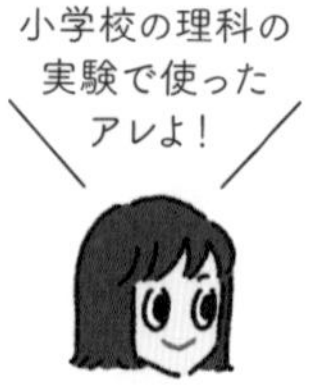
小学校の理科の
実験で使った
アレよ！

▶ 甲状腺に住みつく“ヨウセイ”

ヨウ素

ヨウ素は甲状腺で甲状腺ホルモンの材料となるため、体内にあるうちの70 ～ 80%が甲状腺に分布しています

あのお…甲状腺ってそもそもなんだっけ？

喉の下にある蝶々の形をした器官よ。そこで甲状腺ホルモンを分泌しているの

甲状腺ホルモンは交感神経を刺激して全身の細胞の新陳代謝を促したり、呼吸や心臓、神経の活動を高める作用があります。子どもの発育にも欠かせないホルモンです

へ～ヨウ素ってそんな大事なホルモンの材料になるのね。ちゃんと摂れているかしら？

大丈夫。日本人はヨウ素の摂取量が多いことで有名よ

ヨウ素は海産物に多く含まれるので、海藻や魚介類を好んで食べる私たちは十分摂取できているといえるんですよ

ヨウ素を多く含む食品と食べ方

ヨウ素が海水に多いため**海産物全般に含まれている**のが特徴です。とくに**こんぶの含有量は群を抜いています**。和食に使う出汁をこんぶ出汁にするだけで摂取量も多くなるでしょう。日本人の食卓に馴染み深い魚、海藻、貝類などにも多く含まれているので、うまく食卓に活用しましょう。

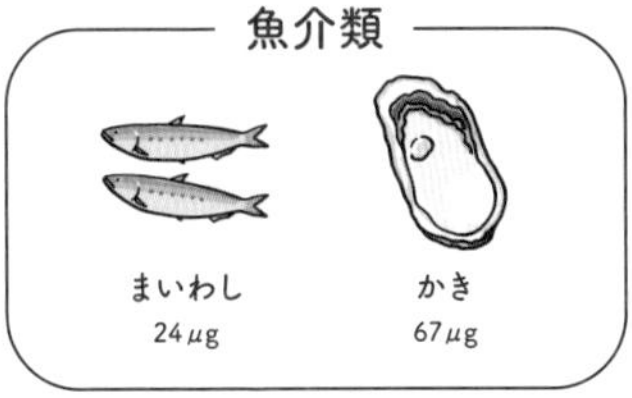

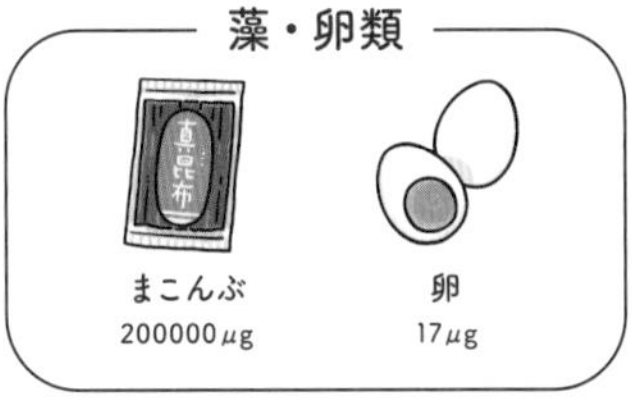

（100gあたり）

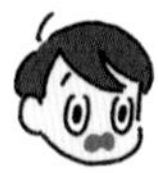

こんぶの含有量ヤバイ！
ケタ違いだね

ヨウ素の食事摂取基準（μg/日）

性別	男性				女性			
年齢等	推定平均必要量	推奨量	目安量	耐容上限量	推定平均必要量	推奨量	目安量	耐容上限量
0～5（月）	—	—	100	250	—	—	100	250
6～11（月）	—	—	130	250	—	—	130	250
1～2（歳）	35	50	—	300	35	50	—	300
3～5（歳）	45	60	—	400	45	60	—	400
6～7（歳）	55	75	—	550	55	75	—	550
8～9（歳）	65	90	—	700	65	90	—	700
10～11（歳）	80	110	—	900	80	110	—	900
12～14（歳）	95	140	—	2,000	95	140	—	2,000
15～17（歳）	100	140	—	3,000	100	140	—	3,000
18～29（歳）	95	130	—	3,000	95	130	—	3,000
30～49（歳）	95	130	—	3,000	95	130	—	3,000
50～64（歳）	95	130	—	3,000	95	130	—	3,000
65～74（歳）	95	130	—	3,000	95	130	—	3,000
75以上（歳）	95	130	—	3,000	95	130	—	3,000
妊婦（付加量）					+75	+110	—	—[1]
授乳婦（付加量）					+100	+140	—	—[1]

1 妊婦及び授乳婦の耐容上限量は、2,000μg/日とした。

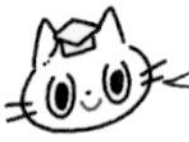

ミネラルに分類される栄養素はもう少しあるの。特徴をまとめたのでチェックしてね

セレン

甲状腺ホルモンの代謝などで働くミネラル。抗酸化作用を持つ酵素の成分で、主に動物性食品に含まれる

クロム

インスリンの作用に関与し、体内にはわずかしか存在しないが必須の栄養素。微量ながら多くの食品に含まれる

モリブデン

システインを硫黄に代謝するための酵素（亜硫酸オキシダーゼ）の補酵素として働く。大豆に豊富

塩素

ナトリウムと結合して食塩になるため、食塩の成分として有名。塩酸として胃液に分泌されて消化を助ける

硫黄

アミノ酸に含まれているので、たんぱく質が豊富な食品に豊富。ビタミン B_1 やビオチンなどにも含まれ、カラダの機能を調整する

コバルト

ビタミン B_{12} の構成成分。単体での作用はないとされており、ビタミン B_{12} を含む動物性食品などに含まれる

マンガン

マンガンスーパーオキシドジスムターゼなどの酵素を構成したり、骨代謝に関与する。野菜類や豆など植物性食品に豊富

人それぞれにマッチする
栄養ケア

LESSON 6

応用栄養学

〔Applied Nutrition〕

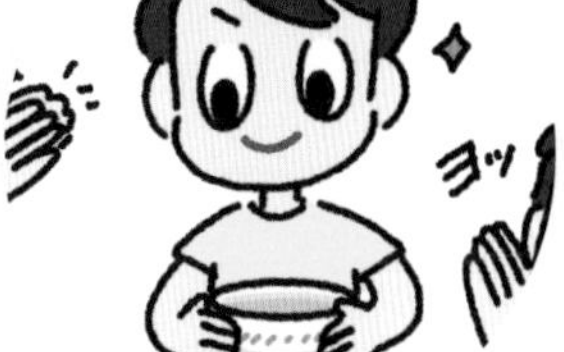

▶ 生活に合わせた栄養ケア

応用栄養学とは

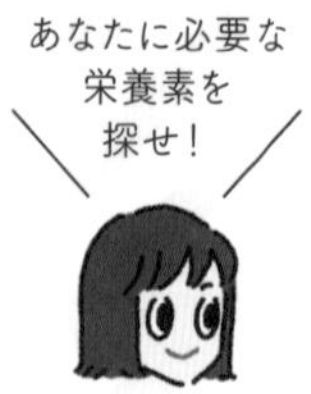
あなたに必要な
栄養素を
探せ！

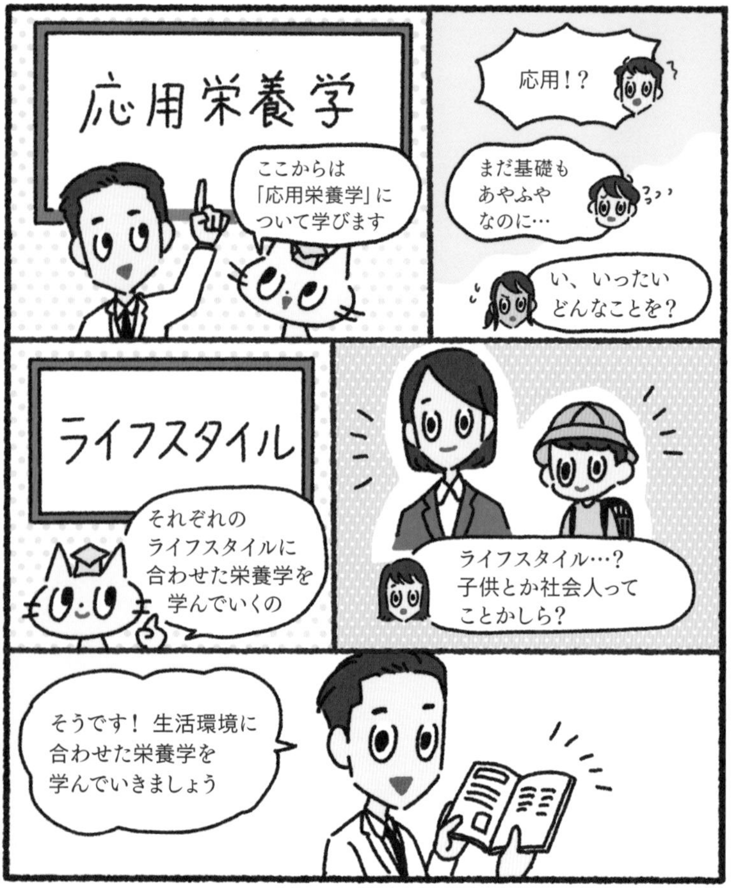
応用栄養学
ここからは
「応用栄養学」に
ついて学びます
応用！？
まだ基礎も
あやふや
なのに…
い、いったい
どんなことを？
ライフスタイル
それぞれの
ライフスタイルに
合わせた栄養学を
学んでいくの
ライフスタイル…？
子供とか社会人って
ことかしら？
そうです！ 生活環境に
合わせた栄養学を
学んでいきましょう

応用栄養学では、これまで学んできた基礎栄養学をもとに、**それぞれのライフスタイルに合わせた栄養学**を考えていきます

子供でも大人でも必要な「栄養」は同じじゃないってこと？

そうですね。ライフステージごとに必要となる栄養素は少しずつ違います。それに、応用栄養学は私たちの生活に密接に関係しているので、医療や研究などさまざまな分野に活かすことができますよ

お、俺は医者にも研究者にもならないから…基礎だけで十分ってことかな…

そんなことありませんよ。将来結婚して子育てをすることになるかもしれませんよね。また、高齢期の栄養学は親の介護といった状況にも役立ちますし、運動と食事の関係を学べば、カラダづくりにも活かせます

そ、そこまで言うなら…まあ…

要点をしぼって解説していくから安心して。知っておいて損はないわよ～

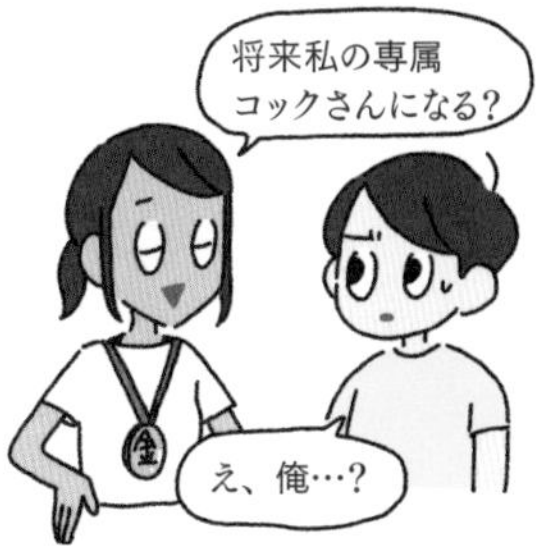
将来私の専属
コックさんになる？
え、俺…？

▶世代ごとの特徴を知ろう

ライフステージ

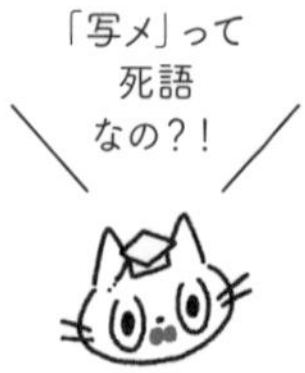
「写メ」って
死語
なの?!

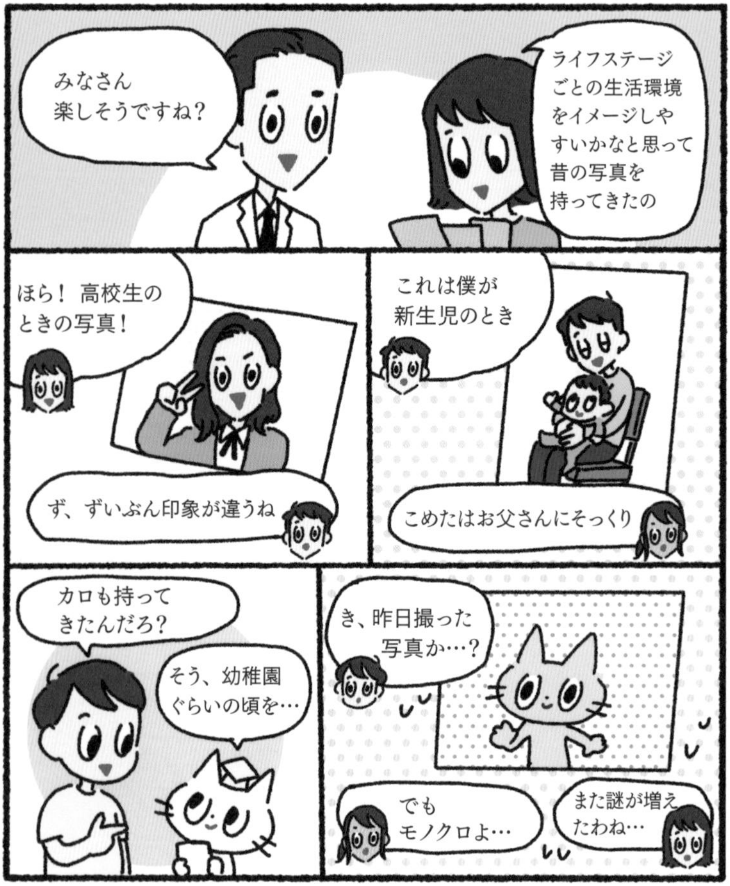
みなさん
楽しそうですね?
ライフステージ
ごとの生活環境
をイメージしや
すいかなと思って
昔の写真を
持ってきたの
ほら! 高校生の
ときの写真!
ず、ずいぶん印象が違うね
これは僕が
新生児のとき
こめたはお父さんにそっくり
カロも持って
きたんだろ?
そう、幼稚園
ぐらいの頃を…
き、昨日撮った
写真か…?
でも
モノクロよ…
また謎が増え
たわねぇ…

これから、ライフステージを「**妊娠期・授乳期**」、「**新生児期・幼児期**」、「**成長期**」、「**高齢期**」に分けて、それぞれの環境で健康的に生活する上で必要となる栄養素を説明していきます

ライフステージごとにどんな違いがあるの?

たとえば、**カルシウムは10代にしっかり摂取しておかなければ将来的に骨粗しょう症のリスクが高くなります**よね

なるほど。それぞれの時期にどんな栄養素が必要かを考えていくってことね

そうよ。ライフステージによって栄養状態を評価できるようになれば、適切な食事がとれるようになるでしょ?

だから自分の食生活だけじゃなくて、子育てするときや、家族の介護をするときにも役立てられるのね

基礎栄養学で学んだことを、実際の場面で活かしやすくするための応用編ということですね

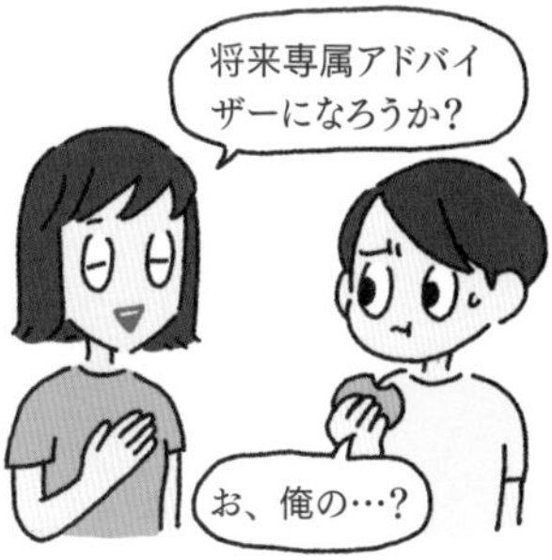
将来専属アドバイザーになろうか?
お、俺の…?

▶母子の健康には栄養管理が必須

妊婦の栄養管理

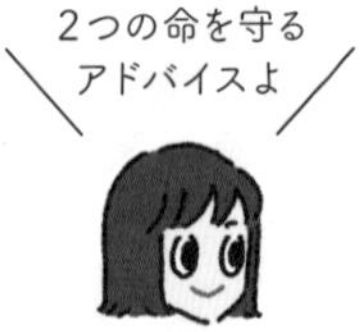
2つの命を守る
アドバイスよ

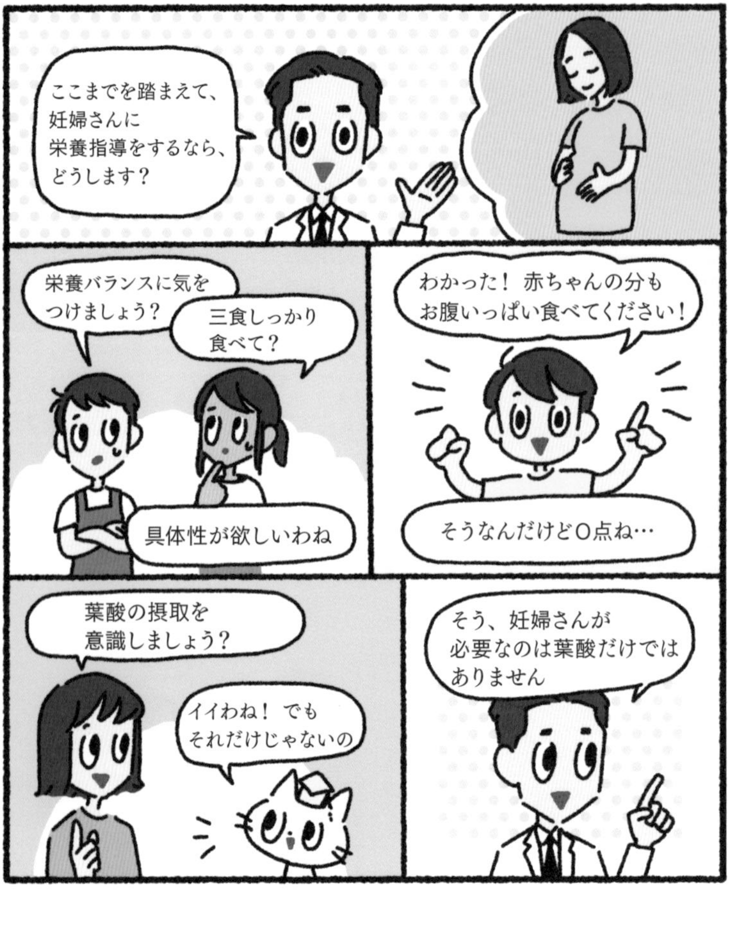
ここまでを踏まえて、
妊婦さんに
栄養指導をするなら、
どうします？
栄養バランスに気を
つけましょう？
三食しっかり
食べて？
具体性が欲しいわね
わかった！ 赤ちゃんの分も
お腹いっぱい食べてください！
そうなんだけど0点ね…
葉酸の摂取を
意識しましょう？
イイわね！ でも
それだけじゃないの
そう、妊婦さんが
必要なのは葉酸だけでは
ありません

これだけ覚えよう！

- ◉ **栄養補助食品も活用して葉酸を摂取する**
- ◉ たんぱく質、ビタミン、ミネラルにも付加量が設定されている
- ◉ 魚からの水銀の過剰摂取に注意する
- ◉ 適切な体重増加が必要

妊婦さんに★葉酸の付加量が設定されているのはなぜかしら？

★p134 参照

それは**葉酸を十分に摂取することで胎児の神経管閉鎖障害※のリスクを減少させられるからです**

でも、葉酸って妊婦さんだけじゃなくて、妊娠を計画している女性や妊娠の可能性がある女性にも★付加量が設定されていたわよね？

★p139 参照

それは、神経管は通常、受胎後 28 日で閉鎖するんだけど、それまでに妊娠したことに気づくのが難しいからなの

なるほど！ だから普段から十分に葉酸を摂取しておかないといけないんだ。でも、★1日に 400μg って…。こんなに毎日摂るの大変じゃない？

★p139 参照

そうよね。だから、リスク低減のためにサプリメントや、通常の食品以外の食品に含まれる葉酸を摂取することが望まれているわ

※神経管閉鎖障害：神経管閉鎖障害は、胎児の神経管の形成が異常となって二分脊椎や無脳症などの原因になる

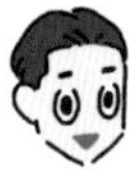

妊娠中に付加量が設定されている栄養素は、葉酸だけではありません。下記の表をチェックしてみましょう

栄養素	妊娠中に付加量が設定されている栄養素※
たんぱく質	たんぱく質（妊娠初期を除く）
脂質	脂質、飽和脂肪酸、n-6 系脂肪酸、n-3 系脂肪酸
炭水化物	炭水化物、食物繊維
脂溶性ビタミン	ビタミンA（妊娠後期と授乳婦）、ビタミンD、ビタミンE、ビタミンK
水溶性ビタミン	ビタミンB_1、ビタミンB_2、ナイアシン（授乳婦のみ）、ビタミンB_6、ビタミンB_{12}、葉酸、パントテン酸、ビオチン、ビタミンC
多量ミネラル	ナトリウム、カリウム、マグネシウム（妊婦のみ）、リン
微量ミネラル	鉄、亜鉛、銅、マンガン、ヨウ素、セレン、クロム、モリブデン（授乳婦のみ）

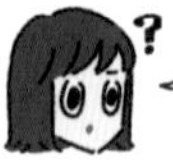

コレほとんどの栄養素じゃない?! でも有名な栄養素だとカルシウムは付加量が設定されてないのね

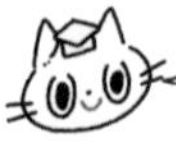

カルシウムは妊娠にともなって吸収率が大幅に上昇するから設定されていないの

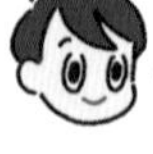

そっか。カルシウムは摂らなくても大丈夫…っと（メモメモ）

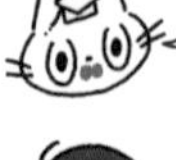

まって！ カルシウムは吸収率がイマイチだったでしょ？ そもそも推定平均必要量を満たせていない人も多いの

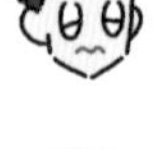

そうか。そこまで考えないといけないのか～

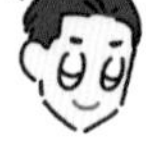

そうですよ。それから水銀にも気をつけないといけません。**一部の魚は含有する水銀の濃度が高いので、過剰に摂取しないように注意しましょう**

※妊娠中に付加量が設定されている栄養素：推定平均必要量と推奨量は厚生労働省のホームページで確認できる、「日本人の食事摂取基準」を参照してください

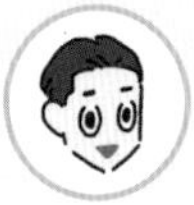

もっと くわしく！

水銀は胎児の中枢神経系へ影響する可能性がある

妊娠期に水銀の濃度が高い魚を多量に食べると、胎児の中枢神経系に影響がでる可能性があります。魚は★n-3脂肪酸も豊富に含んでいるため主菜に選びがちですが、魚の食物連鎖の上位にいる魚（下記表参照）は水銀の含有量も多いため適度な摂取に抑えることが大切です。

★p250 参照

週に1回まで	金目鯛、めかじき、クロマグロ（本マグロ）、メバチ（メバチマグロ）、エッチュウバイガイ、ツチクジラ、マッコウクジラ
週に2回まで	キダイ、マカジキ、ユメカサゴ、ミナミマグロ（インドマグロ）、ヨシキリザメ、イシイルカ、クロムツ

（1回の摂取量を約 80gとして）

喫煙や飲酒は流産のリスクがある

妊娠中の喫煙や飲酒も胎児に影響を与える可能性があります。喫煙は胎児への血液量を減少させるため、流産、早産、胎児発育不全、乳幼児突然死症候群などの危険性が高まり、飲酒も同様に胎児性アルコール症候群や低出生体重児のリスクがあります。

妊娠中は適切な体重増加が必要

妊婦さんには妊娠前の体格ごとに体重増加の目安※1が設定されています。BMI※2を基準に、個々に増加量を確認する必要があります。

妊娠前の体格※3	体重増加指導の目安
低体重（やせ）：BMI18.5 未満	12 ～ 15kg
ふつう：BMI18.5 以上 25.0 未満	10 ～ 13kg
肥満（1度）：BMI25.0 以上 30.0 未満	7～10kg
肥満（2度以上）：BMI30.0 以上	個別対応（上限5kg）

※1　「増加量を厳格に指導する根拠は必ずしも十分ではないと認識し，個人差を考慮したゆるやかな指導を心がける.」産婦人科診療ガイドラン編 2020 CQ 010 より
※2　BMI（Body Mass Index）：〔体重（kg）〕÷〔身長（m）の 2 乗〕
※3　日本肥満学会の肥満度分類に準じた。

▶食べる楽しさを知り食習慣も身につけよう

新生児・幼児期の栄養管理

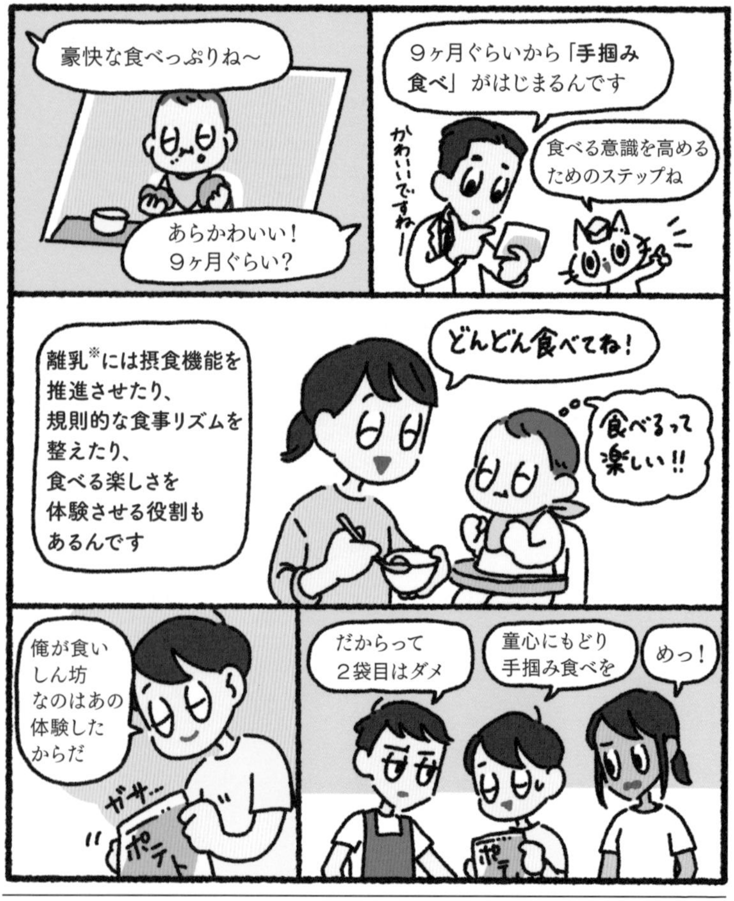
豪快な食べっぷりね〜
あらかわいい！
9ヶ月ぐらい？
9ヶ月ぐらいから「手掴み食べ」がはじまるんです
かわいいですねー
食べる意識を高めるためのステップね
離乳※には摂食機能を推進させたり、規則的な食事リズムを整えたり、食べる楽しさを体験させる役割もあるんです
どんどん食べてね！
食べるって楽しい!!
俺が食いしん坊なのはあの体験したからだ
ガサ…
ポテト
だからって2袋目はダメ
童心にもどり手掴み食べを
めっ！

※離乳：生後5ヶ月頃を過ぎると胎児の頃にカラダに蓄えた鉄などの栄養素も使い果たしてしまうため、食事で栄養を補う必要があります

これだけ覚えよう！

- ◉ **離乳を機に適切な食事習慣を育成する**
- ◉ **乳児期は脱水に注意！**
- ◉ **幼児期は成長に見合った栄養素を過不足なく摂る**
- ◉ 間食でエネルギーを補給するのもgood

乳児の体内の水分量は約70～75% を占めます。成人の場合は体重の60%なので大人と比べるととても多いことがわかりますよね

でも「乳幼児の熱中症はとくに気をつけなさい」って言われるわよね。カラダの水分量は多いのになぜかしら？

水分量が多いからといって脱水しにくいわけではないんです。**とくに1～2歳頃は★基礎代謝量が活発でより多くの水分が必要なんですよ**。腎機能も未熟なので尿中に水分を多く排出しますし、消化機能もまだ発達途中ですよね？ だから下痢や嘔吐で脱水を起こすこともあるんです

★p218 参照

なるほど。赤ちゃんは自分から「のどが渇いた」って言えないもんね。より気をつけてあげないと…

その通りです。おしっこの量や回数が少なくなったときは黄色信号！ 水分をこまめに補給※することが大切です

離乳前の赤ちゃんは母乳を十分に飲めていて下痢や嘔吐がなければ心配はいらないわ

※水分をこまめに補給：離乳前の新生児に母乳や人工乳以外の水分を与えるときは、湯冷ましや麦茶が一般的です

続けて幼児期の栄養と食事について説明しましょう。1歳から小学校入学までを幼児期と呼びます。各器官も発達して消化酵素の分泌量も増える時期なので、いろんなものを消化したり吸収したりできる時期だといえます

食べられるものが増えるってことは、いよいよ栄養管理が必要になってくるのね。大事なことはなに？

幼児期は発育が盛んで運動も活発になる時期なので、たくさん食べてしっかりとエネルギーや栄養素を補給することが大切です

「たくさん」といっても大人と同じ量を一度に食べるわけにはいかないよね。どうしたらいいんだろう

そうよね。そういうときは食事の回数を増やせばいいの。**おやつなどの間食でエネルギーや栄養素を補いましょう**

…罪悪感なくおやつを食べられるなんて…ちょっとうらやましいぜ…

おやつといってもチョコやケーキのことではありませんよ～。**エネルギー源となる穀類や芋類、カルシウムやたんぱく質が豊富な乳製品、ビタミンを含む果物類**※を選びましょう

そうよね。目的に合わせて食べ物を選ばなきゃダメよね

※ビタミンを含む果物類：ビタミンの供給源となる果物類や乳製品、いも類などを間食で与えるときは、1日10～20%ほどのエネルギーになるようにしましょう

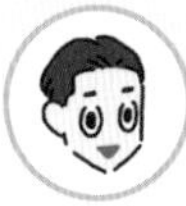

もっと くわしく！

母乳や育児用ミルクは赤ちゃんに最適な栄養源

新生児に必要な栄養素は、母乳や育児用ミルクで十分に確保できます。消化機能が未発達であっても乳汁なら負担なく栄養素を摂取できるからです。母乳は赤ちゃんにとって最適な栄養源だといえます。

幼児期に咀嚼機能が完成する

離乳期の後半には「歯茎で噛める固さ」しか食べることができなかった乳幼児も、生後6ヶ月頃から乳歯が生えはじめると、より固い食べ物が食べられるようになります。乳歯がすべて生え揃うのは3歳頃で、あわせて咀嚼機能も完成します。

成長に見合った栄養素を摂取する

幼児は成人の 4 分の 1 程度の体重しかありませんが、発育が盛んで運動も活発になる時期なので、成人の約半分程度のエネルギー量を必要とします。とはいえ、一度にたくさんの量を食べることは不可能です。この時期はおやつなどの間食で、食事で補えないエネルギーや栄養素を補いましょう。

	幼児（3 ～ 5 歳）		成人（18 ～ 29 歳）	
	男子	女子	男子	女子
推定エネルギー必要量（kcal）（活動レベルII）	1,300	1,250	2,650	2,000
たんぱく質（g）（推奨量）	25	25	65	50
カルシウム（mg）（推奨量）	600	550	800	650
鉄（mg）（推奨量）	5.5	5.5	7.5	10.5

▶急速に発育するカラダに見合った栄養を

学童期・思春期の栄養管理

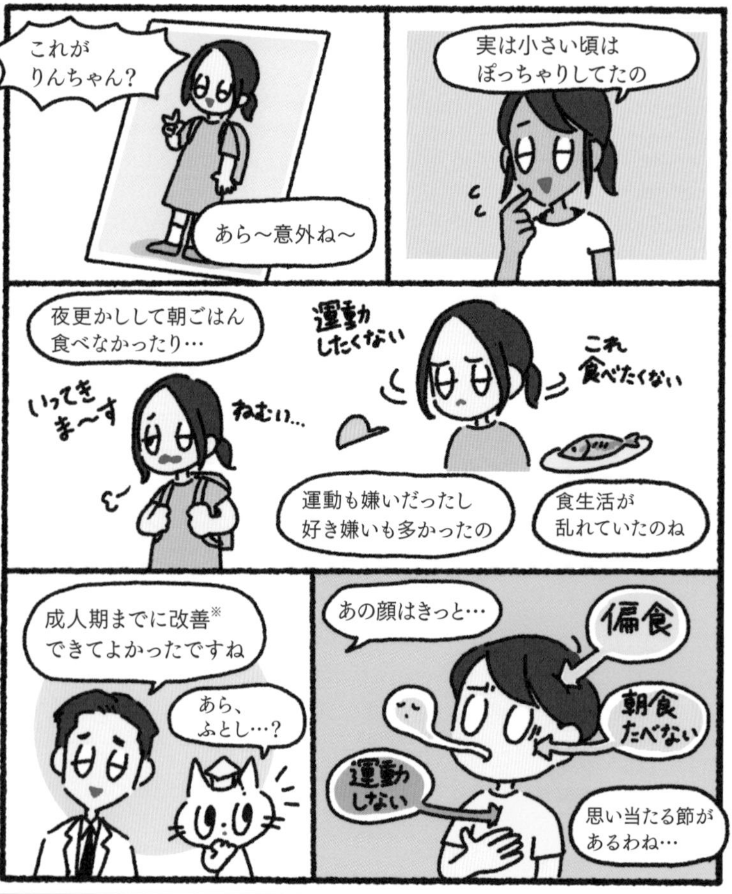
これが
りんちゃん？
あら〜意外ね〜
実は小さい頃は
ぽっちゃりしてたの
夜更かしして朝ごはん
食べなかったり…
いってきま〜す
ねむい…
運動したくない
これ食べたくない
運動も嫌いだったし
好き嫌いも多かったの
食生活が
乱れていたのね
成人期までに改善※
できてよかったですね
あら、
ふとし…？
あの顔はきっと…
偏食
朝食たべない
運動しない
思い当たる節が
あるわね…

※成人期までに改善：学童期における肥満傾向児は昨今減少傾向にあるものの、この時期から栄養素の摂取や体型についての正しい知識を得ることが大切。学童期の肥満は成人期の肥満に移行しやすいからです

これだけ覚えよう！

- **学童期の肥満は成人期に移行しやすい**ので要注意
- 肥満解消のためには**規則正しい食生活と適度な運動**を
- **月経がはじまる思春期は鉄分の不足に留意する**
- 思春期のカルシウムの十分な摂取で骨粗しょう症を予防

学童期の発育状況は、★発育曲線に加えて肥満度やローレル指数※を基準に判断します

★p252 参照

そこで肥満だと判断されたら、やっぱり摂取エネルギーを抑えて改善するべき？

間違いではありませんが、★成長スパートが起こっている時期なので闇雲な食事制限はいけませんね。エネルギーとなる炭水化物や脂質、骨や筋肉の成長を促すたんぱく質、ビタミンやミネラルなど発育に必要な栄養素はしっかり確保するべきです

★p251 参照

好き嫌いをせずに、バランスの良い食事を摂ることが大事なのは大人と変わらないんだね

そう。**規則正しい食習慣を身につけて、適度な運動を行なうことが肥満の解消につながるわ**

なるほど。この時期に理想的な食生活を身につければ大人になっても肥満は怖くないもんね

そうですよ。それから、間食や孤食、生活リズムの乱れも肥満リスクを高めますから注意しましょうね

※ローレル指数：男女差を考慮せずに計測した数値（身長と体重）を基準に当てはめて体格を評価する指標です

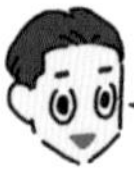

13～18歳までの期間は思春期と呼びます。**思春期の栄養管理でとくに意識したいのが、鉄分とカルシウムの摂取です。**この頃は男女の性差がはっきりしてきて、女子は月経がはじまる時期でもあります

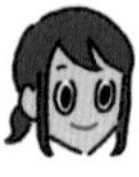

月経がはじまるってことは、貧血に気をつけないといけない時期か…。だから鉄分の摂取が大事なのね！

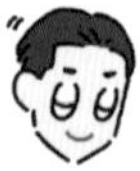

その通りです。月経による鉄分の損失※を補えるような食事を意識したいですね

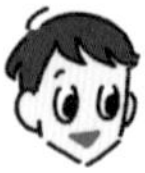

カルシウムが大事なのは、この頃に骨が成長する時期だから？

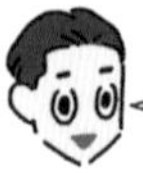

思春期の前半はカルシウムの蓄積量や吸収率が生涯を通じてもっとも高い時期だからです。つまり、この時期にカルシウムを十分に摂って体内のカルシウム量を増やしておけば、成長しても骨がもろくなったりスカスカになりにくいといえます

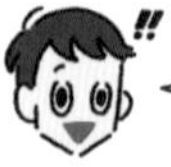

骨を強くする時期ってことか！　骨粗しょう症の予防は思春期からはじまってるんだな～

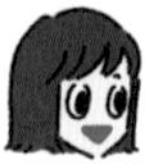

成長にあわせて適切な栄養素を摂ったり、食事環境を整えることは将来の健康にもつながっているのね

※月経による鉄分の損失：損失を補うためには10～17歳で3.06mg/日、18歳以上では3.64mg/日の摂取が目安となります

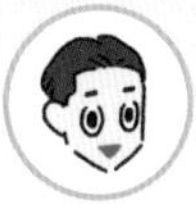

もっとくわしく!

給食は児童に必要な栄養が豊富

学校で食べる給食は、児童が摂取するべき栄養素量に合わせて献立が組まれているので、必要な栄養素を過不足なく摂ることができます。また学童期は自分にとって適切な食事を選ぶ力を身につけることを目指す時期でもあります。主食、主菜、副菜の3品を揃えて食べることの大切さなども給食を通して学ぶことが可能です。

成長期の極端な食事制限はNG

学童期はカラダの成長スパートが起こる時期です。必要となる栄養素やエネルギーもそれだけ多くなる時期ですから、**肥満と評価されても摂取エネルギーを極端に落とすような無理な食事制限は行なわないようにしましょう。**とくに主菜を抜いた食事では、たんぱく質やカルシウムが不足しがちで骨や筋肉の成長に悪影響をもたらします。肥満改善を目指すときは、まずは規則正しい食習慣を身につけること、そして生活に運動を取り入れることがポイントです。

共食で食環境を整える

最近は共働きの家庭や核家族が増えた影響で、子どもがひとりで食事をする「孤食」が増えています。子どもは家族を観察しながら適切な食事習慣を学ぶため、**できるだけ食事をともにする「共食」の時間を持ち、コミュニケーションをとりながら食べる楽しさや正しい食物摂取を教えていく**ことで肥満のリスクも軽減できます。

思春期の成長には3つのホルモンが関与する

思春期は生殖器型の臓器が発達する時期でもあり、男女の外見の違いが明確になってきます。女子は乳房が大きくなり、体脂肪が増えて丸みを帯びたカラダつきになり月経がはじまります。このような変化は、黄体形成ホルモン(LH)、卵胞刺激ホルモン(FSH)、エストロゲンという3つのホルモンの働きが関与しています。

▶高齢期の栄養は奥深い！

高齢期の栄養学

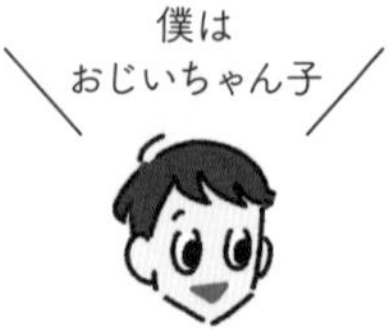
僕は
おじいちゃん子

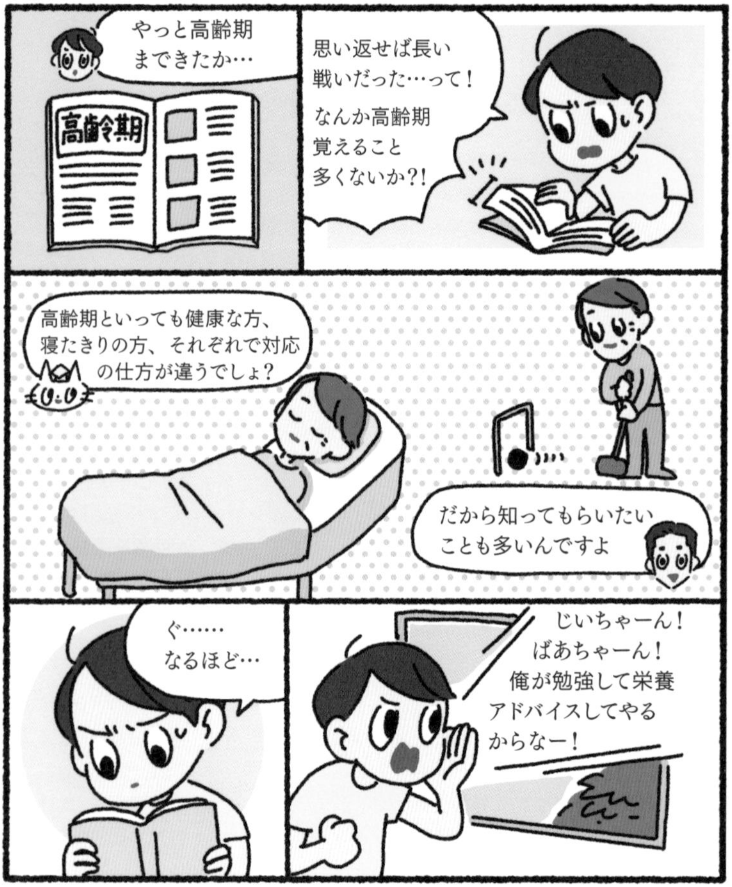
やっと高齢期
までできたか…
高齢期
思い返せば長い
戦いだった…って！
なんか高齢期
覚えること
多くないか?!
高齢期といっても健康な方、
寝たきりの方、それぞれで対応
の仕方が違うでしょ？
だから知ってもらいたい
ことも多いんですよ
ぐ……
なるほど…
じいちゃーん！
ばあちゃーん！
俺が勉強して栄養
アドバイスしてやる
からなー！

どうして高齢期って知らないといけないことが多いのかしら

加齢にともなって人間のカラダにはさまざまな変化が起こりますよね。一概に高齢期といっても人それぞれ状況が異なるからなんです

僕のおじいちゃんは病気して寝たきりなんだよね

私のおばあちゃんは元気なんだけど、最近食欲がないって言ってたなあ

そう、健康な方もいれば寝たきりの方もいますし、嚥下《えんげ》機能に問題がある方もいらっしゃいます。だから**個人個人に適した栄養法を考えられるようになりましょう**。そのためには高齢期に必要な栄養素だけじゃなく、特性も知る必要があるんです

「人生100歳時代」っていうぐらいだし、これからどんどん必要になってきそうな知識ね

そうよ。家族の介護だけでなくて自身の老後にも役立つ知識だといえるわ

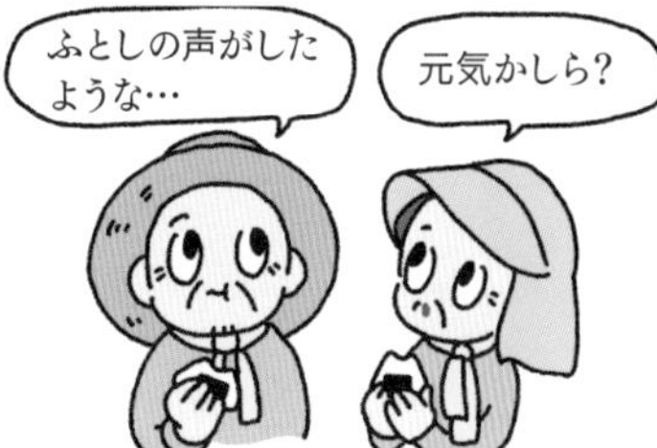
ふとしの声がしたような…
元気かしら?

▶加齢にともなってカラダはどう変わる？

高齢期のカラダの変化

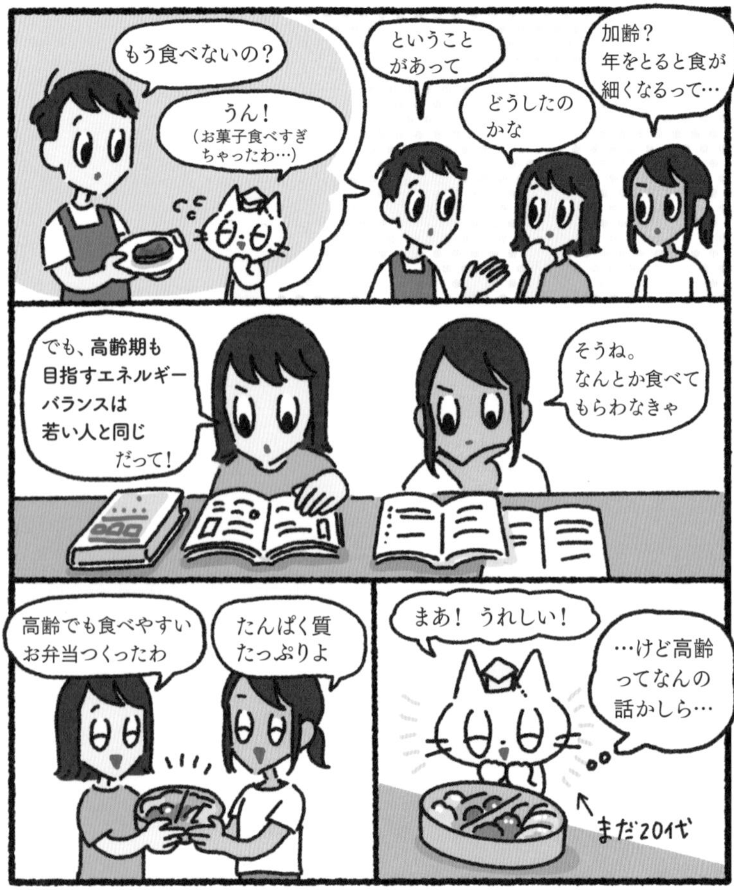
もう食べないの？
うん！（お菓子食べすぎちゃったわ…）
ということがあって
どうしたのかな
加齢？年をとると食が細くなるって…
でも、高齢期も目指すエネルギーバランスは若い人と同じだって！
そうね。なんとか食べてもらわなきゃ
高齢でも食べやすいお弁当つくったわ
たんぱく質たっぷりよ
まあ！ うれしい！
…けど高齢ってなんの話かしら…
まだ20代

高齢になるほど必要なエネルギー量は少なくなります。これはみなさんも想像しやすいですよね？ 下の表を見てみましょう

推定エネルギー必要量（kcal/日）※

	男性			女性		
	I	II	III	I	II	III
55〜64歳	2,200	2,600	2,950	1,650	1,950	2,250
65〜74歳	2,050	2,400	2,750	1,550	1,850	2,100
75歳以上	1,800	2,100	―	1,400	1,650	―

日本人食事摂取基準 2020 版

お年寄りは活動量も低下するし、体重も減っていくから多くのエネルギーは必要ないということね

じゃあ必要な栄養素のバランスはどうなると思う？

高齢期はカルシウムがもっと必要になってくるのかな…？ 糖質や脂質はいらなそうだけど…

いえいえ！ 実は**高齢期の方であっても目指す栄養バランスは同じ**なんです

エネルギーの必要量は減っても必要な栄養素は一緒なのか〜

そうよ。とくに意識してほしいのが★男女別に推奨量が決められているたんぱく質ね

★p55 参照

要介護高齢者の多くがたんぱく質やエネルギーを十分に摂れていないといえるんです

※推定エネルギー必要量：身体活動レベルはそれぞれⅠ（低い）生活の大部分が座位、Ⅱ（普通）通勤、家事、スポーツなどの運動を行なっている、Ⅲ（高い）立ち仕事への従事、活発な運動習慣を持っている場合と考える

ここからは、加齢にともなって起こる生理的変化を解説します

咀《そ》嚼《しゃく》機能の低下

高齢期になると、若い頃の約5分の1程度まで咀嚼機能が低下するといわれています。これは、十分噛むためには本来上下で20本なければいけない歯が徐々に抜けてしまったり、義歯を使用するケースが増えるからです。咀嚼機能が低下すると「噛みにくい硬い食べ物」より「噛みやすい柔らかい食べ物」を選ぶようになります。結果的に肉や野菜の摂取量が落ち、炭水化物の摂取が増えるため栄養バランスが崩れてしまうのです。たんぱく質が不足して筋肉が弱ったり、食物繊維の摂取が減って便秘がちになることにもつながります。

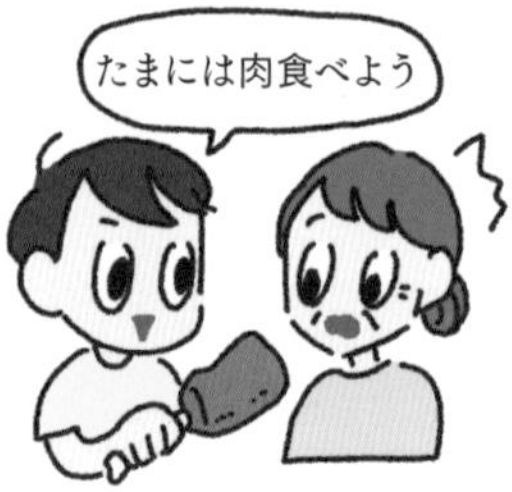
たまには肉食べよう

味覚の低下

年を重ねると味覚細胞の数が減少するため、味覚が鈍くなります。とくに塩味で鈍化が進むため、気づかないうちに味つけの濃度が濃くなり、結果的に塩分や糖分を摂取しすぎてしまうのです。食事の前に口腔ケアをしっかりと行なったり、酸味、苦味、うま味を上手に活用して調理することで対策が可能です。とくに出汁の効いた和食は、砂糖や塩が少なめでも美味しく感じることができる優れたメニューです。

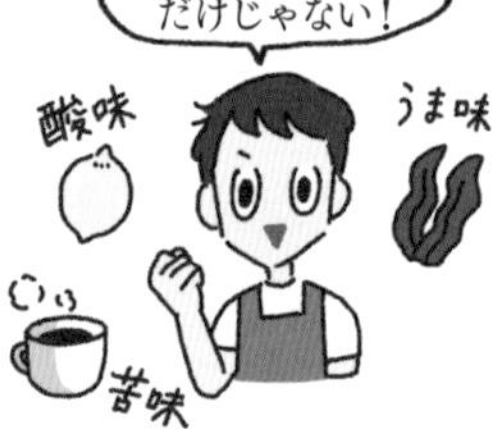
味覚は塩味
だけじゃない！
酸味
うま味
苦味

味の感じ方が変わることでも栄養バランスの乱れにつながるのよ

消化管機能の低下

高齢になると消化管の蠕動運動が弱くなり、食べ物が胃の中に停滞する時間が長くなります。また、消化管の筋肉の壁もうすくなり胃酸や膵液の分泌量も減少するので、全体的に消化能力が低下してしまうのです。胃腸の機能が低下すると若い頃と同じようなペースでは消化しきれないため、下痢や胃もたれが起こりやすくなります。対策として、一度に食べる量を減らして食事の回数を増やしたり、早食いをせずにゆっくりと食べる癖をつけることが効果的です。

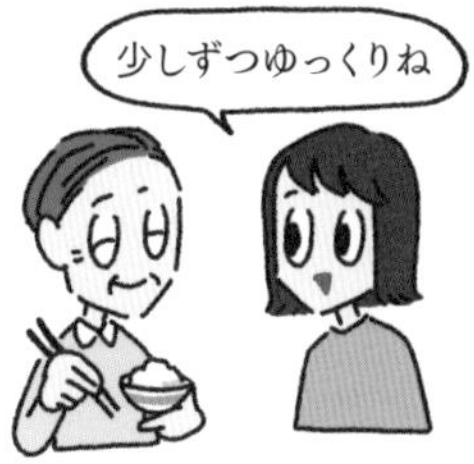

消化機能が低下するから食べ方も意識しないといけないんだ

そうですね。**高齢者が下痢をしているときは脱水にも注意が必要**です。また、臓器の機能低下だけじゃなく老年期の“うつ”にも気をつけましょう

うつと食生活にどんな関係性があるの?

うつ状態になると食欲も減退するので低栄養のリスクにつながるんです

心身の変化が食生活にも影響するのね…

そう、だから加齢にともなってどのような変化が起こるかを知っておけば的確に栄養指導できるんです

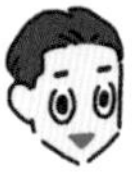

ここからは高齢者が陥りがちな疾患と栄養介入について解説します

高齢者の脱水

加齢にともなって水分の貯蔵臓器でもある筋肉が萎縮してしまい、体内の水分量が減るため高齢者は脱水になりやすいといえます。加えて、腎機能が低下して多尿になったり、口渇感《こうかつかん》が低下して喉の渇きに気づかなかったり、認知症のために自力で水が飲めないといった要因が重なり、より脱水が起こりやすくなります。食事摂取量が減少すると食事から摂る水分量も減るため、食生活の改善も重要です。

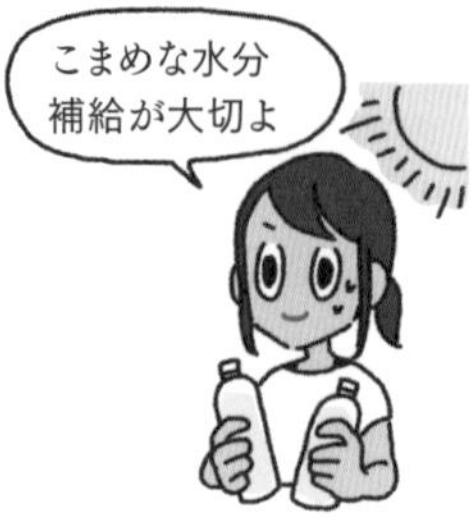
こまめな水分
補給が大切よ

サルコペニア

サルコペニアは、筋肉量の減少にともなって筋力や筋肉の機能が低下し、運動障害や骨折につながる怖い症状です。加齢によるサルコペニアを一次性サルコペニア、活動量の低下や疾患、栄養不良が原因で起こるサルコペニアを二次性サルコペニアと呼びます。栄養不良とは、とくにたんぱく質や必須アミノ酸の摂取不足が原因であり、筋肉をつくる栄養素であるアミノ酸の摂取や、筋力を増やす運動を行なうことで進行を抑えられます。

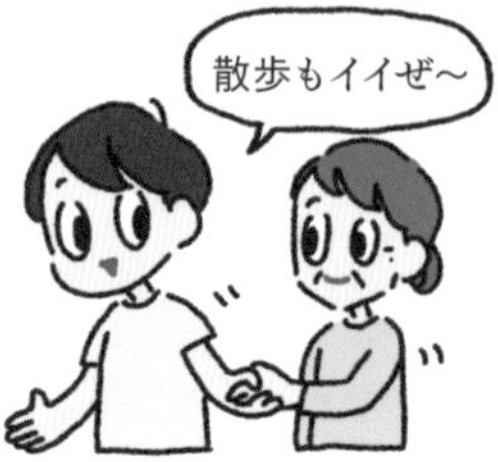
散歩もイイぜ～

サルコペニアは死のリスクもともなうの。たんぱく質の重要性がよくわかるわよね

ロコモティブシンドローム

運動器の障害によって、歩いたり活動したりすることが難しくなり、要介護の状態や要介護リスクの高い状態になることをロコモティブシンドロームと呼びます。 高齢者は一度骨折するとそのまま要介護状態や寝たきりになってしまうリスクが高く、未然に防ぐための環境を整える必要があります。

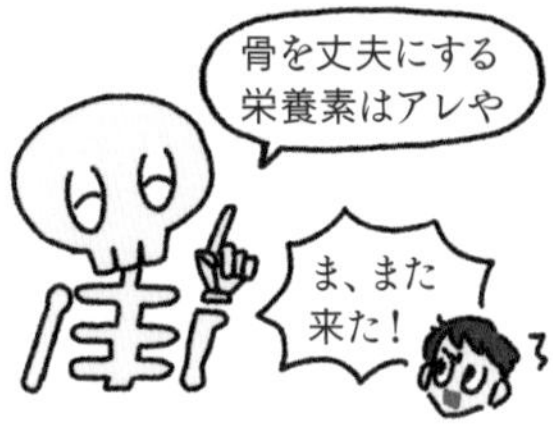
骨を丈夫にする
栄養素はアレや
ま、また
来た!

老年症候群

治療を行なうと同時に介護や看護が必要になる症状の総称を老年症候群と呼びます。 下記の表に記載されているものは代表的なもので、実際には50以上もの症状があげられます。一般的に高齢者の多くは心身の老化にともなって多数の症候を同時に抱えながら生活しているといえます。

なるほど

脳・神経系	認知症、麻痺、しびれ
感覚器系	難聴、視力障害
摂食・消化器系	嚥下障害、便秘、低栄養、食欲不振
循環器系	不整脈
呼吸器系	喘鳴、咳、痰
排尿障害	尿失禁、頻尿
精神疾患	不眠、うつ
運動器系	関節痛、転倒、骨折、腰痛、骨粗しょう症
その他	日常生活動作(ADL)障害、発熱、脱水、褥瘡

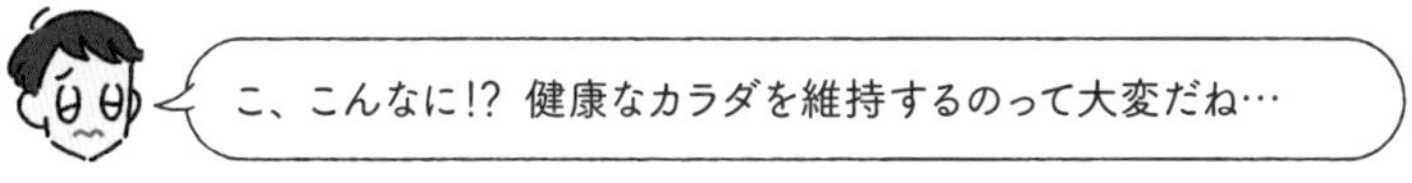
こ、こんなに!? 健康なカラダを維持するのって大変だね…

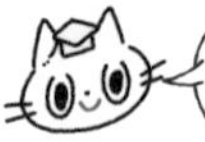

高齢者がとくに発症を予防したいのが「廃用症候群」なの。くわしく見ていきましょう

廃用《はいよう》症候群

寝たきりの状態が続き心身の機能を適切に使うことができない期間が長くなると、**筋肉や関節、脳、循環器、消化器といった全身の組織が萎縮し、臓器や精神活動の機能が低下してしまいます**。これを廃用性萎縮と呼び、それによって起こる症状の総称が廃用症候群です。廃用症候群は一度生じると治療に時間と労力を要するだけでなく、そのまま寝たきりになるケースも多いため、とくに発症を予防したい症状です。

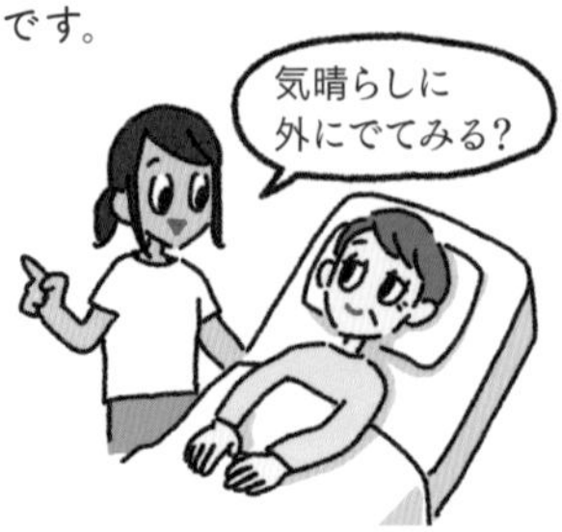
気晴らしに
外にでてみる?

褥瘡《じょくそう》（床ずれ）

褥瘡とはカラダの一部に持続的に圧力がかかって血行が遮られたり、摩擦によって起こる皮膚損傷のことで廃用症候群のひとつにあげられます。この褥瘡が悪化する内的因子としてあげられるのが糖尿病です。糖尿病を患っていると傷が悪化しやすく、さらには合併症でもある神経障害の影響で傷ができても気づかずに知らない間に悪化してしまうことがあるからです。また、たんぱく質やエネルギーが不足した低栄養状態も褥瘡の内的因子になり得ます。

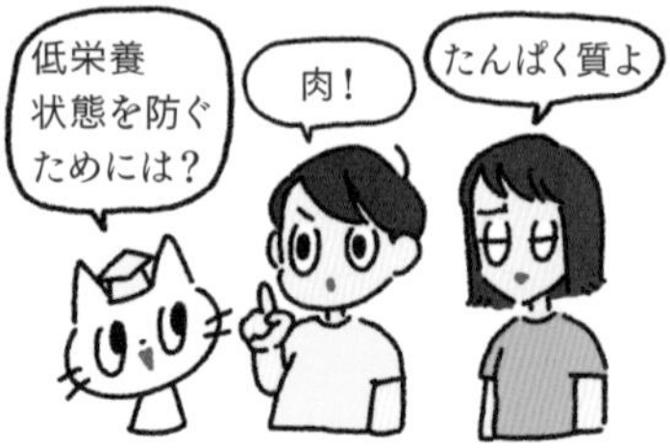
低栄養
状態を防ぐ
ためには?
肉!
たんぱく質よ

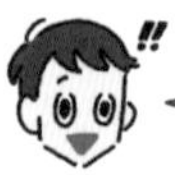

褥瘡の治癒には良質なたんぱく質と、たんぱく質の合成に必要な亜鉛、銅、ビタミンC、カルシウム、鉄などが必須!

骨粗しょう症

骨粗しょう症は、全身の骨がもろくなり骨折しやすくなるという高齢者にとってとても厄介な症状です。発症の原因はさまざまですが、閉経や加齢によって骨の構造が乱れたり、カルシウムの吸収率が低下することがあげられます。また、何らかの疾患が原因で起こる骨粗しょう症を「続発性骨粗しょう症」と呼び、とくに糖尿病は、高血糖状態が骨中のコラーゲン架橋異常※の原因となることが考えられるため危険因子として注意が必要です。

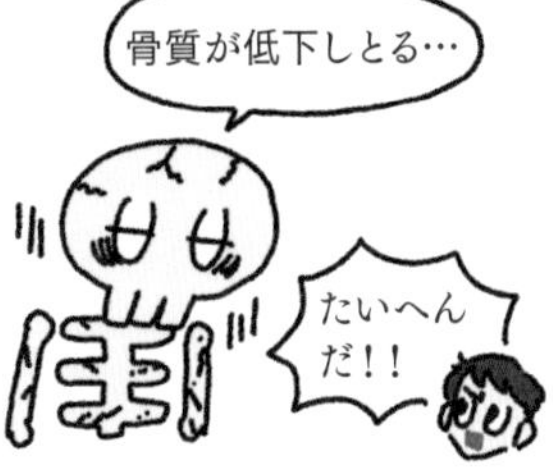
骨質が低下しとる…
たいへんだ!!

骨粗しょう症は高齢者が気をつけるべき症状として有名よね。栄養面ではどうやってサポートしたらいいの?

まずはカルシウムをよく摂取してもらうこと。そしてビタミンDを含む魚類やきのこ類もおすすめね

そうですね。カルシウムやビタミンD、ビタミンKなど骨の代謝に関わる栄養素の摂取が必須です

でも食事を十分にとれない人もいるよな?

そうね。だから薬剤の服用を忘れないことが治療の基本! 食生活はサポート役ね

※コラーゲン架橋異常:骨質を丈夫に保つためにコラーゲン同士が結合している状態を「コラーゲン架橋」と呼ぶ。架橋に異常が起こることで骨強度は低下する

▶運動がカラダにもたらす影響とは？

運動と健康

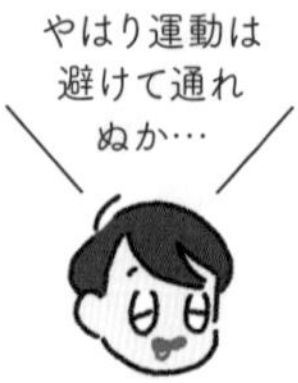
やはり運動は
避けて通れ
ぬか…

こめた、どうしたのじっとして……

今日バイトの時間が長いからエネルギーを消費しないようにじっとしてるの…

安静時でもエネルギーは消費されるんですよ？

え～そうなの～

基礎代謝って聞いたことあるでしょ？ 運動をしていないときでもエネルギーは使われているのよ

ちなみに安静時のメインのエネルギーはなんだと思いますか？

なんだろ？ じっとしているだけじゃ脂質は消費されなさそうね

正解はその「脂質」なんです。軽い運動をしたときや、安静時には脂肪組織由来の脂肪酸が利用されます。意外でしたか？

運動をすると健康に良いと言われるのは、**習慣的に有酸素運動を行なうと心筋収縮力が増大し、最大酸素摂取量が増える**からです

心臓が強くなるってこと?

そうともいえますね。**全身に酸素を届けるために無理に血圧をあげずに良くなるんです。**その結果、安静時の血圧や心拍数が低下し、高血圧の予防や改善がみられます

運動って心臓の筋肉まで鍛えられるのね。カラダの筋肉量を増やすことも大事なの?

はい。筋肉量が増えることで糖質や脂質の代謝にも良い影響があります

代謝と筋肉が関係あるのか?

筋肉量が増えると必要なエネルギー量が増えるので、血糖をたくさん取り込めるようになります。それに、骨格筋の「インスリン抵抗性」も改善するので、血糖をエネルギーとして効率良く利用できるんです

「インスリン抵抗性」って?

インスリンとは血糖を体内に取り込むために働くホルモンのことなんだけど、細胞に糖が取り込まれにくくなることを「インスリン抵抗性」と言うの

運動をすると脂質の代謝が良くなるっていうのはなんとなく想像できるけど…どんな仕組みなの？

有酸素運動では遊離脂肪酸※をエネルギー源とします。だから脂質代謝があがるんです。さらに、★HDL-コレステロール値が上昇して、★LDL-コレステロール値が低下するので**動脈硬化の予防**にもなります

★p93 参照

やっぱり健康なカラダを維持するために運動は欠かせないわね

それに運動によって骨に負荷をかけることも大切ですよ

負荷をかけちゃうのか？

そうなんです。骨を構成する細胞（骨芽細胞）が刺激されて、負荷によって生じた歪みを一定に保つために**骨強度が高まる**からです

骨まで頑丈になるのかぁ。りんちゃんを見習ってどんどん運動しなくちゃ

でも運動を行なう上で気をつけないといけないこともあるわ。それがスポーツ貧血なの

スポーツ貧血は激しい運動が原因で起こる貧血の総称です。アスリートの女性に多く見られます

※遊離脂肪酸：細胞内に蓄えられた中性脂肪が分解されて、血中に放出されたもの

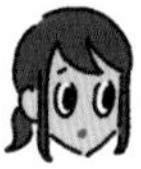

それは心配…。どんな症状なの？

スポーツ貧血の主な種類

鉄欠乏性《てつけつぼうせい》貧血

鉄の摂取不足により起こる貧血。月経によって鉄分の損失量が多くなることが原因となるため、男性よりも女性に発症しやすい

溶血性《ようけつせい》貧血

足の裏の血球が破壊されて尿中のヘモグロビン量が増えることで起こる。長距離選手などは着地の衝撃によって血球の破壊が起こりやすいので要注意

希《き》釈《しゃく》性《せい》貧血

循環血漿量※が増えてヘモグロビンの濃度が低下することで起こる。ヘモグロビンの量はそれほど変わらないため「見せかけの貧血」と呼ばれることもある

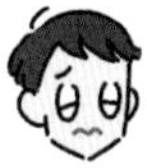

貧血の原因って鉄分の不足だけじゃないんだね

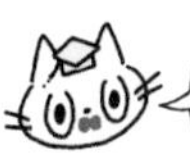

そう。それに運動が悪影響になるのはアスリートだけの話じゃないわ。たとえば心疾患のある人がハードな運動をしたらどうなる？

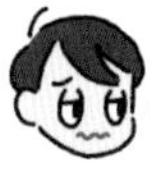

そりゃ心臓に悪影響だ…

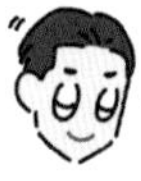

そうですよね。運動がリスクになる人もいますから、適切な運動法を選びましょう

※循環血漿量：体内を循環している血液量のこと

▶アスリートに必要な栄養素と摂り方

運動と栄養

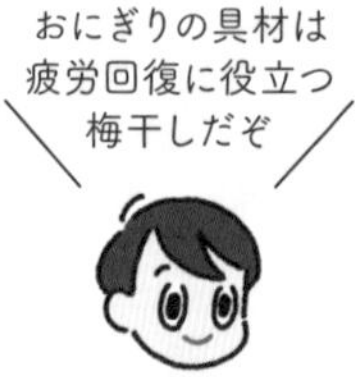
おにぎりの具材は
疲労回復に役立つ
梅干しだぞ

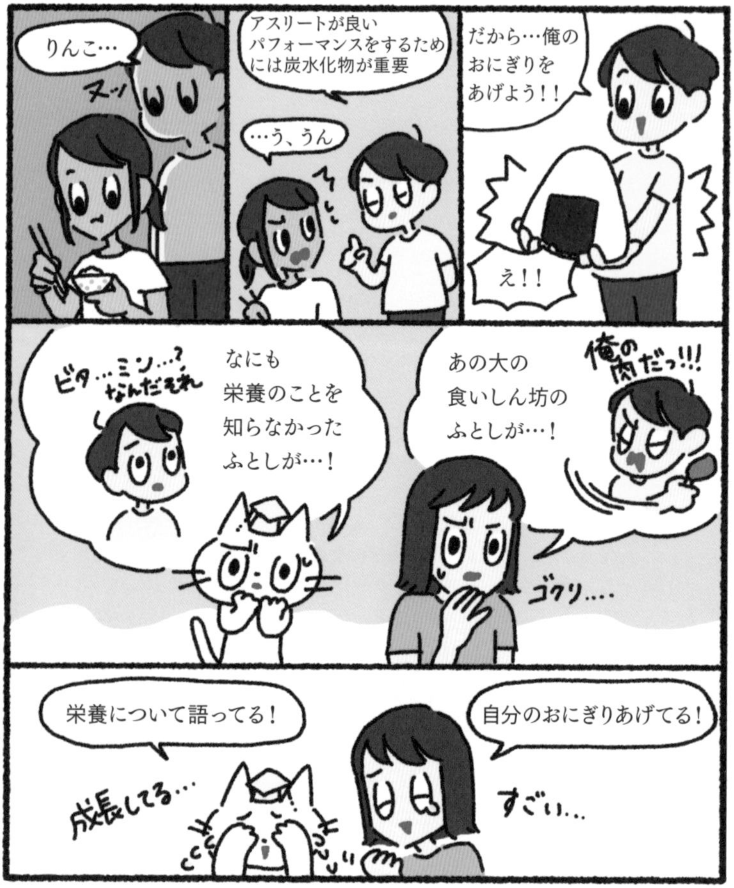
りんこ…
ヌッ
アスリートが良い
パフォーマンスをするため
には炭水化物が重要
…う、うん
だから…俺の
おにぎりを
あげよう!!
え!!
ビタ…ミン…?
なんだそれ
なにも
栄養のことを
知らなかった
ふとしが…!
あの大の
食いしん坊の
ふとしが…!
俺の肉だっ!!!
ゴクリ….
栄養について語ってる!
自分のおにぎりあげてる!
成長してる…
すごい…

スポーツ選手が競技で良いパフォーマンスをするために大事なことってなんだと思いますか？

それはもちろん日々の努力と怪我をしないこと！　あとは、どれだけ平常心で実力をだせるかとか…あとは…

さすがりんこは現役アスリートね！　でもひとつ忘れてるわ。食事よ！

「筋肉を鍛えるためにはたんぱく質が必要」とはよく聞くけど…。競技力を高めるためにはどんな食事が良いの？

運動をするなら適度に炭水化物を摂取することが大事です。★グルコースは素早くエネルギーに変わる栄養素なので、**筋肉にグリコーゲンが蓄えられているほどよりたくさん運動ができますよ**

★p70 参照

ということは長距離選手のりんちゃんは絶対摂らなきゃ！

そうですね。マラソンなど長時間の運動を行なうために必要な持久力をつけるなら、炭水化物は必須です。それ以外にも、たんぱく質やビタミンB群の摂取も大切です。そして水分補給も忘れちゃダメですよ

食事でパフォーマンスがアップするなんて！　もっと知りたい！

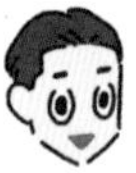

まずは三大栄養素でもある、炭水化物とたんぱく質について解説します

炭水化物

スポーツ選手は無闇に炭水化物を摂取するのではなく、効率良く摂ることでパフォーマンス力をあげることができます。たとえば、長距離選手であれば試合の２〜３日前から高炭水化物食を摂ると、筋グリコーゲンの蓄積量が増加され本番で力を発揮しやすくなります（**グリコーゲンローディング**）。また、素早く疲労を回復させたいときは、**運動後なるべくすぐにエネルギー補給ゼリーやバナナといった消化の良い炭水化物を摂取しましょう**。筋グリコーゲンの回復を促進することができます。

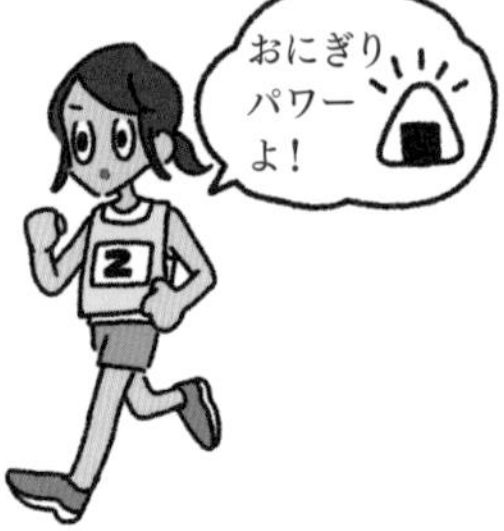
おにぎりパワーよ！
2

たんぱく質

筋肉や骨を強化するためにはたんぱく質の摂取が必須です。しかし過剰に摂ることはおすすめしません。体たんぱく質分解を亢進させたり、肝臓や腎臓に負荷がかかるケースがあるからです。**どんなに運動負荷の高い人であっても体重1kgあたり2g以上は必要ないと考えましょう**。適切な炭水化物とたんぱく質を摂ることで、全身の体たんぱく質合成能※が上昇し、合成が分解を上回るため、運動をしながら筋肉を大きくしたり骨を強くしたりできます。

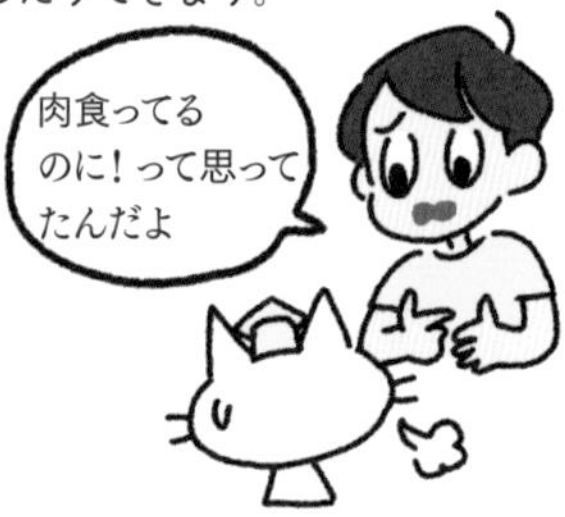
肉食ってるのに！って思ってたんだよ

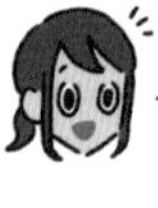

たんぱく質は摂りすぎると筋肉が育たないのね。気をつけなきゃ

※体たんぱく質合成能：体内で体たんぱく質を合成する力

ビタミンB群

ビタミンB群に分類される、ビタミンB_1、ビタミンB_2、ナイアシン、ビタミンB_6、ビタミンB_{12}、パントテン酸、ビオチンは、**エネルギー代謝に使用される栄養素**なので、どれもスポーツ選手には欠かせない栄養素だといえます。どれかひとつだけに偏って摂取するのではなく、バランス良く取り入れられると良いでしょう。

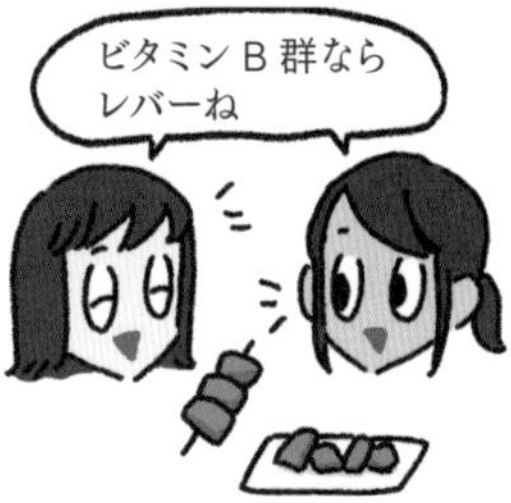
ビタミンB群なら
レバーね

水分補給

スポーツを行なう上では水分補給もおろそかにはできません。**体内の水分が不足すると集中力や判断力が低下して競技能力が落ちる**からです。たったの2%減少するだけで能力は低下すると言われているため、こまめに水分を摂りましょう。また、水分が減少すると体温調節能力も低下します。熱中症のリスクが高まるため、喉の渇きを感じる前に水やスポーツドリンクを飲むことで脱水症状を予防できます。

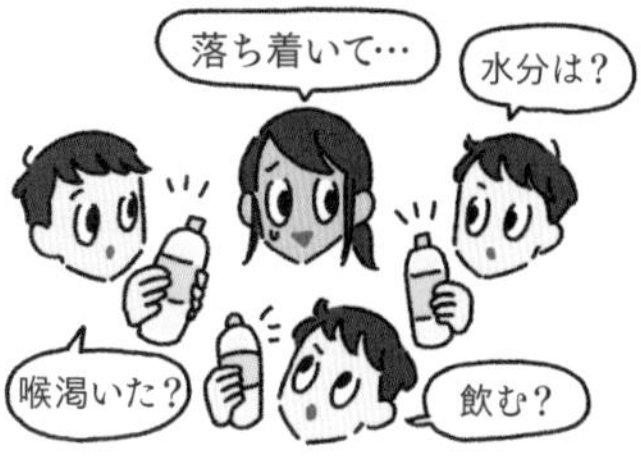
落ち着いて…
水分は？
喉渇いた？
飲む？

運動前	200 ～ 600ml 程度の水分を摂るようにしましょう
運動中	運動時に必要な水分量は、個人の体質や体格、運動適応度、運動環境（屋内外、気温、湿度等）、運動強度（種類）、運動時の服装などによって異なります。運動時の水分補給は、発汗量に見合った量の水分を補給し、発汗による体重減少率を元の体重の1%程度に抑えることが重要です。概ね1時間ごとに最低でも200ml以上は補給しましょう
運動後	摂り過ぎに注意しながら、こまめに補給をしましょう。アスリートレベルの運動をした場合は、体重損失の1～1.5倍程度の水分補給が望ましいといえます（体重が1kg減ったら1～1.5ℓ程度）

▶肥満についてくわしく知ってる？

肥満症

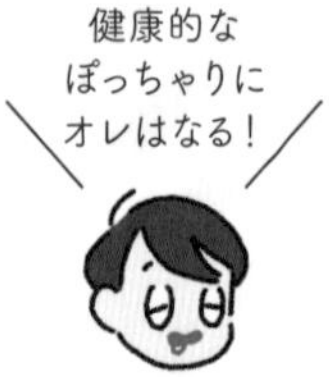
健康的な
ぽっちゃりに
オレはなる！

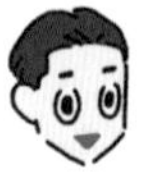

「肥満」にも定義があり、体内のエネルギーの収支バランスが崩れ、体脂肪が過剰に蓄積した状態のことを指します

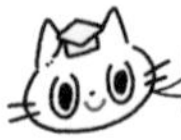

日本では、BMI※25kg/m^{2}以上を肥満、BMI 35kg/m^{2}以上を高度肥満としているわ

年齢	目標とするBMI（kg/m^2）
18～49歳	18.5～24.9
50～64歳	20.0～24.9
65～74歳	21.5～24.9
75歳以上	21.5～24.9

日本人食事摂取基準2020版

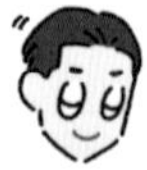

ただし、すべての肥満が問題になるわけではありません。健康上支障がなければ病気ではありませんから

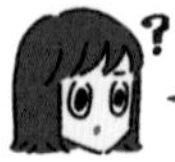

じゃあ「肥満症」って診断される人ってどんな人？

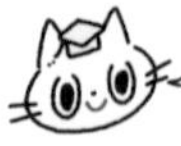

肥満でありながら、何か健康障害をともなったときに「肥満症」と診断されて治療の対象になるの

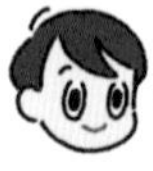

俺はまだ健康だから肥満症じゃないってことだ！ でも…ちなみに…肥満の治療ってどんなことするんだ？

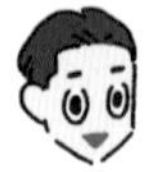

食事療法、運動療法、行動療法が主体です。高度肥満症の場合は、超低エネルギー食で摂取エネルギーを制限することもあります

※BMI：ボディ・マス・インデックス。ボディマス指数とも呼ばれ、身長と体重から算出される肥満度を表す。体重kg ÷（身長m)^{2}で算出することが可能

超低エネルギー食。ツラそうな治療法ね…

1日600kcal以下のエネルギーで生活するんです。副作用がでることもあるので医師の観察下で行なわれます。状態によっては胃内腔縮小術や胃バイパス術を行なうこともありますね

しゅ、手術!

今から気をつけておけば大丈夫よ。ちなみに肥満症とメタボは違うの

はい。**肥満だけではメタボといえないんです。検査値の異常と組み合わせて「メタボ」と診断されますよ**

メタボって実はコワイ病気なんだよね?

そう。メタボリックシンドロームの人は、動脈硬化性疾患※を引き起こしやすいし、さまざまな疾病のリスクになりうると考えられていてるわ

あわわ…俺…もう怖くて眠れない…

正しい知識をもって改善していけば大丈夫よ! 次のページからくわしく解説するわ

※動脈硬化性疾患:動脈硬化によって起きる病気のこと。心筋梗塞や脳卒中、大動脈解離などが該当する

▶ カラダの異常を引き起こす

メタボリックシンドローム

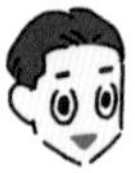

メタボは、内臓脂肪が蓄積した状態の人が、脂質異常症、高血圧、高血糖の3つの項目のうち2つ以上に該当する場合に診断されます

内臓脂肪の蓄積

・腹囲が男性85cm以上、女性90cm以上
（内臓脂肪面積が男女とも100cm^{2}以上に相当）

↓

その他3項目のうち2項目以上に該当

脂質異常症　　高血圧　　高血糖

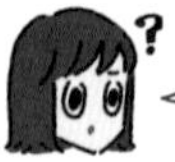

そもそも内臓脂肪の蓄積ってウエストのサイズでわかるの？

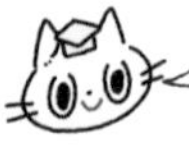

腹囲と内臓脂肪の蓄積量は関係性があるの。正確に測るためにはCTスキャンによる測定が望ましいんだけどね

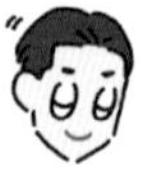

メタボの診断項目に内臓脂肪の蓄積が関与するのは、内臓脂肪が蓄積した人は脂質異常症や高血圧、高血糖などを合併しやすいことがわかってきたからなんです

内臓脂肪が増加すると、血中の脂質や、アディポサイトカインという物質の分泌バランスが崩れるの

あ、アディ？ ポ？

脂肪細胞から分泌されるカラダの働きを調節する物質（生理活性物質※）のことです。善玉と悪玉があり、善玉は生活習慣病の発症を抑える役割があるのですが、悪玉は★インスリン抵抗性を高めたり血圧を上昇させるんです

★p219 参照

そうか…バランスが崩れるってことは、悪玉が増えちゃうんだ

そうなんです。脂質代謝異常や高血糖、高血圧の一因になり、放置しておけば動脈硬化にいたる可能性も高まります。高血糖、高血圧、脂質異常症は、根本は内臓脂肪の蓄積が原因なので、内臓脂肪を減らさなければ問題は解決しません

だから食事でのケアが有効なのね

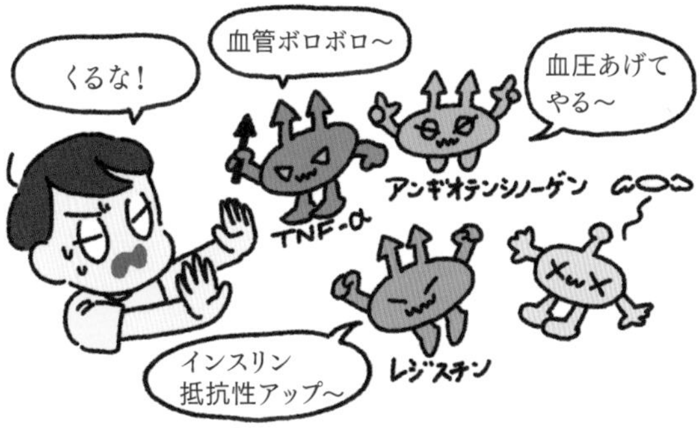
くるな！
血管ボロボロ～
血圧あげてやる～
TNF-α
アンギオテンシノーゲン
レジスチン
インスリン抵抗性アップ～

※生理活性物質：アディポサイトカインなどをはじめとして、免疫細胞から分泌される、生理機能の調節に関わる性質を持つ物質の総称

▶ 無理をさせない栄養ケアを

メタボの改善と栄養ケア

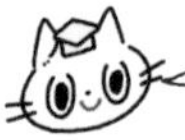

あなたはメタボだから明日から毎日筋トレして 10 キロ走って食事は半分にしなさい、って言われたらどうする?

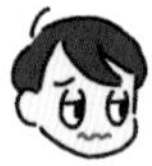

ヤダよ! 何を楽しみに生きればいいんだ!

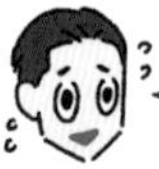

ですよね(笑)。これがポイント。**できそうなことから少しずつ着実に改善する方が良い結果につながりやすいんです。**「何か改善しなきゃ」と思っても実行できなかったり、メタボの何が良くないかを理解していない人も多いので、まずはモチベーションアップが大切です

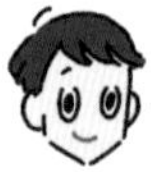

その人自身の気持ちが変わらないと改善しないよね

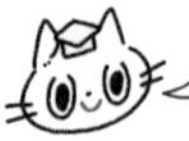

そう! 行動変容ステージモデルも参考にしてね

行動変容ステージモデル

ステージ	概　要
無関心期(前熟考期)	6ヶ月以内に行動を変えようと思っていない
関心期(熟考期)	6ヶ月以内に行動を変えようと思っている
準備期	1ヶ月以内に行動を変えようと思っている
実行期	望ましい行動を起こして6ヶ月未満である
維持期	行動を変えて6ヶ月以上である

俺は…関心期になるのか

「食事を変えて」と言われても、一般の方はどうしたら良いかわかりませんよね。そんなときに、摂取エネルギーを減らす工夫を提案してあげるのが栄養士の役割です

栄養面以外ではどんなサポートができるかな？

運動案については、厚生労働省が年齢層ごとに身体活動量を示しているので参考にしてみてください。自分自身で食事や運動、体重について記録をとることをオススメするのも良いですね

少しでも実行できていたら褒めてあげることも大事よ！

ライフステージの変化によって普段の環境も変わりますが、それによって悪い習慣も再発しやすいんです。だから継続的な支援が必要なんですよ

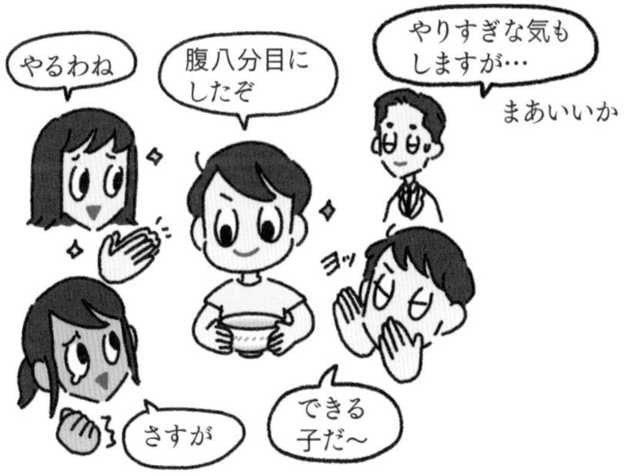
やるわね
腹八分目にしたぞ
やりすぎな気もしますが…
まあいいか
ヨッ
さすが
できる子だ〜

▶コレがないとヒトは生きられない

水分

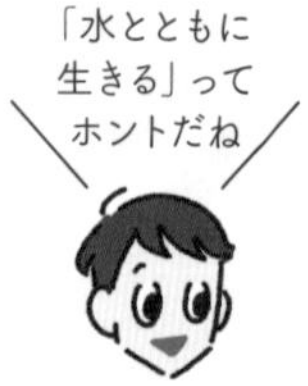
「水とともに
生きる」って
ホントだね

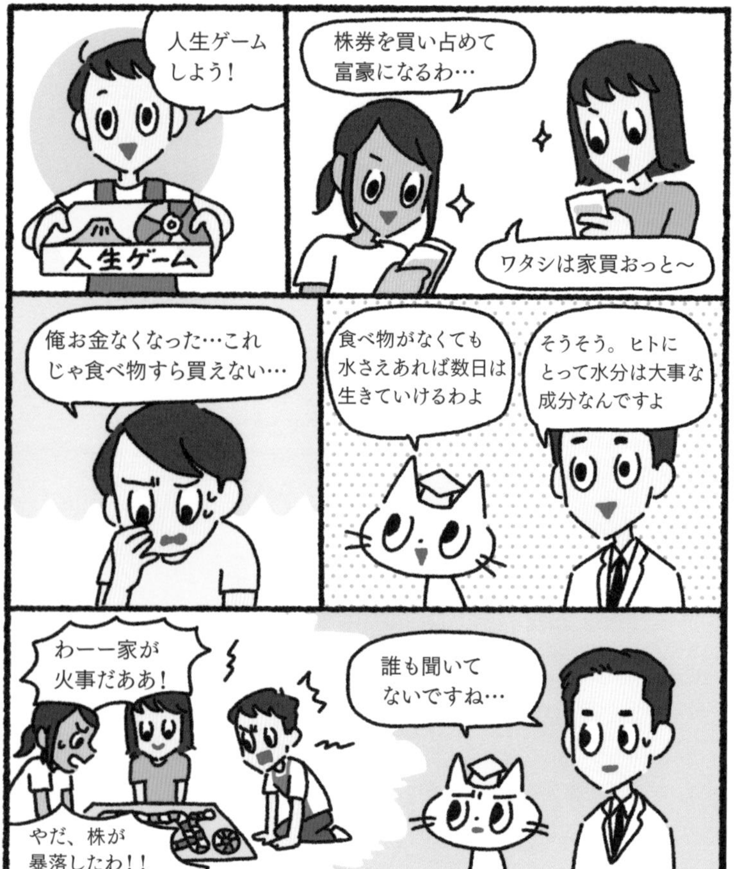
人生ゲーム
しよう！
人生ゲーム
株券を買い占めて
富豪になるわ…
ワタシは家買おっと〜
俺お金なくなった…これ
じゃ食べ物すら買えない…
食べ物がなくても
水さえあれば数日は
生きていけるわよ
そうそう。ヒトに
とって水分は大事な
成分なんですよ
わーー家が
火事だああ！
やだ、株が
暴落したわ！！
誰も聞いて
ないですね…

みなさんは体内における水分の役割を知っていますか？

考えたことなかったけど…でもヒトって半分以上は水でできてるって聞いたことあるわ

そうなのか？ そんなに水を蓄えて何に使ってるんだろう…

体内の水は、体温の維持や調節、血液の流れの円滑化、電解質を溶解、溶媒となる役目を担っています。成人男性であれば1日に約2500ml程度が必要とされているんです

そんなに?! タプタプになっちゃいそうだな…

大丈夫！ およそ体内には300ml、食事で1000ml体内に入ってくると考えましょう。呼気で900ml、尿排便で1600mlは排出されてしまうので、そこまで多い量ではないんです。**水分は1日に1200mlは複数回に分けて摂取すると良いですね**

質問！ 水分ってことはジュースとかお酒でもいいってこと？

残念ながらアルコールやコーヒーは利尿作用がありますし、ジュースは糖分が多いのでカロリー過多になりやすいんです。**水分摂取は「水」が良い**と思いますよ

体内の水分が枯渇するとどんなことが起こると思う？

熱中症や脱水症状よね。私も運動するときはとくに気をつけているもの

そう。先ほど水さえ飲めれば数日は生きられると言いましたよね。逆に水分を摂らないとヒトにはあらゆる障害が起こります。しかも、**失われる水分量が20％以上になると、生命の危機！**

し、死んじゃうの?!

そう、それだけ水分って大事なの。

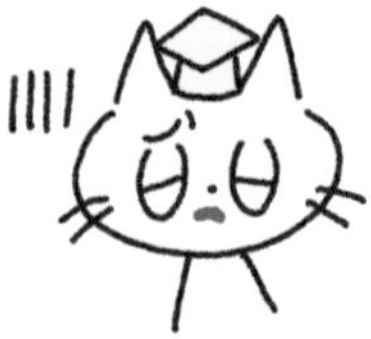

水分減少率2～3％

喉の強い渇き、
ぼんやり、
食欲不振

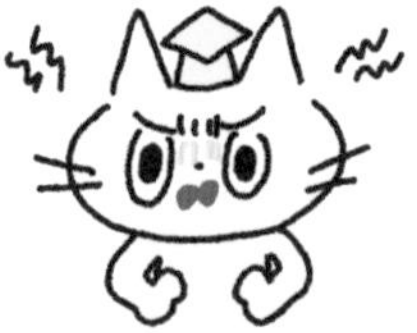

水分減少率4％

皮膚紅潮、イライラ、
体温上昇、疲労困憊、
尿量減少

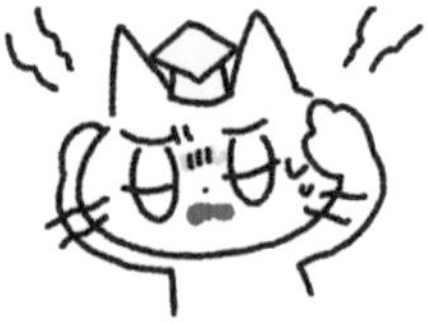

水分減少率5％

頭痛、熱にうだる

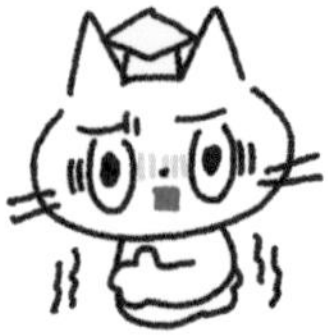

水分減少率8～10％

身体動揺、痙攣

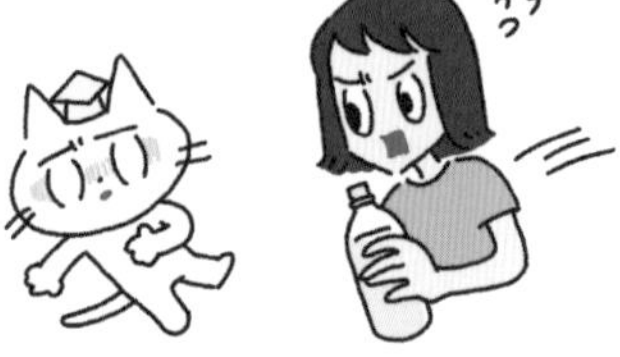

水分減少率20％以上

無尿、死亡

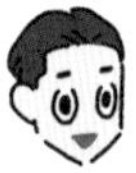

脱水症状といっても、水分をより高度に失う「**高張性脱水**」、水とナトリウムを同程度失う「**等張性脱水**」、ナトリウムを過度に失う「**低張性脱水**」の３種類があります

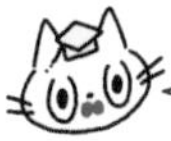

それぞれ原因も違うし、カラダに起こる症状も異なるのよ

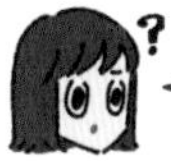

汗をたくさんかいたときは、水よりもスポーツドリンクを飲んだ方が良いっていうじゃない?

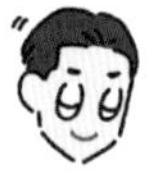

そうですね。それは、スポーツドリンクにはナトリウムが含まれているものが多いからです。脱水症状を予防するために効果的なんです

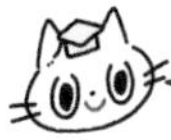

それぞれの脱水症状の原因や起こる症状もチェックしておきましょうね

高張性脱水

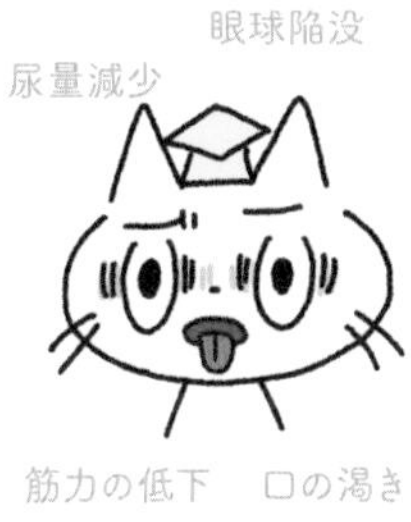

原因：
水分摂取不足、腎臓で水の再吸収が抑えられ水分を多く含んだ尿が多量に出てしまう

等張性脱水

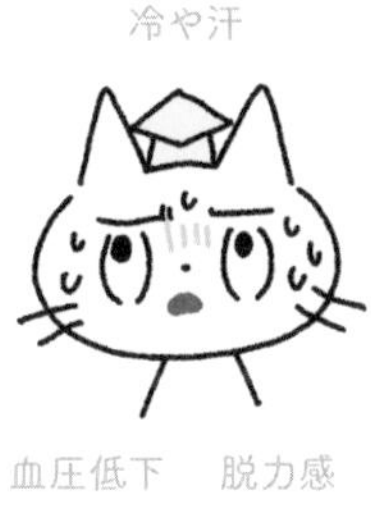

原因：
発汗過多、下痢や嘔吐による循環血液量の減少

低張性脱水

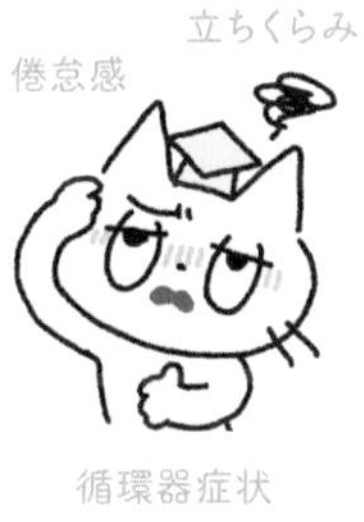

原因：
下痢、発汗、嘔吐による体液損失とその後に水のみ補給した場合

▶ストレスを感じたら何を食べる？

ストレス・特殊環境と栄養

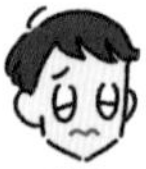

ストレスがたまると食欲がなくなることってない？

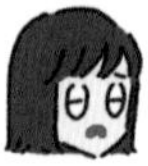

ある…。テスト前とか。不思議だよね～

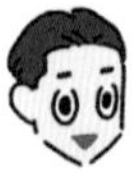

ストレスを感じると交感神経が活性化されて、消化液の分泌や消化管の運動が低下するからです

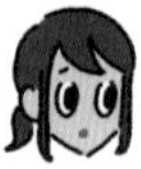

そういうときはどんな食事（栄養）を摂れば良いの？

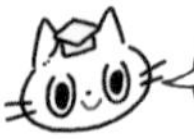

強いストレスを感じるときは★異化が進むから、エネルギーやたんぱく質、ビタミン※などを十分に補給するといいわ

★p46 参照

強いストレスを感じると…

たんぱく質
異化が亢進し尿中窒素排泄量が増加する

ビタミンC
ビタミンCの消費量が増加し血中濃度が低下する

エネルギー
異化が亢進しエネルギー必要量が増加する

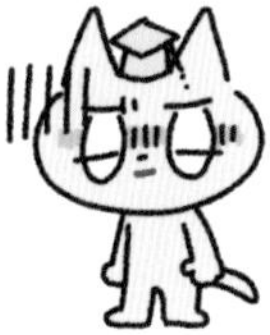

ビタミンB群
エネルギー代謝、たんぱく質代謝の補酵素の必要量が増加する

※ビタミン：酸化ストレスを防御するためには、抗酸化ビタミン（活性酸素の働きを抑えるビタミンA、C、Eなど）の摂取が効果的

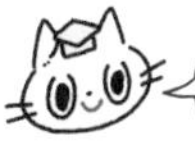

次に特殊環境と栄養ケアについても触れておくわね

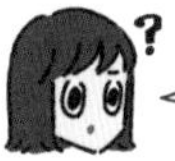

特殊環境って?

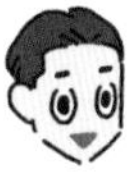

高温、低温、高圧、低圧、騒音、振動、無重力、放射線などがあげられますね。ヒトがこれら特殊な環境に適応するために、どんな栄養を摂れば良いのかを知っておきましょう

高圧

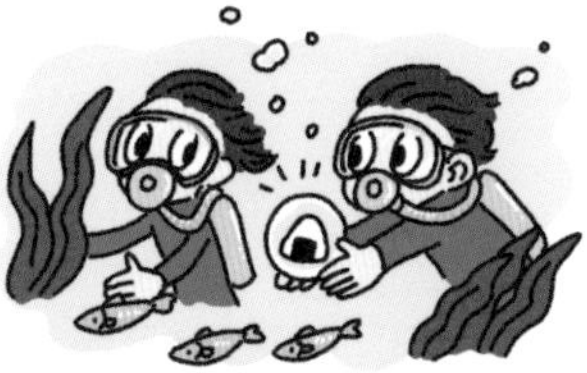

正常な体温を維持するために体熱を放射するのでエネルギー摂取量を増やす必要がある

低圧(高地)

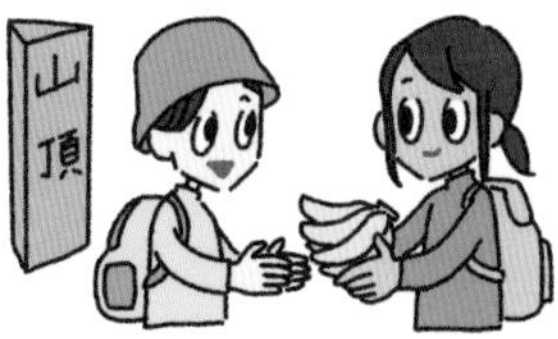

無酸素エネルギー代謝には糖質が重要なので栄養価が高く消化の良いものを摂取する

無重力

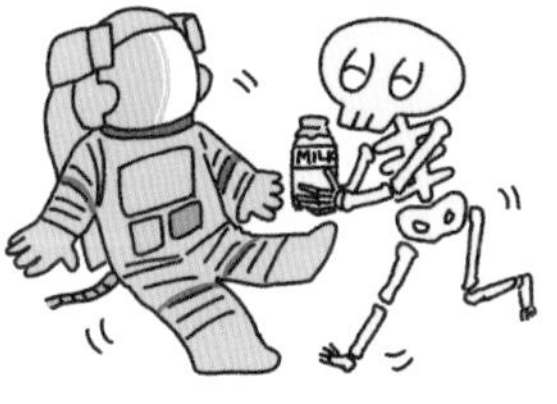

筋力が低下したり骨組織からのカルシウム溶出量が上がるためカルシウムを補充する

騒音

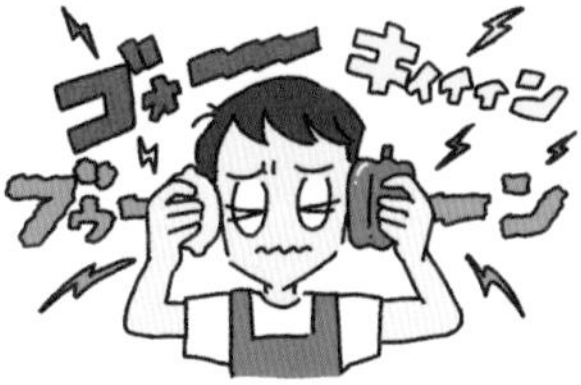

副腎皮質ホルモン※の消費量が上がるため合成に必要なビタミンCを積極的に摂取する

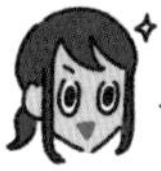

これでいつ宇宙旅行に行くことになっても安心だわ♡

※副腎皮質ホルモン:副腎皮質でつくられるホルモンで、炎症を抑えたり炭水化物の代謝に関わる。ストレスや侵襲(病気やケガ)の影響を受けて分泌される

栄養ケアマネジメント

みなさん、カラダの変化や発育状況によって、必要な栄養素量も変化することがわかってもらえましたよね

よくわかったわ……。栄養管理って奥深いしとても難しいんだなって

でもどんな人が対象であっても、どんな環境であっても考え方は同じです。**相手の栄養状態を把握し、問題点や改善点を見出し、それらを解決するためにどんな食事（栄養）が必要かを考える**ことは共通しています

過程は同じで、個人個人に適した栄養や食事を探していくってことだね

その通り。こういった作業を「**栄養ケアマネジメント**」って呼ぶの

病院や高齢者施設などではとくに重要な業務なんです。この考え方が身についていれば、栄養管理の年齢や環境が変わっても心配はいりません

献立の立て方

ここまでに栄養についてたくさんのことを学んできたでしょ？
その知識をちょっと活かしてみたいと思わない？

そ、そんな栄養ケアマネジメントなんてまだできないよお…！！

そうじゃないわよ。まずは自分たちの食事から考えてみましょうってことよ

自分たちの食事を考える？

そうですね。いちばん最初にお話しした★**バランス型の食事**を覚えていますか？

★p12 参照

お、おう、うっすら記憶にあるような…ないような…

……今すぐ思い出してちょうだい！

わかった！ バランス型の食事になるように献立を考えてみるってことね！

そうよ。ポイントはちゃんと教えてあげるから、みんなでバランスの良い食事を考えてみましょう

まず献立の基本はなんだったかしら?

はい! **一汁三菜**ね

その通り。だから**まずは主食を決めましょう**。それからメインディッシュとなる主菜を決めるわよ

主食はごはんにしよう! 汁物は味噌汁で…主菜は何があうかな?

肉だ、肉! 米には肉だ! 生姜焼きにしようぜ?

じゃあ次は副菜を2品程度決めましょう

副菜ってどんなものが良いの? サラダとかってことかしら?

煮物など温かいものを一品、サラダなど冷たいものを一品選ぶと良いですね

和食だから野菜の煮物にしようか。あとは冷たいものか…ピーマンのお浸しとかどう?

ストーップ! 肉じゃがにしようぜ!

STEP1

主食

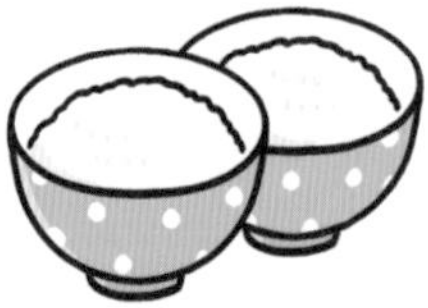

↓

STEP2

主菜

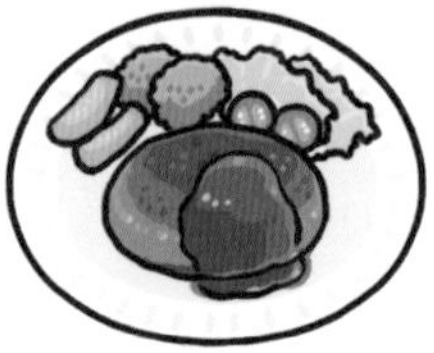

↓

STEP3

副菜

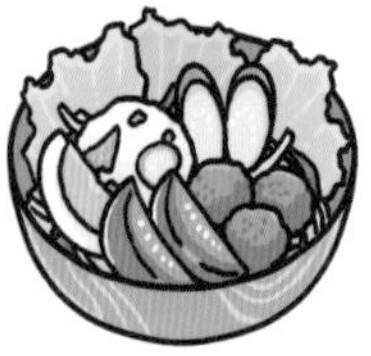

↓

STEP4

補食

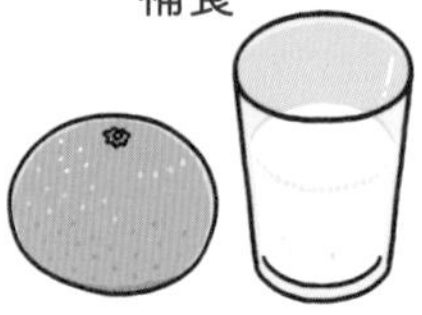

煮物が2品だと茶色ばかりになってしまうでしょ？　色合いが良いってことはその分使用する食材の種類が増えるってことでもあるわ。だからピーマンのお浸しが良いわね

俺がピーマン嫌いなの知ってて言ってるんだろ…いじわる…！

もう！　好き嫌いしちゃダメだっていつも言ってるじゃない…

まあまあ。じゃあピーマンは縦切りにして調理しましょう。苦味成分が出づらくなります。細かく刻んだり、ミキサーにかけて形をなくしたり、好き嫌いを解消するための工夫も大切ですよ

なるほど……。これで完成したんじゃない？

最後に補食を選ぶのを忘れないでね

補食って？

牛乳や果物など栄養バランスを補うものですね。この献立であればりんごはどうでしょう？

うん！　なかなか良い献立になったわね！

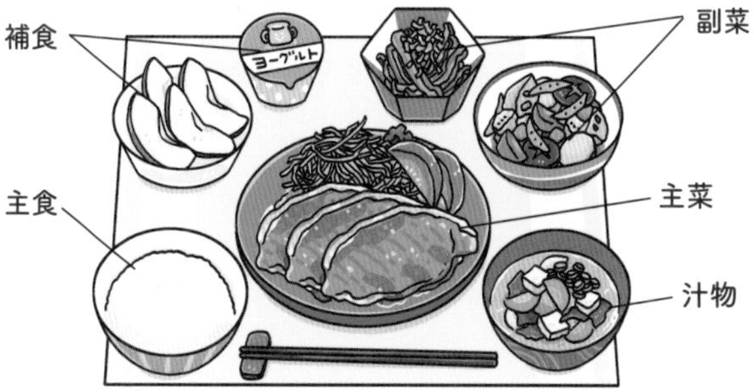

学んだ内容をQ＆Aで確認！

栄養学さらっと復習テスト

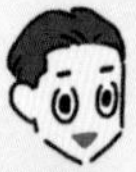

最後に、この本で学んだ内容をおさらいできるテストをご用意しました

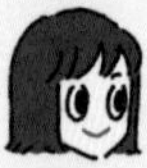

選択肢から選んでみてね

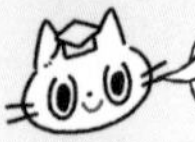

これらの問題を解ければ、基本はバッチリよ！

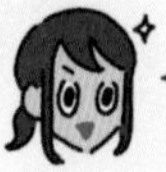

がんばって〜答えは 249 ページよ

Q1. バランス型の食事の基本とは？

①ワンプレート　②一汁三菜　③一汁一菜　④一汁五菜

Q2. 三大栄養素ではないものは？

①たんぱく質　②脂質　③糖質　④ビタミン

Q3. 現代型栄養失調は何が足りていないことが多い？

①カロリー　②たんぱく質　③糖質や脂質　④ビタミンやミネラル

Q4. 食べ物を噛み砕いて消化しやすくすることを何という？

①生物学的消化　②化学的消化　③物理的消化　④内科的消化

Q5. 十二指腸では主にどんな栄養素が吸収される？

①糖質　②ビタミン　③ミネラル　④脂質

Q6. 他の消化器官では吸収されず、
大腸で吸収される栄養素とは？

①ビタミン　②食物繊維　③ミネラルA　④脂質

Q7. エネルギーを得ることは「異化」、
では生命活動に必要な物質をつくることは？

①気化　②酸化　③同化　④有機化

Q8. エネルギーは体内でどのような形で蓄えられる？

① ATM　② ABC　③ ACG　④ ATP

Q9. 主に筋肉や皮膚などの材料になる三大栄養素は？

①脂質　②ビタミン　③糖質　④たんぱく質

Q10. たんぱく質を効率良く摂るなら、何がオススメ？

①肉　②野菜　③果物　④水

Q11. たんぱく質が吸収される際の名前は？

①ミトコンドリア　②トリグリセリド　③グリコーゲン　④アミノ酸

Q12. もっとも素早くエネルギーに変わる三大栄養素は？

①たんぱく質　②糖質　③脂質　④ビタミン

Q13. 糖質とは、炭水化物から何をひいたもの？

①食物繊維　②糖　③水分　④消化液

Q14. 糖質を効率良く摂るなら、何がオススメ？

①マグロ　②キャベツ　③トマト　④精白米

Q15. 脳を働かせるエネルギーとなるものは？

①ビタミン　②ブドウ糖　③ミネラル　④コレステロール

Q16. もっとも大きなエネルギー源になる三大栄養素は？

①糖質　②脂質　③たんぱく質　④ビタミン

Q17. 脂質を効率良く摂るなら、何がオススメ？

①アーモンド　②塩　③豆腐　④漬物

Q18. 糖質は1gで4キロカロリーを生み出すが、
脂質は1gで何キロカロリー生み出す？

①6　②9　③12　④15

Q19. 目の健康や美肌に重要な働きをするビタミンは？

①ビタミンK　②ビタミンB_6　③ビタミンA　④ビタミンC

Q20. 体内でレチノールに変換されて
ビタミンAとして働くものは？

①プレビタミンA　②アフタービタミンA　③プロビタミンA　④プチビタミンA

Q21. カルシウムの吸収率をアップさせるレアビタミンは？

①ビオチン　②ビタミンB_{12}　③ビタミンA　④ビタミンD

Q22. ビタミンDは食事以外でも合成できるけど、その方法は?

①肌に水をあてる　②肌に紫外線をあてる
③肌に熱をあてる　④肌を冷やす

Q23. 老化を予防するビタミンといえば?

①ビタミンA　②ナイアシン　③ビタミンE　④ビタミンK

Q24. 血を止める止血ビタミンといえば?

①ビタミンK　②ビタミンA　③ビタミンD　④ビタミンB_6

Q25. 糖質をエネルギーに変える働きをし、
玄米に多く含まれるビタミンは?

①ビタミンC　②ビタミンB_{12}　③ビタミンB_1　④ビタミンA

Q26. 脂肪燃焼の強い味方とされるビタミンは?

①ビタミンB_2　②ビタミンK　③ビタミンA　④ビタミンB_{12}

Q27. 赤血球をつくるために協力して働くビタミンはどれとどれ?

①ビタミンB_1　②ビタミンB_{12}　③葉酸　④パントテン酸

Q28. アルコールの代謝に関わることで有名なビタミンは?

①ナイアシン　②ビタミンA　③ビタミンB_6　④ビタミンD

Q29. コラーゲンの合成に働いて美肌を保ってくれるビタミンは?

①ビタミンB_{12}　②ビタミンC　③ビタミンK　④ビタミンA

Q30. もともとビタミンHとも呼ばれていたビタミンは？

①葉酸　②パントテン酸　③カリウム　④ビオチン

Q31. 脂溶性のビタミンはどれ？

①ビタミンA　②ビタミンC　③ビタミンB_1　④ビタミンB_{12}

Q32. 水溶性のビタミンはどれ？

①ビタミンK　②ビタミンD　③ビタミンE　④ビタミンC

Q33. たくさん汗をかくと水分と一緒にでてしまうミネラルはなに？

①マグネシウム　②ナトリウム　③鉄　④リン

Q34. 摂りすぎたナトリウムを体外にだしてくれるミネラルはなに？

①亜鉛　②硫黄　③カリウム　④カルシウム

Q35. 骨と歯の発育を主に担うミネラルはなに？

①カリウム　②鉄　③カルシウム　④亜鉛

Q36. カルシウムの相棒ともいわれる、骨の発育に関与するミネラルはなに？

①銅　②塩素　③マグネシウム　④硫黄

Q37. 全身に酸素を供給する役割のミネラルはなに？

①亜鉛　②リン　③マグネシウム　④鉄

Q38. 新陳代謝を活性化させて味覚を守るミネラルはなに？

①鉄　②葉酸　③マグネシウム　④亜鉛

Q39. 鉄が赤血球をつくりだすのをサポートする
ミネラルはなに？

①クロム　②銅　③硫黄　④マンガン

Q40. 海産物に多く含まれ、
体内では甲状腺に多く分布するミネラルはなに？

①カリウム　②ヨウ素　③カルシウム　④リン

Q41. とくに妊婦さんに必要とされている栄養はどれ？

①ビタミンA　②葉酸　③リン　④カリウム

Q42. 乳児の体内の水分量はだいたいどのくらい？

① 50%　② 60%　③ 70%　④ 80%

Q43. 幼児期のおやつにおすすめの食べ物はどれとどれ？

①チョコレート　②乳製品　③ポテチ　④芋類

Q44. 思春期の栄養管理で
とくに意識したいものはどれとどれ？

①鉄分　②ビタミンC　③ビタミンA　④カルシウム

Q45. 高齢期の咀嚼機能は、若い頃の約何分の1？

①2分の1　②3分の1　③4分の1　④5分の1

Q46. 年を重ねると、とくにどの味覚が低下する?

①酸味　②苦味　③塩味　④旨味

Q47. サルコペニアって、ずばり何が減少する?

①聴力　②視力　③筋力　④判断力

Q48. ロコモティブシンドロームって、
ずばり何の障害で要介護になること?

①咀嚼　②運動器　③言語　④脳

Q49. 長距離ランナーが試合の2〜3日前から
多めに摂った方が良い栄養素は?

①ビタミン　②ミネラル　③脂質　④炭水化物

Q50. 体内の水分量は何%減ると
能力が低下すると言われている?

① 2%　② 4%　③ 6%　④ 8%

Q51. 日本ではBMIはいくつ以上で肥満とみなされる?

① 23kg/m^2　② 24kg/m^2　③ 25kg/m^2　④ 26kg/m^2

Q52. 女性のメタボリックシンドロームって、腹囲何cm以上?

① 80cm　② 85cm　③ 90cm　④ 95cm

Q53. 体内の水分量は、何%以上失うと死ぬ恐れがある?

① 10%　② 20%　③ 30%　④ 40%

答え

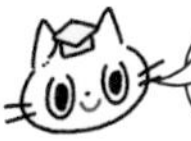

答えはコチラ

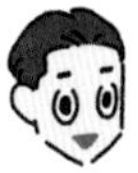

復習する際は、カッコの中のページを確認してくださいね

Q1.　②（→12P）

Q2.　④（→16P）

Q3.　④（→20P）

Q4.　③（→26P）

Q5.　③（→28P）

Q6.　②（→39P）

Q7.　③（→46P）

Q8.　④（→47P）

Q9.　④（→52P）

Q10. ①（→54P）

Q11. ④（→56P）

Q12. ②（→66P）

Q13. ①（→67P）

Q14. ④（→68P）

Q15. ②（→69P）

Q16. ②（→80P）

Q17. ①（→82P）

Q18. ②（→83P）

Q19. ③（→106P）

Q20. ③（→107P）

Q21. ④（→110P）

Q22. ②（→110P）

Q23. ③（→114P）

Q24. ①（→118P）

Q25. ③（→122P）

Q26. ①（→126P）

Q27. ②と③（→134P）

Q28. ①（→140P）

Q29. ②（→144P）

Q30. ④（→150P）

Q31. ①（→105P）

Q32. ④（→105P）

Q33. ②（→156P）

Q34. ③（→160P）

Q35. ③（→164P）

Q36. ③（→168P）

Q37. ④（→176P）

Q38. ④（→180P）

Q39. ②（→184P）

Q40. ②（→188P）

Q41. ②（→196P）

Q42. ③（→200P）

Q43. ②と④（→202P）

Q44. ①と④（→206P）

Q45. ④（→212P）

Q46. ③（→212P）

Q47. ③（→214P）

Q48. ②（→215P）

Q49. ④（→224P）

Q50. ①（→225P）

Q51. ③（→226P）

Q52. ③（→228P）

Q53. ②（→234P）

栄養学用語解説

あ

アポたんぱく質
【あぽたんぱくしつ】

脂質の代謝に関わる酵素を活性化させたり、補酵素として働くたんぱく質のこと。リポたんぱく質の種類によってアポたんぱく質の種類も異なる

アミノ基転移反応
【あみのきてんいはんのう】

アミノ酸のアミノ基が 2- オキソグルタル酸に受け渡されグルタミン酸となること

α - グルタミン酸
【あるふぁぐるたみんさん】

たんぱく質を構成するアミノ酸のひとつ。非必須アミノ酸

アンモニア【あんもにあ】

たんぱく質を分解する過程で発生する

AMP【えーえむぴー】

Adenosine MonophosPhate（アデノシン一リン酸）。アデノシンという物質に1つのリン酸が結合したもの。高エネルギーリン酸結合を持たないためATP や ADP ほどのエネルギーはない

ATP【えーてぃーぴー】

Adenosine TriPhosphate（アデノシン三リン酸）。アデノシンという物質に3つのリン酸が結合したもの。筋肉の収縮など生命活動で利用されるエネルギー

ADP【えーでぃーぴー】

Adenosine DiphosPhate（アデノシン二リン酸）。アデノシンという物質に2つのリン酸が結合したもの。エネルギー産生のために ATP のリン酸が放出されて残った物質

ATP 合成酵素
【えーてぃーぴーごうせいこうそ】

ADP とリン酸から ATP の合成に関わる酵素

NADH（NAD）
【えぬえーでぃーえいち】

Dihydronicotinamide Adenine Dinucleotide（ジヒドロニコチンアミドアデニンジヌクレオチド）。生体内の電子伝達系で、代謝の酸化還元反応に関与する

NADP【えぬえーでぃーぴー】

Nicotinamide Adenine Dinucleotide Phosphate（ニコチンアミドアデニンジヌクレオチドリン酸）。解糖系などで利用される補酵素

n-3 系脂肪酸
【えぬ - さんけいしぼうさん】

血中の中性脂肪を下げたり、血液をさらさらにして動脈硬化や生活習慣病を予防する働きを持つ

FAD【えふえーでぃー】

フラビンアデニンジヌクレオチド。代謝に必要な因子

FADH$_2$【えふえーでぃーえいち】

Flavin Adenine Dinucleotide（フラビンアデニンジヌクレオチド）。NADHと同様に生体内の電子伝達系として栄養素の代謝の酸化還元反応に関わる

FMN【えふえむえぬ】

フラビンアデニンモノヌクレオチド。酸化還元酵素の補欠分子

2-オキソ酸【おきそさん】

アミノ酸の炭素骨格。TCA回路の中間体としてエネルギー生成に関与する

か

還元【かんげん】

酸化した物質から酸素を取り除くこと

吸収上皮細胞【きゅうしゅうじょうひさいぼう】

小腸の内壁にある輪状ひだの表面に無数にある絨毛の吸収上皮を構成する細胞

さ

酸化還元反応【さんかかんげんはんのう】

NADHやNADPHといった酵素による酸化と還元をともなう反応のこと

酸化的脱アミノ反応【さんかてきだつあみのはんのう】

グルタミン酸が脱水素（酸化）されて2-オキソグルタル酸とアンモニアになること

消化酵素【しょうかこうそ】

胃、膵臓、小腸といった消化に関わる器官から分泌される酵素。栄養素を体内へ吸収できる状態にまで分解する働きを持つ

上皮細胞の分化【じょうひさいぼうのぶんか】

角膜の表面にある細胞のターンオーバーを正常に維持する

成長スパート【せいちょうすぱーと】

思春期の第二次性徴で急激に身長が伸びる時期を呼ぶ。開始年齢は個人差があるが女子は11歳、男子は13歳頃がピークと言われる

前駆体（プロ酵素）【ぜんくたい】

不活性型＝寝ている状態。消化酵素に変身する前の物質と考えればOK。たんぱく質の消化ではペプシノーゲン（前駆体）として分泌されて、他の酵素によって分解されてペプシン（活性型）に変わる

蠕動運動【ぜんどううんどう】

消化管の壁は筋肉でできており、筋肉が収縮と弛緩を繰り返すことを指す。蠕動運動を行なって食べ物を食道へ送りだす

た

脱水素酵素【だっすいそこうそ】

物質から水素を奪い酸化させるための酵素

短鎖脂肪酸【たんさしぼうさん】

大腸内で、腸内細菌によって食物繊維やオリゴ糖が発酵させられて生まれる酸。腸内環境を整える働きを持つ

窒素・アンモニア代謝
【ちっそ・あんもにあたいしゃ】

各組織で生成されたアンモニアの窒素はカラダに有毒なため、肝臓に運ばれて尿素に変えて無毒化される

電子伝達系【でんしでんたつけい】

複合体のⅠからⅣはミトコンドリアの内膜で電子のやりとりを行なうため電子伝達系と呼ばれる

な

内因子【ないいんし】

胃壁にある細胞からつくられる糖たんぱく質。胃内因子と呼ばれることもある

脳内ホルモンの合成
【のうないほるもんのごうせい】

脳内ホルモンのセロトニンは脳内でつくられるが材料として必須なのがトリプトファンと呼ばれるアミノ酸

は

発育曲線【はついくきょくせん】

横軸には年月齢、縦軸を調べたいデータとするグラフで表した曲線。グラフ内に体重と身長を記入し、発育曲線のカーブに沿っているかどうかで成長の過程を評価する

複合体【ふくごうたい】

ミトコンドリアの内膜で酸化還元反応を利用したエネルギー代謝でATPを生産する

β酸化【べーたさんか】

ミトコンドリアのマトリックス内で行なわれる、アシルCoAが酸化してアセチルCoAが取り出される一連の流れのこと

ペプシノーゲン【ぺぷしのーげん】

たんぱく質を分解するために胃で働く酵素。胃液に含まれるペプシン（消化酵素）の元となる物質

補酵素【ほこうそ】

酵素は消化、吸収、代謝で働くがほとんどは単体では働くことができない。そのサポートを行なうのが補酵素

ホルモン【ほるもん】

体内のさまざまな働きを調節する化学物質。脳下垂体、甲状腺、副甲状腺、副腎、膵臓、生殖腺といった内分泌腺でつくられる

ホルモン感受性リパーゼ
【ほるもんかんじゅせいりぱーぜ】

グルカゴン、アドレナリン、インスリンによって活性化されて細胞中のトリグリセリドの分解に関与する

索引

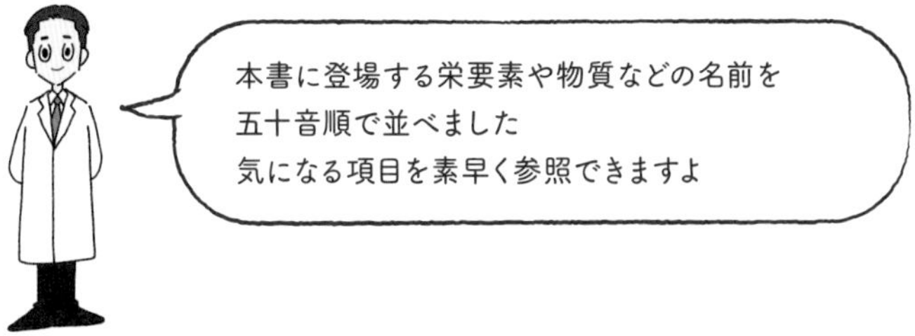
本書に登場する栄要素や物質などの名前を
五十音順で並べました
気になる項目を素早く参照できますよ

あ行

か行

索引

さ行

た行

な行

は行

ま行

や行

ら行

［監修］

濱　裕宣（はま・ひろのぶ）

東京慈恵会医科大学附属病院
栄養部　管理栄養士

東京慈恵会医科大学附属病院栄養部課長。レシピ本『慈恵大学病院のおいしい大麦レシピ』（東京慈恵会医科大学附属病院栄養部監修）など、多数の健康レシピ本に関わる。給食栄養管理と臨床栄養管理をバランス良く機能させ、患者の立場に立った食生活の向上指導などにあたる。

［マンガ・イラスト］

徳永明子（とくなが・あきこ）

イラストレーター

長野県出身、多摩美術大学卒業。イラストレーターとして様々な媒体で挿絵、漫画、キャラクターイラストなどを手がける。
http://toacco.com/

［食品イラスト］

フクイサチヨ

イラストレーター

京都在住。イラストレーター。作家。
様々な書籍媒体で「ほっとけないかわいさ」をテーマに挿絵イラストなどを手がける。
http://cyo-net.jp/index.html

本文デザイン　大場君人　　校正　くすのき舎　　編集協力　多聞堂（城所大輔、岩元綾乃）
DTP　編集室クルー（角一作）

栄養学がわかる・つかえるゆるっと事典

2021年4月10日　第1刷発行
2023年2月10日　第2刷発行

監修者　濱　裕宣
発行者　永岡純一
発行所　株式会社永岡書店
〒176-8518　東京都練馬区豊玉上1-7-14
電話　03（3992）5155（代表）　03（3992）7191（編集）
印刷・製本　クループリンティング

ISBN978-4-522-43776-6　C2047